中医经典名著临证精解丛书（疫病篇）

总主编 杨 进 魏凯峰

『广瘟疫论』临证精解

赵岩松 主编

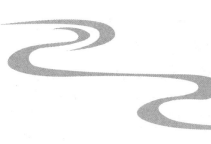

中国健康传媒集团
中国医药科技出版社

U0129918

内 容 提 要

《广瘟疫论》是由清代戴天章所撰的温疫著作，全书共 4 卷，另有附方 1 卷。其为吴又可《温疫论》的推广发挥本，主要论述病发于里的温热病的辨证论治，对伏气温病脉因证治的阐发有突出贡献。书中着重研究伤寒与温疫的辨证，特别是早期症状的鉴别，不仅提出温疫早期的诊断要点，并详述其常见证、疑似证、危重症、后遗症、兼夹证，对每证的病理、鉴别、主治方药均作了比较精确的分析。本次整理选取底本版本精良，对书中条文进行注释、提要和精解，并加入重点方剂的临床运用医案，附有按语解读。本书有助于临床医生更好地学习中医温病理论，对指导临床治疗温病、提高临床疗效具有重要意义。

图书在版编目（CIP）数据

《广瘟疫论》临证精解 / 赵岩松主编 . —北京：中国医药科技出版社，2024.4
（中医经典名著临证精解丛书）
ISBN 978-7-5214-4535-0

Ⅰ . ①广⋯　Ⅱ . ①赵⋯　Ⅲ . ①瘟疫论—中国—清代　Ⅳ . ① R254.3

中国国家版本馆 CIP 数据核字（2024）第 062792 号

美术编辑　陈君杞
版式设计　也　在

出版　**中国健康传媒集团** | 中国医药科技出版社
地址　北京市海淀区文慧园北路甲 22 号
邮编　100082
电话　发行：010-62227427　邮购：010-62236938
网址　www.cmstp.com
规格　710×1000mm $^1/_{16}$
印张　14 $^3/_4$
字数　281 千字
版次　2024 年 4 月第 1 版
印次　2024 年 4 月第 1 次印刷
印刷　河北环京美印刷有限公司
经销　全国各地新华书店
书号　ISBN 978-7-5214-4535-0
定价　**48.00 元**

获取新书信息、投稿、为图书纠错，请扫码联系我们。

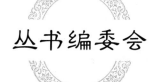

丛书编委会

总主编 杨 进 魏凯峰

编 者（按姓氏笔画排序）

马晓北（中国中医科学院）

付丽媛（南京中医药大学）

朱 平（南京中医药大学）

朱 虹（扬州大学医学院）

刘 涛（南京中医药大学）

刘兰林（安徽中医药大学）

杨 进（南京中医药大学）

赵岩松（北京中医药大学）

龚婕宁（南京中医药大学）

魏凯峰（南京中医药大学）

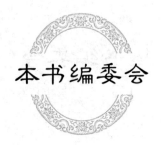

本书编委会

主　编　赵岩松

副主编　张　楠　李昊原

编　委　（按姓氏笔画排序）

　　　　刘绍媛　辛静怡　张　萌

　　　　陈宣妤　赵一霖　侯雪雍

　　　　董泰然

序

　　中医学是伟大宝库，是中华民族优秀文化代表之一，历经 2000 余年的发展，经久不衰。在其发展过程中，经历了数百次的瘟疫病的流行，在与这些疾病作斗争的过程中，积累了丰富的临床经验，形成了独特的理论体系，编写了大量专著，能有效指导临床防治疫病，为中华民族的繁衍生息做出了卓越贡献。特别是在近十几年来传染性非典型肺炎（SARS）、甲型流感病毒感染、新冠病毒感染等疫病肆虐时，中医药在防治方面发挥了重要作用。

　　为了更好地传承中医药，防治疫病，我们组织编写了《中医经典名著临证精解丛书》（疫病篇），选取中医疫病经典名著，加以注释、精解。同时选取古今临床医案，结合按语评注，示人以法，使读者在学习理论的同时，掌握常用方剂的辨证运用方法，学会理论的临床运用方法，提升读者临床辨治思维。本套丛书的出版有助于系统整理中医学辨治疫病的理论与治法方药，对于中医疫病学辨治理论体系的完善、提高临床防治疫病的水平具有重要指导作用。

　　丛书编写组成员来自南京中医药大学、中国

中医科学院、北京中医药大学、安徽中医药大学、扬州大学医学院等单位。江苏省苏南地区为中医温病、疫病理论发源地，南京中医药大学温病学教研室已故温病学名家孟澍江教授为现代温病学奠基人，编写了高等中医药教育最早的一批温病学教材，长期以来编写出版了大量的温病、疫病专著，具有深厚的学术积淀及丰富的编写经验。中国中医科学院、北京中医药大学温病学名家辈出，如赵绍琴教授、方药中教授、孔光一教授等，都在我国温病学理论形成、教学及人才培养中做出了巨大贡献。安徽中医药大学、扬州大学医学院受新安医派、孟河医派、山阳医派等中医学术流派的影响，形成了独到的中医温病、疫病理论，积累了丰富的临床经验。本丛书编写人员为各单位学科带头人及专业负责人，具有较高的学术水平及深厚的临床功底，确保了丛书的编写质量及学术水平。

本套丛书选取明清时期部分经典中医疫病名著及专著，结合临床实践进行校勘、分析、点评，具有版本精良、校勘细致、内容实用、点评精深的特点。多年来编写组成员已经点校出版了一批中医药古籍，积累了一定的编写经验，在本套丛书的编写过程中亦反复斟酌，但难免有不足之处，亟盼中医同行专家及广大读者给予批评指正。

首批国家级教学名师

全国名老中医药专家传承工作室指导老师　杨　进

全国名老中医药专家学术经验继承工作指导老师

2024 年 2 月

前　言

　　中医学是历经两千余年实践积淀的医学及文化宝库，不仅在当今临床各科仍有应用，在新发疫病中更是发挥着举足轻重的作用。人类在变异的致病微生物所导致的疫病面前，认知很少，而中医药凭借辨证治疗的特色，在与数百次温疫斗争的过程中，不但挽救生灵于疫疾之苦，也积累了丰富的临床经验，形成了独特的理论体系。

　　《广瘟疫论》在鉴别疫病与伤寒、临床证候病机辨识、疫病诊法方面均有独到见解，如戴氏在开篇即提出辨气、辨色、辨舌、辨神、辨脉等疫病相关的特殊诊法；以表证、里证分卷又体现出明确的表里辨证思想，对临床实践有很高的指导价值。对该著作的编辑整理，无论是对疫病临床工作者提高中医诊治水平，还是对中医学习者开拓眼界，均有裨益。

　　《广瘟疫论》为清初医家戴天章在吴又可《温疫论》的基础上编撰而成。戴天章（1644—1722年），字麟郊，晚号北山，人尊称其为北山先生，今江苏江宁人。少年习举子业，聪慧好学，博览群书，记忆力超群，对天文、地理、算术、射戈、书画、琴弈之类，无不研习，尤精通

1

医学，施药济民，救治者无数。据说戴氏有《咳论注》《疟论注》《佛崖验方》等10余种著作，但多散佚。在其流传至今的著作中，《广瘟疫论》成就最高，影响也最大。该书成书于1675年，分为4卷，另附方1卷。

戴氏在序中说："吴又可先生贯串古今，融以心得，著时行《瘟疫》一论，真可谓独辟鸿蒙，揭日月于中天矣。顾其书具在，而时贤有未见而不用其法，或虽见其书而不能信者，无怪矣！有口诵其书，啧啧称道，而对证施方，仍多不用其法。口则曰此时证也，而手则仍用伤寒之方，拘伤寒之法者，比比皆然。愚揣其情，必非知而不用也，知其名而未得其辨证之法耳！愚目击心伤，不揣固陋，而取吴子之原本，或注释，或增订，或删改，意在辨瘟疫之体异于伤寒，而尤慎辨于见证之始，故首增辨气、辨色、辨脉、辨舌、辨神诸论于开卷，使阅者一见了然，则吴子之书，人人可用，而瘟疫之横夭者少，生全者多，诚斯世斯民之幸也！"不但表达了戴氏对吴又可的崇拜之情，也反映了对时医不识吴氏灼见的惋惜之意，故从临床实用角度对《温疫论》进行注释、增订、删改而成《广瘟疫论》。书中明确区分疫病于伤寒之外，对症状的病机认识及鉴别诊断详加辨析，识证立法方药完整，且充分体现出中医学整体观念和辨证论治的思维特色，是一部非常有价值的临床参考书。

《〈广瘟疫论〉临证精解》是对《广瘟疫论》原文条文的注释，并附相关医案举隅及医案分析，希望对读者深入理解该著作有所帮助。本书以乾隆五十一年丙午孟夏琉璃厂雕藻重刊本为底本，参考中医古籍出版社于1997年出版的《中华医书集成》第三册中由喻桂华、黄明舫整理的《广瘟疫论》。

编者尽己所能进行资料补充整理，但囿于水平所限，难免存在疏漏不当之处，敬请同道批评指正，以便日臻完善。

编者

2024年1月

目 录

卷末诸方 ··· 199

自 序

【原文】瘟疫一证，历代明哲具有成方，如仲景有大青龙汤、阳旦汤、越婢汤、黄芩汤、白虎汤、大小柴胡汤、三承气汤、麻黄升麻汤，诸条列瘟疫之见证，为汗法、下法、和法、双解法，轻重深浅，纤毫备具。特散见于诸经条中而未尝直指其名为瘟疫，非不欲明言也。其书本伤寒立论，而互为区别之书，非专论瘟疫之书，且上古文辞简易，详于辨证而不详于立名，欲人从证上细辨，则不必于名上区别，而自无混治之失。嗣[1]是而后，河间有《宣明五气论》，则论瘟疫较详，立法更备。如桂苓甘露饮、黄连解毒汤、三已效方、凉膈散、人参石膏汤、双解散，诸方皆是，而亦未正其名。易老[2]、东垣，大羌活汤、九味羌活汤，立方更备，而亦无专书、无特名。至吴又可先生贯串古今，融以心得，著时行《瘟疫》一论，真可谓独辟鸿蒙，揭日月于中天矣。顾其书具在，而时贤有未见而不用其法，或虽见其书而不能信者，无怪矣！有口诵其书，啧啧称道，而对证施方，仍多不用其法。口则曰此时证也；而手则仍用伤寒之方，拘伤寒之法者，比比皆然。愚揣其情，必非知而不用也，知其名而未得其辨证之法耳！愚目击心伤，不揣固陋，而取吴子之原本，或注释，或增订，或删改，意在辨瘟疫之体异于伤寒，而尤慎辨于见证之始。故首增辨气、辨色、辨脉、辨舌、辨神诸论于开卷，使阅者一见了然，则吴子之书，人人可用，而瘟疫之横夭者少，生全者多。诚斯世斯民之幸也。

上元戴天章麟郊甫识于存存书屋
乾隆四十八年岁在癸卯夏五月望日孙男嗣琦谨书

【注释】

[1] 嗣：接续，继承。

　　〔2〕易老：指张元素，字洁古，易州（今河北易县）人。金代著名医家，易水学派创始人，为李东垣之师。

戴祖启序

【原文】先大父北山先生，以通儒邃医学，所论著《伤寒杂病》诸书及《咳论注》《疟论注》《广瘟疫论》凡十数种，皆先世父雪村先生行楷细字，录藏于家。近书坊有刻本《瘟疫明辨》四卷，祖启购阅之，即先大父存存书屋《广瘟疫论》也。虽易其名，幸未改窜其文，不知何人误刻为歙人郑某之书。在先大父固不争此，而子孙见之，不容不正也。因出存存书屋原本，校而刻之，以纠伪传，广先德。因叹《伤寒》一书，注者百家，至程郊倩实为独辟鸿濛，后有慈溪柯韵伯《论翼》出，而《伤寒》之书，叹观止矣。瘟疫一证，古无成书，至吴又可，实为独辟鸿濛，更有先大父此书出，而瘟疫之书叹观止矣。事固有更阅数千年而后得所折衷者，此类是也。代生名贤，民何幸欤！

乾隆四十七年岁在壬寅秋七月望后二日孙男祖启谨识

沈 序

【原文】六淫之邪，中人为病，风寒尤甚。盖风者，善行数变，其势猛急；寒者，收引拘束，其气坚凝。故其病人也，不假少贷，而为患至速。各家医书，均首列中风、伤寒二门，以示后学。习是业者，咸致力于风寒，以求诸病扩而充之，触类引伸，固无所不概。若执而守之，亦不免刻舟求剑，而所遗实伙。虽长沙有论，后学注释繁多，究使指归不定，以致湿温、时疫，漏而不讲。迨吴又可《瘟疫论》出，稍使人知疫与伤寒同途异归，不可拘伤寒法而治疫。然其辨悉，犹不若《广瘟疫论》之提纲挈领、晓畅明白，能使不习医者洞然领略也。予于庚寅，偶得此书，故友王村舟言是书乃金陵前辈麟郊戴公存存书屋之稿本，近为仪征郑氏所刻，发坊未久，板已散失，坊间竟无觅处，予每惜之！庚子迁居北城，得识国子学正戴敬咸先生，乃知麟郊公为先生之祖，因叩及是书藏本，与予所得者相校雠[1]，一字无讹，虽郑氏前刻，未将存存书屋之来由道出，情似掠美，然非其剖劂[2]流传，则予亦不得睹见，而无由与敬翁先生探其本源也。因怂恿梓行，以继前徽。壬寅冬正在付梓，尚未藏工，而敬翁先生忽婴疾而逝，今其嗣君踵成是事，嘱予纪其本末。予亦不敢以固陋辞，谨叙其事，以纪麟郊公之作美于前，而得其贤嗣继美于后，庶此不刊之书，得以永垂霄埌，救济生灵，实可上媲长沙之功，而庇医林后学于不浅矣！

乾隆四十八年岁次昭阳单阏氏皋月会稽沈懋发撰

【注释】

[1] 校雠（chóu，愁）：雠，核对。校雠，指同一本书用不同版本相互核对，比勘其文字、篇章的异同，以校正讹误。

[2] 剖劂（jué，绝）：雕版；刻书。

4

一 辨气

【原文】风寒，气从外收敛入内，病无臭气触人，间有作臭气者，必待数日转阳明腑证之时，亦只作腐气，不作尸气[1]。

瘟疫，气从中蒸达于外，病即有臭气触人，轻则盈于床帐，重则蒸然一室，且专作尸气，不作腐气。以人身脏腑、气血、津液，得生气则香，得败气则臭。瘟疫，败气也，人受之，自脏腑蒸出于肌表，气血、津液逢蒸而败，因败而溢，溢出有盛衰，充塞有远近也。五行原各有臭气[2]：木臊、金腥、心焦、脾香、肾腐。以臭得其正，皆可指而名之。若瘟疫，乃天地之杂气，非臊、非腥、非焦、非香、非腐，其触人不可名状，非鼻观精者，不能辨之。试察厕间粪气与凶地尸气，自判然矣。

辨之既明，治之毋惑。知为瘟疫而非伤寒，则凡于头痛、发热诸表证，不得误用辛温发散；于诸里证，当清、当下者，亦不得迟回瞻顾矣。

【注释】

[1]只作腐气，不作尸气：此处"腐气"类似于食物腐败或陈腐之气，如"嗳腐食臭"，是胃肠有热的表现。"尸气"描述的则是不可接近的臭秽之气，如疮疡生脓，是血肉腐坏的表现。

[2]臭气：此处"臭"应读 xiù，是气味的意思，后文"脾香"与此类似。

5

【提要】本节论述人体感受伤寒与瘟疫后产生气味的不同。

【精解】伤寒与瘟疫在初起时应当如何区别？为了回答这个问题，戴天章在《广瘟疫论》开篇即列出辨气、辨色、辨舌、辨神、辨脉五种方法。戴氏认为风寒初起，人体气机呈现由外向内收敛的状态，不会散发臭气，即使偶有见到气味异常，也必定是风寒传变数日后出现阳明腑证，胃肠有热而产生类似食物腐坏的陈腐之气。瘟疫则与此不同，初起时患者身上便会散发出难以描述的、令人不悦的秽恶之气。戴氏将此二者分别以"腐气""尸气"命名，并在后文以"厕间粪气""凶地尸气"进行对比。究其原因，外感风寒时人体周身气血运行、津液化生等脏腑功能受影响不大，仍是生气充足之体。而瘟疫邪气为天地不正之气，人体气血津液遇之则受其熏蒸而败坏，产生秽恶之气。戴氏于此提出"瘟疫，乃天地之杂气，非臊、非腥、非焦、非香、非腐，其触人不可名状"，与吴又可《温疫论》中的观点是一致的。

伤寒与瘟疫不同，生气与败气不同，尤其性质属热的瘟疫邪气切不可与伤寒混为一谈进行论治。一旦察觉到患者身上或所处房室内有秽恶难近的"尸气"存在，就应考虑到有感受瘟疫的可能，见到头痛、发热等表证，应辨别是否存在内热炽盛的情况，不可一概使用辛温解表药物，以免助热化火。若见到可用清法、下法的症状，应及时、足量使用相应方药，不可迟疑顾虑，以免耽误治疗时机。

二　辨色

【原文】风寒主收敛，敛则急，面色多绷急而光洁；瘟疫主蒸散，散则缓，面色多松缓而垢晦。人受蒸气[1]则津液上溢于面，头目之间多垢滞，或如油腻，或如烟熏，望之可憎者，皆瘟疫之色也。一见此色，虽头痛、发热，不宜轻用辛热发散；一见舌黄、烦渴诸里证，即宜改下，不可拘于下不厌迟之说。

【注释】

[1] 蒸气：内热熏蒸之气。

【提要】本节论述人体感受伤寒与瘟疫后面色的不同。

【精解】戴氏认为，风寒主收敛、瘟疫主蒸散，二者特性有别，故引起的面色变化不同。风寒性质收敛，人体津液趋向于内，面色多光洁。瘟疫性质蒸散，有内热炽盛、蒸腾于外的特性，因此人体津液上溢于头面体表，产生油腻、垢秽、黯淡等。此时津液受败气所蒸，不是生理状态下的气血津液充盛，因此见到面色晦黯之象，而非红润宜人。若见到患者面色晦黯，即使有头痛、发热等表证，也应辨别是否存在内热炽盛的情况，不可轻易使用辛温解表药物，以免助热化火。此时，可考虑使用辛凉解表，或佐以清热之品。若兼有舌苔黄、烦热、口渴等里证，可及时使用攻下方药，以免耽误治疗时机。"下不厌迟"是针对因风寒引起的伤寒而言，对于初起即见内热明显的瘟疫，应做到"下不厌早"，方为正确。

三 辨舌

【原文】风寒在表，舌多无苔[1]，即有白苔，亦薄而滑；渐传入里，方由白而黄，由黄而燥，由燥而黑。

瘟疫一见头痛、发热，舌上即有白苔，且厚而不滑，或色兼淡黄，或粗如积粉。若传经入胃，则兼二三色[2]，又有白苔即燥与至黑不燥者。大抵疫邪入胃，舌苔颇类风寒，以兼湿之故而不作燥耳。惟在表时，舌苔白厚，异于伤寒。能辨于在表时，不用辛温发散，入里时，而用清凉攻下，斯得矣。

【注释】

[1] 无苔：指无异常的舌苔，并非没有舌苔。

[2] 二三色：指舌苔出现白黄、黄黑二色，或白黄黑三色兼见。

【提要】本节论述人体感受伤寒与瘟疫后舌苔变化的不同。

【精解】人体初感风寒，舌苔多不会出现明显改变，可见与平时无明显差别的薄白苔，津液未伤，故不见燥象。待数日后传变入里，内热渐见，舌苔才由白逐渐转黄、转燥，继而变成黑苔。而瘟疫初起即可见到舌苔白厚不滑，提示内热的存在，也可出现苔白厚兼淡黄色或白厚苔粗如积粉，均提示感受瘟疫的可能。待病传入胃，舌苔可出现白黄、黄黑二色兼见，或白黄黑三色兼见，提示不同病位、不同病程相兼出现。若内热明显，瘟疫初起即可见到白燥苔，提示津液受损明显，治疗时应注重甘寒药物的使用。若兼夹湿邪也可见到苔色黑而不燥的情况，此时应注意针对湿邪的用药治疗，或化湿，或淡渗，或攻下。

戴氏认为瘟疫与伤寒在舌苔表现上的区别中最重要的就是瘟疫初起时表现出白而厚，此时就应仔细鉴别。结合患者的气、色、脉等其他表现，一旦判定为感受瘟疫，用药时就应注意避免辛温发散助热，及早攻下清里。

四　辨神

【原文】风寒之邪伤人，令人心知所苦而神自清，如头痛作寒热之类皆自知之。至传里入胃，始神昏谵语。缘风寒为天地正气，人气与之乖忤[1]而后成邪，故其气不昏人神情也。

瘟疫初起，令人神情异常而不知所苦。大概烦躁者居多，或如痴如醉，扰乱惊悸。及问其何所苦，则不自知。即间有神清而能自主者，亦多梦寐不安，闭目即有所见，有所见即谵妄之根。缘瘟疫为天地邪气，中[2]人人病，中物物伤，故其气专昏人神情也。

【注释】

[1] 乖忤：抵触，违逆。

[2] 中（zhòng，重）：指由外进入、侵入物体内部，引为侵犯。

【提要】本节论述人体感受风寒与瘟疫后神志情况的不同。

【精解】风、寒属于六气，六气侵犯人体引起疾病时则称为六淫。六气太过，与人体之气不协调，因此使人患病。但究其本质，六气与人体之气皆是天地间自然存在的气，因此风寒初起不会影响人的神志，患者能清楚感知到自己出现头痛、发热恶寒等不适。而瘟疫属于"天地间别有一种异气"，非自然之六气，侵犯人体时致病迅速，且病证严重，常常在初起就能蒙蔽清窍、扰乱神志。感受瘟疫的患者多见似梦似醒，如痴如醉，或有幻觉并继发为谵妄。

五　辨脉

【原文】瘟疫之脉，传变后与风寒颇同，初起时与风寒迥别。

风寒从皮毛而入，一二日脉多浮，或兼紧、兼缓、兼洪而皆浮。迨[1]传入里，始不见浮脉，其至数亦清楚而不模糊。

瘟疫从中道而变，自里出表，一二日脉多沉。迨自里出表，脉始不沉，乃不浮不沉而数，或兼弦、兼大而皆不浮，其至数则模糊而不清楚。其初起脉沉迟，勿作阴寒断。沉者，邪在里也；迟者，邪在阴分也。脉象同于阴寒，而气色、舌苔、神情依前诸法辨之，自不同于阴寒。或数而无力，亦勿作虚视，缘热蒸气散，脉不能鼓指，但当解热，不宜补气。受病之因有不同，故同脉而异断也。

［1］迨（dài，带）：等到。

【提要】本节论述人体感受风寒与瘟疫在初起时所见脉象的不同。

【精解】风寒从皮毛侵入，人体正气奋起抗邪，气机向外，故初起时多见浮脉。兼紧则寒胜，兼缓则风胜，兼洪则有内热，但总体不离浮脉。风寒化热入里，正邪斗争不在体表，故不见浮脉。入里或见洪、滑、沉脉，但都至数清楚，因病位相对稳定。瘟疫从口鼻入，自内向外逐渐透发，如后文"时症从口鼻而入，先中中焦"，因此说"从中道而变，自里出表"，脉象表现为先沉后不浮不沉。瘟疫初起的沉脉要与寒证沉脉相鉴别。虚寒多见沉细无力，实寒多见沉弦紧脉，且多能见到四肢不温、面目青白、舌色淡或青紫、小便清长、大便稀溏等表现。而瘟疫初起虽然脉沉，但可见沉而兼数，并有面色垢秽、舌色暗红、苔白黄厚、身有异味、神志昏蒙等表现，凡此种种可以区别于普通寒证。若瘟疫初起见到脉沉无力，未必可诊断为虚证。脉来无力也是至数模糊不清的一种表现，原因在于热盛气散不充脉道、邪气迷漫阻遏气机，因此脉来模糊不清。

辨时行疫疠与风寒异气

【原文】风主疏泄，寒主凝泣[1]，二气虽有不同，然皆冷而不热。其中人也，郁而不宣。方其初受在表，均宜温散。麻黄汤、桂枝汤、芎苏、十神、神术等方，皆散寒之剂，非解热之剂。

时行之气，属湿温二气合成，热而不冷。其中人也，立蒸而腐败。方其初传在表，即宜凉解。大青龙汤、六神通解散、九味羌活汤、葳蕤汤、大羌活汤、人参败毒散，皆解热之剂，非散寒之剂也。

以解热之剂治风寒，轻则寒中呕利，重则厥逆亡阳。以散寒之剂治瘟疫，轻则衄、渴、谵妄，重则枯竭亡阴。此气之不可不辨也。

【注释】

［1］泣：通"涩"，涩滞不通。

【提要】本节论述人体感受风寒与时疫在遣方用药上的不同。

【精解】戴氏认为风寒邪气属冷，时行邪气属热，二者寒热不同，在用药时亦应不同，不可混杂。外感风寒病机重在卫气郁而不宣，应当温散表邪，用麻黄汤、桂枝汤、芎苏散、十神汤、神术散等方。时疫是湿、温二气混合而致，热性突出，若不及时透散则一身气血津液受蒸而腐败。因此，时疫初起就应当寒凉透解。大青龙汤、六神通解散、九味羌活汤、葳蕤汤、大羌活汤、人参败毒散等方药即是"解热之剂"。此类方药多用辛味药，辛能散之，配伍石膏、滑石、黄芩、生地黄、知母等寒凉药物，起到透散凉解之效。戴氏强调风寒与时疫的寒热不同，散寒与解热治法有别，不可混用。否则，以解热治风寒、以散寒治瘟疫，无异于以寒治寒、以热治热，后果不堪设想。

需要指出的是，虽然戴氏明确了治时疫应当透散凉解，提到的方药里也有甘寒、苦寒类药物，但所用辛温药物仍属偏多，恐有伤阴助热的不良后果。不妨使用淡豆豉、桑叶、竹叶、金银花、连翘、薄荷、牛蒡子、蝉蜕、菊花、青蒿、柴胡、葛根等辛凉疏散药物，稍佐一二味辛温（如荆芥、防风等平和之品）即可，如此则无辛温助热之忧。

辨时行疫疠与风寒异受

【原文】风寒从表入里，自皮毛而肌肉，而筋脉，而胸膈，而肠胃，一层渐深一层，不能越此而入彼。故汗不厌早，下不厌迟，为和为解，浅深毫不可紊。以其气皆属冷，一层收敛入一层，必待寒化为热，邪敛入内，方可攻下凉解。否则邪未入里，预用攻利凉解，虚其里气，反引表邪内陷，而成结胸、痞、利诸险证也。

时症从口鼻而入，先中中焦，后变九传。其传自里出表，虽出表，而里未必全无邪留，经过之半表，未必全无邪干，故下不厌早，汗不厌迟，为和为解，浅深必不可拘。以其气皆属热，热能作蒸，不必郁变，而此蒸即带彼热。当其未出表时，强欲温表，在始则引毒热成燎原之势，为斑、衄、狂、喘诸凶，在末则伤真阴，为枯槁、沉昏、厥逆诸危也。

【提要】本节论述感受风寒与时疫在用药时机上的不同。

【精解】风寒由外入里，层层递进，定位准确且稳定；时症从口鼻入，自里出表，可停留在各处，无一定规律，定位多变。风寒表证未尽即可解表，即"汗不厌早"；时症表证里证兼具时不可解表，必待邪气完全外出表证未尽时方可解表，故"汗不厌迟"。风寒表证全无，里证明确，方可攻下，否则表邪内陷变为坏病，即"下不厌迟"；时症以热为主，表里各处皆可有热，热能腐败气血津液，攻下即是解热，因此"下不厌早"。时症邪气在表、里、半表半里皆可停留，或二三处兼具，虽见表证，未必里热已清，因此戴氏反复强调不可"强欲温表"，否则助长邪热，耗竭真阴。

需要指出的是，解表散邪未必只有"温表"一法，时疫出现表证即可解表，但需以辛凉药物为主，以免助热伤阴。

辨传经

【原文】温疫传经与风寒不同：风寒从表入里，故必从太阳而阳明，而少阳，而入胃；若温疫，则邪从中道而出表入里，惟视人何经本气之强弱为传变。故吴又可曰，疫邪有先表后里者，有先里后表者，有但表不里者，有但里不表者，有表胜于里者，有里胜于表者（二句，吴又可本作有表里偏胜者一句），有表而再表者，有里而再里者，有表里分传者，此为九传。

愚按：所谓表者，发热、恶寒、头痛、头眩、项强、背痛、腰疼、腿膝足胫酸痛、自汗、无汗，及头肿、面肿、耳目赤肿、项肿、发斑、发疹皆是。所谓里者，渴、呕、胸满、腹满、腹痛、胁满、胁痛、大便不通、大便泄泻、小便不通、小便黄赤涩痛及烦躁、谵妄、沉昏、舌燥、舌卷、舌强、口咽赤烂皆是。

在风寒从表入里，里证必待渐次闭郁而成，故见表证，不必兼见里证。且入里之后，表多自解，故见里证之后，不必复见表证。若温疫本从中道而出表，故见表证时，未有不兼一二里证者，且未有不兼一二半表里之少阳证者。仲景所云：阳明少阳合病，必自下利；三阳合病，脉浮大，上关上，但欲眠睡，目合则汗；三阳合病，腹满身重，难以转侧，口不仁而面垢，谵语遗尿。皆指瘟疫言，非指风寒言也。

且瘟疫属蒸气，出表入里，原自不常，有入里下之而余邪不尽，仍可出表者。尝见谵妄、沉昏之后，病愈数日，复见头疼、发热，复从汗解者。此所谓表而再表，风寒必无是也。更有下证全具，用承气汤后，里气通而表亦达，头痛发热，得汗而解，移时复见舌黑胸满，腹痛谵妄，仍待大下而后愈者。此所谓里而再里，风寒必无是也。

若夫表里分传之证，风寒十无一二，疫证十有六七。但据传经之专杂以辨之，一经专见一经证者多风寒，一经杂见二三经证者多疫证；日久渐转属者多风寒；一日骤传一二经或二三经者多疫证。则虽病有变态，而风寒不混于疫证，疫证不混于风寒，施治自无讹误矣。

至若辨气、辨色、辨舌、辨神俱已清楚，而投之以治疫之药，复有不效者，则以时疫[1]有独发，有兼夹他证之故，是以辨时疫异于他证矣。至夹他证者，则此人时疫与彼人时疫又有不同，尤当细辨。其兼证凡五种，夹证凡十种，详列于后。

【注释】

[1] 时疫：病名。①即疫，瘟疫。见《温疫论》。因疠气疫毒从口鼻传入所致，有强烈传染性。《不知医必要·时疫》载："此症有由感不正之气而得者，或头痛、发热，或颈肿、发颐，此在天之疫也。若一人之病，染及一室，一室之病，染及一乡、一邑。"其症见憎寒壮热、口吐黄涎，甚者痉厥谵狂。治宜疏利、解秽、清中、攻下等法。②又指夏季所患之瘟疫。《辨疫琐言》载："春则曰春瘟，夏则曰时疫，秋则曰秋疫，冬则曰冬瘟。"文中此处应是瘟疫总称。

【提要】本节论述感受风寒与时疫在传变上的不同。

【精解】外感风寒从表入里，多按照太阳、阳明、少阳的规律传变，且表证、里证多独立存在而不相兼。瘟疫从口鼻入，或自里出表，或里而再里，没有明确的传变顺序，但体质强弱对证候传变有较大影响，即"视人何经本气之强弱为传变"。素体正虚邪实之处，如脾气不足、肝郁化火、大肠湿热，感受瘟疫之后即可成为传变受病的所在。瘟疫传变去处可在表、在里、在半表半里，传变先后形式则有表里九传之说，由此可见疫邪致病复杂多变的特点。为解释何为表、何为里，戴氏分别列举十余项症状以助判断。

瘟疫邪气具有缠绵难除的特点，不像外感风寒，或一汗而解，或攻下即愈。戴氏曾见攻下后病情转愈，数日后又见头痛发热或腹满谵语，再次发表、攻下而愈的实例。此外，外感风寒传变过程中多见病证固定于一经，时疫常见多经病证兼见；外感风寒传变相对缓慢，时疫传变多样而迅速。这些都是鉴别风寒与时疫的着手点。

戴氏指出，若已明确为疫证，用治疫方药却效果不明显，是时疫兼夹其他病证的缘故。在治疗此类疫证时应当兼顾患者不同的兼证与夹证，分别酌情用药。外感与内伤形成兼夹证的论述亦见于柯琴所著《伤寒来苏集》、俞根初所著《通俗伤寒论》等，可以互参。在《广瘟疫论》中，戴氏提出时疫有兼证五种、夹证十种，依次论述于后。

兼寒

【原文】其一有兼寒者，初起一二日，头痛、发热、身痛、恶寒，诸表证悉与时疫同，而以脉辨则不同：时疫多软散而不浮，兼寒则多浮数、浮弦、浮大，甚至有浮紧者。再以证辨亦微有不同：时疫多汗，兼寒则无汗为异。亦异于单受寒者：单受寒，无烦躁、口苦、口臭证，时疫兼寒必有烦躁、口苦、口臭证也。

一遇此等，更当辨其受寒与时疫孰轻孰重？疫重寒轻者，烦躁证多，无汗恶寒证少，则当以败毒散加知母、石膏，或达原饮加羌、防、柴、葛，或六神通解散尤捷。寒重疫轻者，恶寒无汗证必甚，烦躁必轻，则只用败毒散。其寒束于外，无汗、恶寒尤甚，疫郁于内，烦躁更甚者，冬月大青龙汤可借用，余月九味羌活汤最为的当。

此证若治寒遗疫，必有斑、黄、狂、衄之变，治疫遗寒，复有厥逆、呕利、胸腹痞满之忧，驯至[1]沉困者不少，不可不知。然此皆为初起一二日言也。若日久则邪疫勃发，表寒不能自存而变为热，则惟以治疫治法治之而已。

【注释】

[1] 驯至：渐至。

【提要】本节论述时疫兼外感寒邪的证治。

【精解】

（一）时疫兼外感寒邪的临床表现

1. 脉象

时疫兼外感寒邪与单纯时疫相比，脉象上突出为浮脉，这是寒邪束表、正气奋起对抗的表现。感受寒邪轻重不同，浮脉的兼夹脉象也有不同，寒邪较重时脉象可表现为浮弦甚至浮紧。

2. 症状

时疫多汗，而时疫兼外感寒邪却表现为无汗，这是寒邪束表、汗孔闭合的缘故。时疫兼外感寒邪与单纯感寒相比，可见到烦躁、口苦、口臭等症状，为疫气浊热所致。

（二）时疫兼外感寒邪的治疗

时疫兼外感寒邪属于外寒内热证，治疗时应辨别外寒与内热孰轻孰重。①疫重寒轻相当于里热重、表寒轻，烦躁等里热表现突出，无汗恶寒的表寒表现不明显。治疗重在清解里热，兼以解表散寒，戴氏用败毒散加味、达原饮加味、六神通解散等。②寒重疫轻相当于表寒重、里热轻，无汗恶寒的表寒表现突出，烦躁等里热表现不明显。治疗重在解表散寒，戴氏用败毒散。表邪解散后再治疫证。③表寒、疫证俱重，则需同时解表清里，戴氏用大青龙汤、九味羌活汤。

（三）时疫兼寒治误

治疗时疫兼外感寒邪必须兼顾时疫与表寒二者。否则，单用辛温解表散寒则助热伤阴，甚至动血、发黄、发狂；单用寒凉清里攻下则中阳受损，寒邪内伏，病后易留肢冷、呕利、胸腹痞满、困倦乏力等隐患。

需要指出的是，戴氏所举方药偏于温燥，虽然顾及发表清里两端，但仍有助热伤阴等弊端，临床需以辛凉药物为主以解表透散，可免变生他证。

兼风

【原文】其一有兼风者，初起一二日，表证与时疫悉同，惟鼻塞、鼻鸣、喷嚏、咳嗽与时疫略异，脉亦多浮，而与时疫之不浮不沉而数者微异。治法不大相远，即于时疫诸方中加荆、防，咳加前胡、杏仁、苏子而已。

大抵时疫兼寒能令病势增重，兼风反令病势易解。以寒主凝泣，则疫邪内郁。郁一分，病势增痼一分。风主游扬，则疫邪外疏。疏一分，病势解散一分（泣同涩）。

【提要】本节论述时疫兼外感风邪的治疗。

【精解】时疫兼外感风邪与单纯时疫相比，可见到浮脉，并有鼻塞、鼻鸣、喷嚏、咳嗽等症状。治疗则在时疫用药基础上加用荆芥、防风等平和散风之品，兼见咳嗽则加前胡、杏仁、苏子等疏风止咳之药。

戴氏提出"时疫兼寒，能令病势增重""寒主凝泣，则疫邪内郁"，提示疫病郁热为病机肯綮，解其郁势为祛邪之要，故"兼风，反令病势易解""风主游扬，则疫邪外疏"。时疫兼风是兼夹风淫邪气，风性游扬疏泄，故见脉浮甚至汗出。因兼见脉浮、鼻塞、鼻鸣、喷嚏、咳嗽等症状而使用解表散风药，裨益于疫邪透散，病情转佳。

兼暑

【原文】时疫兼寒、兼风，四时皆有，至若兼暑一证，惟长夏[1]有之。初起一二日，与时疫无异，只胸满、呕利为异，而脉则兼弦、细、芤、迟，不似时疫不浮不沉而数。治法于时疫诸方中微减发表之味，如用羌即不用独，用柴即不用前。盖时疫多汗，暑证更多汗，两邪逼出表汗，则表必虚，故发表之味不可重复也。寒润之药尤宜减，清热之味亦宜减。以邪从表出，郁热必轻，过用清凉，恐致寒中而增呕胀泄利。况表气太泄，里气必虚，易犯厥脱之证，故清凉寒润，不可太多也。最宜加用分利燥脾之品，木通为上，滑石次之，猪苓、赤茯、泽泻又次之。盖分利则暑与疫皆从清道而出，邪有去路，正不必徒以寒凉逆折取效也。间有表见身痛，宜用香薷；里见腹满，宜用苍术者。

再时疫兼暑，则病势反缓。以疫中瘟气属亢阳，暑为阳中之阴，阳得阴则解，虽不能尽解，然得一分阴气，则和一分亢阳。每见时疫兼暑，其谵妄、舌燥诸证反缓者，职[2]此故也。

【注释】

[1]长夏：关于长夏的解释有多种，此处应指农历六月。

[2]职：由于。

【提要】本节论述时疫兼外感暑邪的治疗。

【精解】暑邪属于时令邪气，此言"惟长夏有之"，当指暑湿或湿热邪气。时疫兼外感暑邪可见胸满、呕利，"暑必兼湿"，湿邪阻遏气机故胸满，干犯肠胃则呕利。脉象可见弦、细、芤、迟，这与暑邪耗气伤阴有关。时疫本有汗出，兼感暑邪则汗更甚，因此戴氏提出应减少解表药味，以防表气更虚、产生厥脱等意外情况。

需要注意的是，戴氏在此处未明确区分阴暑与阳暑，即夏月感受的寒湿与真正的暑热邪气，而是笼统以"暑"之一字概述。因此，文中既可见到属于阳暑的耗气伤阴、淡渗分利，又有属于阴暑的身痛腹满，不宜寒润清热。若真是兼夹暑热邪气，必然加重气阴耗伤，如何能减用寒润清凉药物？身痛若属寒湿困表，当然可用香薷，若是湿热困阻经络所致，使用防己、豆卷、薏苡仁、通草等方为恰当。腹胀亦是同理，寒湿中阻当然可用苍术，若是湿热中阻，则使用黄连、菖蒲、茵陈等方为恰当。

与前述"兼风易解"类似，戴氏指出的"兼暑病缓"与暑性开泄腠理之性有关，但时疫基础上兼见其他病邪，病情愈加复杂，临证当仔细辨别。如兼暑出现呕利，热邪有外出之机，故谵妄反缓；暑兼湿邪，故舌燥反缓。

兼疟

【原文】时疫有似疟、有转疟、有兼疟之不同，用药亦有微异。似疟者，寒热往来，或一日二三次，或一次，而时无定也，时疫初起多有之。转疟者，时疫谵妄、烦渴大剧之后，已经大汗、大下，仍有余邪不解，复作寒热，转成疟象也，时疫末路多有之。兼疟之证，乃寒、暑、时疫合病也，其证寒热有常期，疟证全具，但热多寒少，且多烦渴扰乱，热势迅速，神情昏愦，秽气触人为异，秋令多有之。

时疫所以似疟者，因邪气盘错于募原[1]，欲出表而不能透达，欲陷里而未得空隙，故见半表半里之少阳证也，治法宜达原饮加柴胡为主。时疫所以转疟者，因汗、下后，邪气已衰，正气来复，邪正相争，故在先阳气独亢、有热无寒者，今则以阴液渐回而寒热相争矣，在先邪气秉纲、昼夜燥热无休止时者，今则邪气渐退，正气渐复而寒热发作有时矣。治法以养正为主，祛邪佐之，小柴胡汤、炙甘草汤、柴胡四物汤、参胡三白汤，量余邪之盛衰，视阴阳之盈亏，酌而用之。至若兼疟之证，最为难治。吴又可曰：疟疾二三发，或七八发后，忽然昼夜烦热、发渴不恶寒、舌上苔刺、心腹痞满、饮食不进，下症渐具，此时疫证见，疟疾证隐也。以疫证方药治之则生，疟家方药治之则剧。治之如法，脉静身凉。每日或间日寒热复作有常期者，时疫解而疟邪未尽也，仍以疟法治之。

愚按：时疫与疟病，不甚相远。疫仍湿温二气合病，疟乃风、寒、暑、湿四气合病，其邪气之杂而不纯相类。疟邪横连募原，时疫亦发于募原，其受邪之处相类。但时疫之温气发则为亢阳，故宜下、宜清之证多。疟之暑气停则为郁滞，故宜宣利之证多耳。所以时疫初起，方用达原饮，与疟之主方用清脾饮，药品亦多相类。至其传变，则缓、急、轻、重迥乎不同也。善悟者，于此处细参，思过半矣。

【注释】

[1] 募原：即膜原，出自《黄帝内经》，"寒气客于肠胃之间，膜原之下"。

【提要】 本节论述时疫与疟证关系及治疗。

【精解】 疟病以寒热往来，发作有时为主要特征。时疫病程中出现寒热往来症状有时疫似疟、时疫转疟、时疫兼疟三种情况。

1. 时疫似疟

时疫似疟指时疫出现寒热往来，但发作无定时，这是由于邪气盘踞于半表半里的募原，外不能出表，内不能陷里，因此呈现出类似少阳证的寒热往来。治疗用药以达原饮加柴胡为主，攻散疫邪，和解表里。

2. 疫证转疟

疫证转疟多见于时疫后期，因时疫经治而余邪未尽，正气来复，邪正相争，最终转变为寒热往来、发作有时的疟证。治疗以扶正为主，佐以祛邪。方药选用小柴胡汤、柴胡四物汤、参胡三白汤等，兼顾扶正祛邪，并需衡量邪正盛衰和正气亏损的阴阳偏属斟酌用药。

3. 疫证兼疟

疫证兼疟最难辨治。时疫与疟病都由多种邪气混杂而成，发病均与募原相关。二者区别在于：①时疫发病迅速、症状多样、易传变、病情较重，与疟疾不同。②时疫热象明显，治疗宜清、下；疟疾气机郁滞明显，治疗注重宣利。时疫兼疟表现为疫证、疟证症状兼具，治疗时先治疫证，疫邪解散后再治疟证。疫热重时以疟药或可导致病情加剧，及至疫邪渐解疟邪未尽而见寒热发作有时，再以疟法治疗为妥。

兼痢

【原文】时疫本多自利证，表证初起，即每日解数次稀臭水者是也，详见后自利条下。更有春夏之交得时疫，即兼下利红白而里急后重者，名为疫痢。初起慎不可从痢治，盖痢属里证，今兼疫邪之发热、头痛为表里俱病，先用治疫之法解其表，表解而里自和，其痢多有不治自愈者。若用治痢之法先清其里，里气虚而表邪陷，轻者增其烦躁、沉困，重者遂至呕逆、昏愦而危矣。所以古人于疫痢初起专主仓廪汤，其方乃人参败毒散一意解表，但加陈仓米以和中养脾胃。俟表证解后，里热证具，方可议清、议下。不但香连、芍药、承气之类宜缓，即淡渗分利之剂，亦宜缓投于表证未解之先也。若太阳证不见，而微见少阳、阳明证者，则柴葛五苓散不妨借用。

痢证夹表不可清里。不特时疫兼证为然，凡一切痢证微兼身热，即宜慎用苦寒淡渗。用之若早，必增呕逆，此历验不爽者。

疫证兼利，其热势反多缓，亦由痢为暑气，阳中之阴，能和亢阳，且郁蒸之热有所疏泄故也。若疫毒太甚，骤发即下纯红、纯紫恶血，或兼见舌烦、谵妄诸恶证者，黄连、大黄又在急用，不可拘此论矣。

以上五条，其辨明所以为瘟疫兼证，固已不惮逐类详审。然总以前所备具气、色、舌、神、脉五辨为主，五者之中，必有一二确据，方于疫门求治。否则各按各门施治可也，若混以时疫治之，为害甚矣。

【提要】本节论述时疫兼见痢证的治疗。

【精解】疫证兼痢可见于春夏之交，初起或发热头痛等表证仍在时须先解表，不可擅用苦寒淡渗，否则表邪内陷易致呕逆。如疫毒较重，下利鲜血，苦寒药物又当急用。戴氏指出，无论是否存在疫证，只要遇到兼见表证的痢证，都应当先解表，后治痢。解表可用仓廪汤（人参败毒散加陈仓米），疏散表邪、调和脾胃，表证解后才可使用攻下清里淡渗等方。

上述兼寒、兼风、兼暑、兼疟、兼痢五条的论治都是在明确为疫证的基础上才能展开，否则分别按照正常的辨治思路予以治疗即可，切不能混用治疫方药，以免变生他证。

夹痰水

【原文】饮入于胃，经蒸变而稠浊者为痰，未经蒸变而清稀者为水。痰与水，一物也。痰能作热，水能作冷。时疫属热证，故夹痰者更增其热，脉证治法，无甚参差，但于治疫药中加瓜蒌、贝母，甚则加牛黄。夹水者，脉证往往相悖，治法则有不同，不可不细辨也。

时疫之脉必数，而夹水在胸膈，其脉多缓，甚则迟弦，此脉夹水之辨也。

时疫之舌，一经传里，即转黄、转燥、转黑。若有水在胸膈，则烦躁、谵妄、沉昏诸证备具，而舌色白润，间有转黄黑者，亦必仍有白苔，或满舌黄黑，半边夹一二条白色，或舌尖、舌本俱黄，中夹一段白色，此舌夹水之辨也。

时疫胸满，心下硬痛，手不可按。一有水在胸膈，心下虽满痛，按之则软，略加揉按则漉漉有声，此证夹水之辨也。

时疫见夹水脉证，虽有表，不宜纯用辛凉发散，纯用辛凉则表必不解而转见沉困；有里证不可遽用苦寒，早用苦寒，必转加昏愦。此水气郁遏热邪，阳气受困，宜于发表清里药中加辛燥、利气、利水之品，以祛水气。迨水气去，郁遏发，然后议攻、议凉，则无不效者矣。燥湿则半夏、苍术，利水则木通、苓、泽，利气则莱菔、草果、木香，甚至有须用大戟、芫花者。

在时疫虽属热邪，往往有投三承气、黄芩、白虎而不效，偶用温暖药收功者，遂相讼清热之非，不知热邪乃其本气，夹杂乃其间气也。

【提要】本节论述时疫兼夹痰水的治疗。

【精解】痰、水都是由津液转变而来，质同而性异，津液受热煎灼则成痰，未经蒸变则为水。时疫夹痰，多热势较显；时疫夹水，病位可在胸膈，心下满痛而按之软，脉缓或迟弦，舌色必有白润，间或转为黄黑，多见烦躁、谵妄或沉昏。

1. 时疫夹痰

时疫夹痰易辨别，或见咳吐痰液，或喉中痰鸣有声，或舌苔滑腻，或脉见滑数，总之与时疫脉证相差不大。治疗时在时疫方中加入瓜蒌、贝母、牛黄等，以清热化痰为主要治法。

2. 时疫夹水

时疫夹水往往隐去部分疫病热毒之象。水饮本为阳气不宣引起，又能阻遏阳气，导致内蕴热邪。因此，治疗时不能因为见到时疫而擅用寒凉，否则阳气郁遏更重，内热更深。针对时疫夹水使用发表清里药时需注意发表不过用辛凉，清里不过用苦寒，再加辛燥、利气、利水之药。待气机通畅，水饮散去，郁遏透发，再针对时疫选用攻下、清解等治疗。

时疫虽然以热证居多，当用清热为主要治法，但夹杂水饮则必须先用辛温药物进行治疗。与此类似的时疫夹杂其他病邪的情况，针对各不同病邪随证施治即可，不必拘束于时疫的治法，但也不可因此废弃时疫的通治法则。

夹食

【原文】时疫夹食者最多，而有食填膈上、食入肠胃之不同。入肠胃，则为阳明诸热证，治法备于三承气汤。惟食填胸膈，往往有脉沉、手足冷者，误认三阴，投以温剂，亦无一毫热渴发见，但烦躁倍增，甚则一二日即死。盖胸中乃阴阳升降之路，食填之则气闭，气闭则热郁于下而无所疏泄，误温则热愈郁。热郁于内，故外无发热证；热郁于下，故上无口渴证。疫热以出表为轻，入里为重；在浅为轻，入深为重。此证一温，则逼邪入里、入深，以致速死而无热证也。

如气、色、神、舌、脉辨得为疫证矣，而遇脉沉、手足冷，即当细询其胸膈。若痞塞闷满，即是夹食。再辨其舌苔白厚而微兼淡黄，益为食填膈上之明验。于治疫药中加枳、桔、青皮、莱菔、曲糵[1]，甚则用吐法以宣之，使膈开而阳气宣达，然后热证自见，当解表、当清里，自无误治矣。

【注释】

[1] 曲糵：酿酒用的酒曲，此处指神曲等经发酵制成的曲类药物。

【提要】本节论述时疫兼夹食积的治疗。

【精解】时疫兼夹食积或由于患者素有积滞，或由病后饮食不节引起，具体而言有食填膈上、食入肠胃的不同。食入肠胃，与热相结化为燥屎，可用承气汤攻下治疗。食填膈上，阻闭气机，郁热于内，引起脉沉、手足冷等症状，往往导致时疫阴阳证候的误判、误治。

戴氏指出，遇到疑似食填膈上的患者，可从胸膈痞塞闷满与舌苔白厚而微兼淡黄进行判断。治疗用时疫方加枳壳、桔梗、青皮、莱菔子、神曲等理气消导类药物，也可催吐。消导、催吐的目的在于去除食积，宣通气机，帮助疫邪、郁热等透达外出。这与前述的兼夹表寒则解表散寒，兼夹水饮则行气利水等相一致，核心思想是保证里外气机通畅，如此则疫邪、郁热可以外达透散，而不会深入恶化。这也是"疫热以出表为轻，入里为重；在浅为轻，入深为重"对治法的指导。

夹郁

【原文】时疫夹气郁者，初起疫证悉同，而多脉沉、手足冷、呕逆胸满，颇类夹食。但夹食为有物，为实邪，舌苔厚白而微黄，胸膈满痛不可按而亦不移；夹气为无物，为虚邪，舌苔白薄，胸膈满痛，串动而可按。宜先宣通其郁，然后解表清里，自无不效。若不舒郁而徒发表，则里气不能外达而难于彻汗，遽用清下，则上气不宣，多致痞逆。惟于解表药中加苏梗、木香、大腹皮、香附等类以宣其气，则表易解；于清里药中加川贝母以舒其郁，则里易和。贝母为舒郁要药，但力性缓，必用至五钱一两，方能奏效。

【提要】本节论述时疫兼夹气郁的治疗。

【精解】气郁也可引起气机阻闭，导致脉沉、手足冷、呕逆胸满等症状，与食积类似。二者区别在于食积是有形之邪，气郁是无形之邪，因此可以从舌苔与胸腹按诊情况进行鉴别诊断。气郁不通可使疫邪逐渐深入转为重症，也会影响发表、攻下的疗效。因此，戴氏指出应当先宣通气郁，然后解表清里，解表药中可加苏梗、木香、大腹皮、香附等，清里药中可加川贝母。戴氏认为，川贝母尤为疏郁要药，需大剂量使用方可奏效。北宋医家陈承的《本草别说》（原书已佚）中关于贝母的内容在北宋唐慎微《经史证类备急本草》中可见，《本草别说》载川贝："能散心胸郁结之气。"南宋朱熹的《诗集传》对《诗经·鄘风·载驰》"陟彼阿丘，言采其蝱"中"蝱"解释是："贝母也，主疗郁结之病。""蝱"就是贝母。可见此认识由来已久，可供临床参考。

夹血

【原文】时疫传里之后，畜[1]血最多，治从攻里，兹不具论。惟本有内伤停瘀，复感时疫，于初起一二日，疫之表证悉具，而脉或芤，或涩，颇类阳证阴脉，但须细询其胸、腹、胁肋、四肢，有痛不可按而濡者，即为畜血确验，其芤、涩非阳证见阴脉，乃表证见里脉也。治法必兼消瘀，红花、桃仁、归尾、赤芍、元胡之类，量加一二味，表邪方易解，涩、芤之脉方易起。若误认芤、涩为阴脉，而投温剂，轻者变剧，重者危矣。

【注释】

［1］畜：通"蓄"，积聚，储存。

【提要】本节论述温疫夹瘀血的证治。

【精解】温疫兼夹瘀血，多由于患者素有瘀伤宿血；或由于女性患者病温过程中适逢月经来潮，热陷血室而致瘀热互结；亦有因热入血分损伤血络，而导致血络瘀滞者。本节所论系指患者原有内伤停瘀而又复感疫邪初起的证治。

患者素有内伤停瘀而又复感疫邪，初起症状与一般温疫相同，均可有典型的温疫初起表现，但同时必伴胸腹、胁肋、四肢痛不可按而濡，脉象或芤或涩等瘀血在里的表现。临床外感热病夹瘀者，多见胸胁刺痛，或少腹硬满疼痛，或斑疹瘀紫不退，舌质紫晦扪之潮湿等。叶天士说："热传营血，其人素有瘀伤宿血有胸膈中，挟热而搏，其舌色必紫而暗，扪之湿。"从舌紫暗而润辨其夹有瘀血，颇有见地，可与本节所论互参。

戴氏提出本证治法"必兼消瘀"，在治疫方中加入一二味活血化瘀之品，如红花、桃仁、当归尾、赤芍、元胡等，颇切临床实际。此外，叶天士倡导的琥珀、丹参、牡丹皮等活血药也是临床有效用药。

对于本证出现的或芤或涩之脉，不可误认为阳证阴脉，而舍证从脉，否则治从温里，致"轻者变剧，重者危矣"。其实，临证结合温疫病的其他表现及瘀血的症状，并不难鉴别。瘀血与热邪相结还可见瘀血蓄结下焦、少腹硬满疼痛、小便自利、大便秘结、神志错乱、舌质瘀紫者，须用通瘀破结之法，方如桃仁承气汤之类；对于热入血室者，有小柴胡汤法及吴鞠通《温病条辨》中所提出的竹叶玉女煎、复脉汤加减诸法，均可酌情选用。

总之，对于素伤瘀血的疫证，戴氏指出两点：①不要因阴脉误用温药。②治疫方中须适当加入活血药，表邪方易解。

夹脾虚

【原文】时疫较之风寒，本为难治，以风寒传变有次序，时疫传变无常经；风寒表邪，一发即散，时疫散而复集，且往往复之再三；风寒传里证，一攻即和，时疫攻而复合，有下至一二十次者，此时疫之难治也。

而脾虚者更为难治。盖时疫必得汗下而后解，脾虚者，表不能作汗，里不任攻下。或得汗矣，而气随汗脱；得下矣，而气从下脱。治此等证，汗勿强汗，发表必兼养正，人参败毒散是也；下勿轻下，攻里必兼固气、生津液，黄龙汤是也。其外证无大分别，惟脉不任寻按。然邪有进退，当其邪进方张之时，脉亦有寻按有力者，不可泥也，必合气、色、神、情、脉证以相参。如面色萎黄，神情倦怠，气息微促，及心悸、耳鸣皆脾虚中气不振之象，更须通体合参。如通体皆见有余实象，而独见一二虚象，则虚象反为吃紧；通体见虚象，而独见一二实证，则实证又为吃紧。总须权衡标本，凡证之属表、属上焦、属六腑者，皆为标；证之属里、属中焦下焦、属五脏，皆为本。若实证居标，虚证居本，则虚证为重；虚证居标，实证居本，则实证为重。到此虚实关头，必着意参详，庶几无失。

【提要】本节论述时疫兼夹脾虚的治疗。

【精解】时疫与风寒相比具有传变无常、治疗反复难愈的特点，因此戴氏说"时疫较之风寒本为难治"。时疫治疗过程中尤其重视汗、下两法，使疫邪或从汗出，或从下出，逐邪外达方能病愈。但汗、下都有赖于正气助托，有赖于气、血、津、液的支持，因此体虚之人感受时疫在治疗时就更为棘手。如时疫兼夹脾虚气弱，若用发汗则气随汗脱，若用攻下则气从下脱，因此单用发表、攻下是不妥当的。此时应以扶正祛邪为准则，发表兼以养正，攻下同时注意顾护气液。戴氏举人参败毒散、黄龙汤为例，即是在发表、攻下方剂中加入人参、当归、甘草等益气养血之品。

对于时疫兼夹脾虚的判定应从脉、气、色、神、情、症等多方面综合考虑，不可仅凭脉象断定脾虚与否。又要留意"独处藏奸"的情况，比如全身表现多为实证，仅有一二处表现为虚，或者全身表现多为虚证，仅有一二处表现为实。在这种情况下，"独处"往往是病证的关键点，应予以高度重视，"至虚有盛候，大实有赢状"可以与此相参。

戴氏提出，虚实相间证当权衡标本，本证为重，标证为轻。以在表、在上焦、在六腑的症状为标，以在里、在中下焦、在五脏的症状为本。

夹肾虚

【原文】时疫夹脾虚者，为难治矣，夹肾虚者更难。时疫属热证，肾气虚则手足冷；时疫属实邪，肾气虚则眩晕惊悸，腰膝萎软。肾虚之中，又有阴虚、阳虚之分。时疫必待汗、下、清而后解。阳虚者，一经汗、下、清则脱绝之证随见；阴虚者，一经汗下则枯竭之证随见，必须时时谛察。

凡在表时，见腰痛异常，小便频数，膝胫冷软，其人平日非有淋浊、阳痿，即系遗泄[1]、好内[2]，须询明。于通表药中加人参、白芍，阳虚兼杜仲，阴虚兼知母，以照顾肾气，免后来意外之变。若入里当下，必以陶氏黄龙汤为主；当清，必以人参白虎汤为主。或屡清、屡下而热更甚，舌上燥而无苔；或有黑苔，愈清而愈长；或有燥苔，愈下而愈燥，此皆肾虚之证。察其阳明，无实邪可据，当从肾虚治，以六味地黄汤易生地，加知柏。王太仆[3]所谓：寒之不寒，责以无水，壮水之主，以制阳光者，此也。或仍不应，则合生脉散以滋水之上源；或用四物汤流通经络。似此热势燎原，非杯水所能救，必大作汤液，药味必以两计，汤液必以斗计，乃有济耳。见几若早，十救二三；涸竭已见，十难救一；或更兼脾胃败证，如呕、呃、哕、利之类，汤药不下，百难救一矣。

【注释】

[1] 遗泄：遗精。

[2] 好内：房劳过度。

[3] 王太仆：指王冰。

【提要】 本节论述时疫兼夹肾虚的治疗。

【精解】 肾阴、肾阳为一身阴阳之根本，若时疫兼夹肾虚，则汗、下均非所宜。肾阳不足，表里阳气皆不足，汗之则气脱，下之则气绝；肾阴不足，汗之则津枯，下之则液竭。若时疫患者见到腰痛异常、小便频数、膝胫冷软，以及平素有淋浊、阳痿、遗精、房事不节等情况，在使用发汗、攻下时也要注意扶正药物的使用。若在表，应在解表药中加入人参、白芍收敛肾气，杜仲温养肾阳，或加入知母滋润肾阴。《本草经解》中载知母"入足少阴肾经、手少阴心经"，如王好古所言："泻肺火，滋肾水，治命门相火有余。"若入里，应在攻下药中加入人参、当归、甘草等，如陶氏黄龙汤。若当清，应在清热药中加入益气扶正药物，如人参白虎汤。可见，疫病夹肾虚者，治疗重在扶正，而并非直接补肾。

又有一种情形，时疫多次使用攻下清里而热势不退，这是肾阴大亏的表现，应用滋阴清热法治疗，如知柏地黄汤（用生地黄）。若以滋肾阴治之仍无效，可以配合生脉散以金水相生，或配合四物汤通行经络。这类患者时疫热邪有燎原之势，须尽早且大剂量用药才有挽回的希望，如戴氏所说"药味必以两计，汤液必以斗计""涸竭已见，十难救一"。

夹亡血

【原文】疫证亡血有三。

其一，未病之先，素亡血而阴虚，一受疫则邪热乘虚煎熬，亡阴最易。解表清里，用药必步步照顾荣血，如九味羌活汤之用生地，人参败毒散之用人参是也。

其二，当受病之时，忽然吐衄，女子崩漏，甚至血晕昏厥，势甚危急，亦疫证常有也。病家但知血之可骇，往往不知受疫；医家亦忽其客邪，惟汲汲于止血、清凉、滋补，多至危殆。不知血由疫逼，惟当治疫，疫邪解而血自止。此证不遽[1]见于疫在表时，而见于发热数日之后，人犹易知，惟疫郁于阴经而暴见此证者难识，以其证外无头痛、发热之可据耳。但见微恶寒而大作呕，急当视其气、色、神、脉、舌苔，若舌有白苔，气色有一二疫象，即是疫毒无疑。以达原饮为主，呕加藿香，胀加青皮，但治疫毒，血证自已。若脱血太甚而气欲绝者，加人参以固中气，俟疫证传变归经，然后按经治之，此疫证兼血之最危者。

其三，疫邪大张之后，烦热、燥渴之余，而见亡血证，则又瘟疫常态，详后血证各条。

【注释】

[1]遽：立刻，马上。

【提要】本节论述时疫兼夹失血的治疗。

【精解】时疫见到失血症状的情况有三种。①患者素有咳血、衄血等失血病史，体质偏于阴血不足，加之外感热性疫邪引动宿病，因此出现失血症状。治疗时应在解表清里等方剂中加入滋阴养血类药物，如加减葳蕤汤、葱白七味饮之类。②初受疫邪，表里气机阻闭，郁热迫血，引起失血症状。此时医患双方往往忽视出血是由感受疫邪引起，将治疗重点放在凉血、止血、补血上，而针对时疫用药施治才是从根本上治疗失血的方法。若疫邪郁伏而不致发热、头痛等外象，但见呕血为甚，则需从气、色、神、脉、舌苔等进行辨别，确有疫毒者，只需治疫毒而无需治血。③时疫热势大张，甚至热入营血分而迫血妄行，形成失血。这是时疫发作后的常见症状，将在后文详细论治。

夹疝

【原文】疫邪夹疝[1]，其肾囊少腹引痛，全是疝证，当照辨气、色、神、脉、舌苔法辨之。一有疫邪，不必治疝，但治疫而疝自消。若依常治疝法，用吴萸、桂、附、茴香诸燥品，轻者变为囊痈[2]，重者变为呃逆、哕、厥、沉昏而莫救矣。

【注释】

[1] 疝：此处的"疝"不单指西医学所说腹股沟斜疝，也包括表现为男性外生殖器疼痛或少腹疼痛的其他疾病。

[2] 囊痈：指发于阴囊的急性化脓性疾病，相当于西医学的阴囊脓肿、阴囊蜂窝织炎。

【提要】本节论述时疫兼夹疝病的治疗。

【精解】疝病主要表现为少腹、男性外肾疼痛，多责之于寒凝肝脉，因肝经循行经过少腹，下络阴器，以暖肝散寒为主要治法，如天台乌药散、暖肝煎等方。湿热疫邪郁于肝脉也可引起少腹、外肾疼痛，出现疝病的症状，此时应当透散疏解疫邪，清热除湿，则疝病症状自可消除。如果仍按照暖肝散寒的治法，使用吴茱萸、肉桂、附子、小茴香等辛温燥烈药物，必然会助长湿热疫邪下注肝经，引起囊痈，或深陷厥阴引起呃逆、呕哕、神昏肢厥等危重症。

夹心胃痛

【原文】时疫有兼心胃痛者，于其痛时，察其气、色、神、脉、舌苔。若有一于时疫，但治时疫，虽平时因寒而发，此则惟治其热。盖以疫邪客于募原，传于太阴，而发心胃痛之痼疾，于达原饮中加木香、苍术，以开通郁疫，使其透发于表而痛自已。若误认平常心胃痛，用桂、附、姜、萸，必致危殆。

【提要】本节论述时疫兼夹心胃疼痛的治疗。

【精解】素有心胃痛者感受时疫邪气，疫邪从口鼻而入，盘踞于募原，连及脾胃，引动宿疾，故见胃脘疼痛。虽然这类患者平时多由受寒引发胃痛，但此时是由疫邪引动宿疾，治疗应以开通气机、疏散疫邪为法，邪去则痛止。如误用肉桂、附子、干姜、吴茱萸等温胃散寒药物，必然会助长热势，引起危重证候。即疫病夹他病，当以驱解疫毒之邪为主，切忌受惑于夹病，甚则药性反用而助疫邪。

夹哮喘

【原文】哮喘乃肺家素有痰火，一受疫邪，其湿热之气从其类而入肺，发其哮喘。遇此当察其气、色、神、脉、舌苔，有疫但治疫，其哮喘自除。于治疫药中加贝母、瓜蒌、淡豉、桑皮，疫邪、哮喘并解，法更精密。

以上诸条，凡言兼者，疫邪兼他邪，二邪自外入者也。凡言夹者，疫邪夹内病，内外夹发者也。二邪兼发，以疫为重，他邪为轻，故略兼治他邪而病即解。二邪夹发，如夹水、食、血、气、痰等实邪，则以夹邪为先，疫邪为后。盖清其夹邪，而疫毒始得透达，透达方能传变，传变方能解利也。如夹脾虚、肾虚、亡血诸虚证，则以治邪为主，养正为辅。盖疫邪最易伤正，故不可养正遗邪也。如夹疝、哮、心胃痛诸旧病，则但治疫邪，旧病自已。盖旧病乃新邪所迫而发也。

【提要】本节论述时疫兼夹哮喘的治疗，并总结时疫兼夹诸证的治疗原则。

【精解】戴氏指出，哮喘患者肺中素有痰火伏藏，可被疫邪引动发病。对于时疫夹哮喘者，应疏解疫邪，兼清肺中痰火，用贝母、瓜蒌、淡豆豉、桑白皮等药，以期疫邪、哮喘并解。

上述十五条兼夹证中，兼证指疫邪与其他邪气相兼发病，夹证指在内伤杂病基础上感受疫邪发病。治疗疫邪兼六淫邪气时总以疫邪为重；若夹水、食、血、气、痰等内郁实邪，则要以所夹病邪为重。因为疫邪附着于所夹病邪，解决所夹病邪才能使时疫得以透发。治疗夹脾虚、夹肾虚、夹亡血等虚证时，要扶助正气托邪外出。对于夹疝、夹心胃痛、夹哮喘等由疫邪引发宿病的情况，则可专注于治疗疫邪，疫退则所夹病证自可消除。

【原文】疫邪见证，千变万化，然总不出表里二者。但表证中有里邪，里证中有表邪，则又不可不细察也。故列证分表里以尽其常，又细辨以尽其变，使人人临证，胸有定见，少救横夭于万一耳。

【提要】本节提出疫邪之临床见症可分为表里两种。

【精解】时疫的临床见症千变万化，但若归类，总不超出表证和里证两范畴，临床上又可出现表证中有里邪、里证中有表邪等复杂的情况。此节放在细述表证、里证之前，意在提醒医者，临证当详察症状，厘清症状背后的病机，知常达变，才可"救横夭于万一耳"。

表证

发热

【原文】时疫发热与风寒杂证同，其发热时，气、色、神、脉、舌苔则不同。辨得为时疫发热，又当知有浅、深、表、里之异，不辨无以施治。发热表证居多，亦有里证发热，半表半里发热，余邪不尽复出于表发热，邪退正虚发热。

而表证发热，脉不浮、不沉而数，寸大于关尺，热在皮肤，扪[1]之烙手，久按反轻，必兼头痛、项强、腰痛、胫酸，或头面、身体、皮肤有红肿疼痛。诸证不必全现，有一于此，便是表证发热，九味羌活汤、人参败毒散、六神通解散选用。冬月严寒及恶寒甚者，大青龙汤、葳蕤汤、越婢汤、阳旦汤可借用。全不恶寒者，白虎汤、黄芩汤可加减用。

里证发热，脉或滑，或沉数，或洪滑，关尺盛于寸，热必在肌肉、筋骨，初扪热轻，久按热甚，必兼烦渴，胸腹满，大便或不通，或自利，或便血及脓，小便黄赤，或谵妄、狂昏。诸证虽不必全现，必兼二三证方是里证发热，栀子豉汤、黄连解毒汤、小陷胸汤、三承气汤、导赤散、泻心汤、猪苓汤、天水散选用。

半表半里发热，脉多弦，胸胁满，或热或止，或口苦咽干，目眩耳聋，或目赤，或喜呕心烦，或兼见表里证，达原饮、柴葛解肌汤、小柴胡汤选用。

时疫发热时，用药最要清楚，此处头绪不差，后传变多危，救援亦易，不然难于收拾矣。凡见发热，即当辨其气、色、神、脉、舌苔，为风寒，为时疫。系时疫，又当辨在表、在里、在半表半里。然时疫见证，纯表纯里者少，表里夹杂者多。表里夹杂，吴氏达原饮为主。表证多，加羌活；里证多，加大黄；半表半里证多，加柴胡、葛根、淡豉；或表里证均见，则诸药全用，即三消饮取效最多，诚时疫主剂。

至已愈数日而复发热者，乃募原伏有不尽之邪，复出于表，当察其证之表里多寡，以前法治之。大抵愈后复发，则里热多而表热少，虽有当用表药之证，不过葛根、柴胡、淡豉而已，无更用羌活之理。若愈后另受风寒，发热、无汗、舌上无苔者，不在此例。时疫愈后复热、无汗，重用葛根五钱最妙，以其性凉而解肌发汗，既不碍无汗之表，又不碍烦热之里。

更有平素虚损，或老人，或大病后复染时疫，屡经汗、下、清解，其热转甚，或全无表、里实证，或六脉豁豁然空，或较初起洪滑更甚，或用表药而身痛更甚，或屡用清热药而烦躁、昏沉更甚，或屡用下药而舌燥更甚，此皆邪退正虚之发热也。王太仆所谓：大虚有盛候，反泻含冤也。此时须略去证状，而消息[2]阴阳、虚实。阴虚则热渴、枯竭之证多，责在肾，宜六味地黄汤；兼气虚，合生脉散，须大作汤液，昼夜频进效始捷。阳虚则呕利、悸眩之证多，责在脾，宜六君子汤；兼血虚，归脾汤、参胡三白散、清燥汤选用。若遇此等证，仍用汗、下、凉解、宣伐，断无生理矣。

又发热之为表、为里、为半表半里、为复、为虚，证状明显有据者，自易施治。若脉证夹杂模糊，难于分辨者，须以舌苔为据。初起舌苔薄白，或无苔而润，属在表。白苔而厚，或兼微黄，或中黄边白，中黄尖白，或二三色，属在半表半里。黄苔、酱色苔、黑苔属里。舌苔燥则不论何色皆属里证。屡经汗、下后，舌苔润而发热者，属阳虚；无苔而燥者，属阴虚。发热之表、里、虚、实，依此辨之，思过半矣。惟虚证发热有似实证，即舌苔亦难凭据，又当从病之来路探讨。若屡经汗、下、宣伐而热愈甚者，从虚治无疑。或虽经汗、下而热渐减，药有效则仍属余邪未尽，不可遽补[3]致邪热复壅，夭人年寿。似此虚实关头，不可不细心体认也。

以上辨表里虚实诸法，虽指发热时言，然类而推之，凡证皆可依此为辨，惟在学者之善悟耳。

【注释】

［1］扪：摸。

［2］消息：斟酌。

［3］遽补：急于用补药。

【提要】本节论述时疫发热的证治。

【精解】发热为时疫的主证之一，临床可见于五种证型：①表证发热，为疫邪袭表，卫气被郁。②里证发热，为疫邪直中，热盛于里。③半表半里发热，即热伏少阳、膜原。④余邪未净复出于表发热。⑤邪退正虚发热。时疫发热，其病在表，在里，或虚，或实，证候各有不同。本节论述时疫发热临床辨证，当观其气、色、神、脉、舌苔，辨病位表里、病情虚实、病期先后和选方用药之法。若脉证夹杂模糊，有相互矛盾者，当以舌苔为据，进行真假辨证。因舌体自身体内部伸出，更接近身体真实的寒热、表里、虚实之性质，故辨证以舌象为首参。临床之上，二便亦同理，可辅助舌象进行辨证。

1. 表证发热

表证发热者，其脉数，寸大，热在皮肤，初按热甚，久按热度减轻。疫邪束表，与卫气相争，故兼头痛、项酸、腰痛、胫酸，或头面、身体、皮肤有红肿疼痛等症状。见其中数症便可诊断为表证发热，以九味羌活汤、人参败毒散、六神通解散治之。若在冬季严寒天气或是恶寒严重的患者，治以大青龙汤、葳蕤汤、越婢汤发汗解表并清内热，正如喻嘉言所言："天地郁蒸，得雨则和。"若疫邪内传气分，里热炽盛，患者壮热而不恶寒，以白虎汤加减治之。邪热内迫阳明，兼见下利或呕吐者，以黄芩汤加减治之，正如叶天士在《伏气外感篇》中言："苦寒直清里热，热伏于阴，苦味坚阴，乃正治也。"

2. 里证发热

里证发热者，邪热在气、营、血分，于肌肉筋骨间，故而久按热感更甚，兼见热结肠腑，气营（血）两燔证之烦渴、胸腹满、大便或不通，或自利，或便血及脓、小便黄赤，或谵妄、狂昏等症状。若患者发热且表现为以上诸症中二三者，便可诊断为里证发热。初入气分，热郁胸膈者，选用栀子豉汤；火热毒盛，充斥三焦，涉及上下内外者，选用黄连解毒汤；兼热迫血溢者，选用泻心汤，以泻代清；表邪入里，或表证误下，邪热内陷，心下硬满疼痛者，选用小陷胸汤；里证发热，热结肠腑，选用三承气汤；热在心营，或心热移于小肠者，选用导赤散；水热互结者，选用猪苓汤；暑湿较盛，正气未虚者，选用天水散。

3. 半表半里发热

半表半里发热者，多见弦脉。弦脉主半表半里，弦而浮大，偏于半表；弦而细小，偏于半里。兼有胸胁满，发热无定时等邪阻膜原诸症，或口苦咽干，目眩耳聋，或目赤，或喜呕心烦，或兼见表里证。此证以吴氏达原饮宣透膜原为主，吴又可认为此证为"表气不能通于内，里气不能达于外"所致；邪阻少阳者，选用小柴胡汤；疫邪于表未解，入里化热，处半在表半在里之证，选用柴葛解肌汤。

4. 时疫发热

时疫证纯表、纯里者少，表里夹杂证占多数，在选方用药上应先辨明疫邪所伤阴阳之轻重及病邪在表里病位之偏颇，再予以对症加减用药。表证多，加升散发表、辛香温燥之羌活；里证多，加苦寒通降之大黄；半表半里证多，加散邪透热、兼清里热之柴胡、葛根、淡豆豉；表里证均见，即疫毒自膜原表里分传，且膜原之邪未解，选用治疗疫邪弥漫表里之三消饮。

时疫愈后，复又发热，此为膜原尚有伏邪未解，复出于表而致发热，可依上法，辨其表里多寡，加减用药治之。里热多表热少者，可稍用解表药，如葛根、柴胡、淡豆豉等可散邪透热之药，不可用羌活类解表散寒之力较强的药物，避免助长热势，预后转危；无汗者，重用葛根，解肌退热，生津发汗，且能升发脾胃清阳之气，从而调和表里，祛除余邪。如柯琴言："葛根味甘气凉，能起阴气而生津液，滋筋脉而舒其牵引……葛根秉性轻清，赋体厚重，轻可去实，重可镇动，厚可固里，一物而三美备。"时疫愈后，感染风寒而发热，无汗无苔者，不在时疫发热之证治。

5. 邪退正虚发热

邪退正虚发热者，或素体虚损，或经汗、下、凉解太过，导致气血阴阳亏虚，脏腑阴阳功能失调而致发热。此时，患者正气极度虚弱，脏腑气血不足，功能减退，运化无力，从而出现"至虚之病，反见盛候"的真虚假实证。面对这样的证候，应仔细思考患者整体的阴阳、虚实。阴虚者，以六味地黄汤滋阴补肾，"壮水之主，以制阳光"；兼气虚者，合生脉散益气养阴，当大作汤液，昼夜多次饮入，从而固护津液。阳虚者，益气健脾，兼血虚者，合归脾汤、参胡三白散（处方：人参、白茯苓、白芍、白术、柴胡。主治伤寒过经不解，人弱脉虚，不可下者；汗下后，虚微少气、发热、口燥。加生姜、大枣，水煎服）、清燥汤（苍术一钱炒、白术五分炒、黄芪一钱五分、人参三分、茯苓三分、黄连一分炒、黄柏二分酒炒、甘草二分、陈皮五分、猪苓二分、泽泻五分、升麻三分、柴胡一分、五味子九粒、神曲二分炒、麦冬二分、当归二分酒洗、生地黄二分）健脾养血。如此，正足邪自退。

如遇虚证发热似实证者，舌苔亦难作为依据，此时可以患者的病史为依据进行辨证。若患者经汗、下等攻邪治疗后，发热更甚，须以补虚治疗；若攻邪法对病情有效，见热减身寒，此时仍有余邪，不能急于进补。如叶天士所言："恐炉烟虽熄，灰中有火也。"

由上，若发热证见于初期，多以表证为主，当宣散解表；若见于病程后期，多为余邪未净，伏于膜原，当清除里热，滋养肺胃。此为时疫发热证治之原则。以上辨治之法，不仅可辨发热，而当举一隅以三隅反，应用于更多的疾病辨证。

恶寒

【原文】时疫恶寒与风、寒、暑、湿诸证不同，诸证恶寒无时而势不甚，时疫恶寒有时而势甚；恶寒之后，必见发热，热时自热而不觉寒，寒时自寒而不觉热，非若诸证恶寒发热之相兼也。

时疫恶寒传里之后少，在表之时多，而辨气、色、神、脉、舌苔与发热同，但有浅、深、虚、实之异。邪浅而在表者，恶寒之时少于发热，治法方药同于发热，而以解表为主。邪在半表半里者，寒热往来如疟[1]状，治法方药亦同发热。邪深入里，失于攻下，而热深厥深，反欲拥被向火，恶寒而不发热，或热亦微，甚则四肢反厥[2]，此虽恶寒，实非寒也，乃阳气为邪所郁而不通，以通郁为主，达原饮、大柴胡汤、三承气汤选用，使里气通而郁阳发，反大热而烦渴也。此证在恶寒时最难辨其为热，须于九窍察之。如目大小眦赤，鼻孔干，唇红，舌苔黄黑燥，耳鸣或聋，小便黄、赤、涩、痛，大便燥结，或稀黄极臭，或鲜血，或心下至少腹有痛不可按处，此皆热深阳郁之象。大抵周身皆见冷证，一二处独见热证，反当以热证为主，反此亦然，乃辨寒、热、真、假之机要也。余所见时疫不下数千，里证恶寒者，百中一二，即四肢厥逆，爪甲青紫，询其所苦，亦不恶寒，此可得其概矣。

至若本系时疫热证，因其人平素虚损衰者，及大病之后，用攻伐寒凉太过，至汗出不止，呕利俱作，四肢微厥，六脉细濡而恶寒，为阳虚，乃攻伐太过所致，当以参、芪、苓、术为主。寸口脉微者，佐以升、柴；尺脉微者，佐以桂、附。须知虽属阳虚，却从热证来，而阴必亏，桂、附亦不可过用，当佐以护阴药为妙，如白芍、麦冬、五味之类。此证温补略缓，及温补不到，必死；或过用温补，阳虽回而阴竭，亦死，此处不可不斟酌至当。又有宣伐太过，而成虚证之恶寒；寒凉太早，而成实证之恶寒。以疫邪方伏于募原，未经传变之时，胸膈必多痰滞。有见其烦躁而遽用知、膏、苓、连者，有因其作渴而遽用生地、麦冬者，有病者自认火证而恣啖冷水、西瓜、梨、荸太早者，皆能抑郁阳气，壅闭邪热，热遏于中下二焦，冷物、停痰滞于上焦，每每见恶寒证。遇此惟以宣导痰滞为主，痰滞通则恶寒自止。不可过温，致下焦瘀热、蓄血、斑黄、呃逆而死；不可清凉，致胸腹痞闷而危。宜用草果、厚朴、槟榔、木香、半夏、苍术、莱菔、苓、泽导痰开滞逐水。痰滞水去，则恶寒止而热证见，随其传变以施凉解攻利之剂，乃有效也。此法特救药误，非治正病耳。

总之风寒以恶寒为重，时疫以恶寒为轻。多有初起恶寒，一二日不治，邪气传变，而恶寒自已者。与其误治，毋宁俟[3]之，若误认恶寒为真寒，用辛温之药发散，未有不增其病势者也。

【注释】

［1］疟：指以间歇性寒战、高热、出汗为特征的一种疾病。

［2］厥：指四肢热或寒冷，本节所论为寒厥。《素问·厥论》载："阳气衰于下则为寒厥，阴气衰于下则为热厥。"

［3］俟：等候，等待。

【提要】本节论述时疫恶寒的证治。

【精解】恶寒是指患者自觉怕冷，多加衣被或近火取暖仍不能缓解的一种症状。基于寒、热的关系，时疫恶寒可按浅、深、虚、实分而论之，具体表现分为恶寒而后发热、寒热往来（此证将于下节予以详细论述）、真热假寒、误治后阳虚恶寒。

1. 恶寒而后发热

时疫恶寒较一般六淫邪气所致恶寒更重，多出现于表证阶段，恶寒之后，必见发热，一旦疫邪入里则但热不寒。

2. 真热假寒

疫病中最难辨识的是真热假寒证，若疫毒过盛，深伏于里，阳气被邪热郁闭于内而不能布达于外，则恶寒而不发热，或热势不高，甚至出现手足逆冷。厥冷的程度可随邪热加剧而加重，即热深厥亦深。如尤在泾《伤寒贯珠集》所言："阳陷于中，而阴见于外也。是以热深者厥亦深，热微者厥亦微，随热之浅深，而为厥之微甚也。"透过假寒之表象，辨别真热之本质最为要紧。若恶寒者，九窍见热象，或心下脘腹胀满拒按，甚至虽四肢厥冷，但胸腹灼热，不欲近衣被，但见一二症状者，即可辨病性以热为主。

时疫恶寒之真热假寒治以通郁为主。若湿热内阻，湿大于热，呃逆胀满者，以达原饮疏利透达。若内结肠腑，腹满拒按者，三承气汤择而用之。吴鞠通于《温病条辨》中论述："阳明温病，面目俱赤，肢厥，甚则通体皆厥，不瘛疭，但神昏，不大便七八日以外，小便赤，脉沉伏，或并脉亦厥，胸腹满坚，甚则拒按，喜凉饮者，大承气汤主之。"吴鞠通自注，此须细辨其为火极似水、热极而厥之证，方可用之。若少阳阳明合病，潮热者，大柴胡汤解而下之。

3. 时疫失治误治后阳虚恶寒

更有本为时疫热证，但因失治误治而成恶寒者。若患者平素虚损又过用寒凉、攻下、发汗，克伐阳气，损伤脾胃，导致汗出不止、呕吐下利、四肢微厥、脉濡细而恶寒，即为阳虚恶寒。阳气对维护人体的生命活动具有重要的作用，《证治汇补·恶寒章》载："阳气能温分肉而充皮毛，肥腠理而司阖辟。"脾胃为后天之本，气血生化之源，脾胃健运则气血旺盛，正气充足，能祛邪外出。故阳虚恶寒者，治以益气健脾、升阳固表为主，可选用人参、黄芪、茯苓、白术等。人参甘温，补益脾胃；白术、茯苓配伍，前者补中健脾，守而不走，后者渗湿助运，走而不守；黄芪补中益气，升阳举陷，补肺实卫，固表止汗，且配伍健脾益气之人参、白术，可助黄芪补气升阳。

若出现寸口脉微，则阳气虚衰，张仲景于《伤寒论》中言："假令寸口脉微，名曰阳不足，阴气上入阳中，则洒淅恶寒也。"此时应佐升麻、柴胡以升提中气。《内外伤辨惑论》中提及胃中清气在下时可加升麻、柴胡以引之，还可引黄芪、人参等甘温之气味上升。若是尺脉微者，则为肾阳不足，命门火衰之证，此时可佐肉桂、附子温壮元阳，补命门火。

疫热必损阴津，故而不可过用桂附类辛、甘、大热药，而是应配伍养阴收涩药，如敛阴止汗之白芍、滋阴益胃之麦冬、酸涩收敛之五味子等。如此阴阳双补，使补中有敛，滋而不腻，温而不燥，避免温补太过或不及导致的危候。

时疫热证过量用寒凉易成恶寒虚证，过早用寒凉易成恶寒实证。疫邪阻于膜原，未见表里分传时，多有秽浊痰瘀阻滞于胸膈。有见烦躁者，多由痰阻气滞，痰火内扰所致，而误用知母、石膏、黄芩、黄连等大寒清热解毒之品；有见口渴者，多因痰阻胸膈，津液输布障碍，阳气不能气化津液上承于口所致，而误用生地黄、麦冬等甘寒滋阴清热之品；或患者自认为火热之证，过早饮冷水，食凉性瓜果。由于痰阻胸膈，上述三类情况均可导致所用寒凉之品停滞上焦，难达中下二焦，而阳气郁闭于中下二焦，不能温运气血而成恶寒证。治疗此类恶寒不可过用温药，否则会导致痰热互结于下焦；亦不可过用苦寒泻下之品，否则会使脾胃受损，气机升降失常，清浊相干于胃，形成中焦痞满。临证当治以理气化痰，选用草果、厚朴、槟榔、木香、半夏、苍术、莱菔子、茯苓、泽泻等药物。槟榔、草果、厚朴三味药气味俱辛烈，配伍使用能辛散、燥湿、化浊，且三药可直达膜原，逐湿、热、浊之温疫毒邪外出；木香行气调中，通理三焦，善行脾胃之气滞；半夏燥湿化痰；茯苓渗湿健脾，使痰无从生化，助半夏化痰；苍术燥湿健脾，与茯苓、泽泻等利水渗湿药相配伍可逐水化湿；莱菔子降气化痰。诸药合用，痰消气行则恶寒消失。

热证误治，病情贻误严重者，或可骤然出现冷汗淋漓、四肢厥冷、面色苍白、脉微欲绝等表现。此为亡阳证，当急救，可选用四逆汤益气固脱，回阳救逆，或用生脉注射液、参附注射液静脉注射。上述时疫热证失治误治后，补救治疗之法，皆非时疫正治法。

总之，若不能分辨恶寒之象下的寒热本质，宁可等待疫邪传变出现典型症状后再予以治疗，也不可误用辛温发散而导致病势转于危重。

【医案举隅】

发热并恶寒病案

董某，男，38岁，2010年8月12日就诊。

［病史］患者感冒3～4天，持续高热，曾用抗生素及大剂寒凉药物，症状未缓解，病反日深。症见高热不退，神昏谵语，头微汗出，遍体无汗，四肢厥逆，胸烦膈热，小便短赤，大便4天未行，舌红苔黄，脉沉数有力。

［诊断］火郁三焦证。

［治法］升清降浊，宣畅气机。

［方药］方选升降散加减。蝉蜕10克，僵蚕10克，姜黄10克，大黄3克，

连翘10克，郁金10克。

2剂，患者遍体小汗、热退身凉、神清，告愈。

王涣群，张晓云. 感染性发热初起不可过用寒凉［J］. 现代中医药，2013，33（02）：10+13.

按语： 此患者外感后出现高热，予抗生素及大剂寒凉药物治疗，病情未得到缓解，反而加重，出现高热神昏、四肢厥逆、胸烦膈热之热厥真热假寒证。本病为温热疫邪充斥三焦，治当升清降浊、透泄里热。若一味过用苦寒之药，易凝滞气机，使邪无出路，阳气被遏，邪气内闭。苦寒越重，则热邪愈深伏，手足厥冷的程度也愈严重，愈清愈郁，热深厥亦深，成真热假寒证。如刘完素言："郁，怫郁也，结滞壅塞而气不通畅。所谓热甚则腠理闭密而郁结也。如火炼物，热极相合而不能相离，故热郁则闭塞而不通畅也。"故根据"火郁发之"的理论治疗本病，选用升降散加减治疗。方中"以僵蚕为君，蝉蜕为臣，姜黄为佐，大黄为使，米酒为引，蜂蜜为导，六法俱备，而方乃成"。僵蚕升阳中之阳，清热解郁；蝉蜕清虚，祛风涤热；姜黄行气散结，与大黄合用降阴中之浊阴。四药共奏开郁散结、宣通气滞之效，使上下内外通和，不用寒凉而热自退。此患者高热神昏谵语，故另配伍连翘、郁金以清心开窍。表邪未解时不可过用寒凉，以免郁闭气机助长内热。本案提示，临床见邪热入里时，也应注重透达疏泄，不能一味苦寒直折，否则会有郁热于内的风险。

寒热往来

【原文】寒热往来与发热恶寒异：发热恶寒，一时兼至；寒热往来，寒已方热，热已方寒。亦与疟不同：疟发有时，寒热长短有定；此则寒热无时，长短无定。虽不同于疟，而邪俱在少阳半表半里之间。

在传变之初，是由轻入重，始则寒热往来，继则热多寒少，再则但热不寒，至昼夜壮热、谵妄、烦渴毕现。在传变之后，是由重出轻，昼夜壮热，渐减而为发热，有时而止，又减而为寒热往来，又减而为战汗，至脉静身凉而愈。

夫疫邪自里出表者轻，自表入里者重。初起寒热往来，是自表入里，犯及少阳，里气与邪相争拒，继则邪深入里，表里并而为热，昼夜壮热而势日重。既传变之后，而寒热往来，是邪气向衰，正气来复，自里出表，经过少阳。前之昼夜壮热，邪气秉纲者，至此正气渐和而寒热有时矣。前之邪阳独盛，亢极[1]无阴作纯热者，至此则阴气来复而寒热相争矣。前之邪并表里而热渴日加者，至此则里气逐出表邪而作战汗矣。治法于未传变之先，欲由表入里时，但透达其邪，使易传化为主，达原饮是也。于传变之后，欲自里出表时，以和解为主，小柴胡汤是也。于屡经汗下之余，脉或虚微、濡弱、结代，心或悸动，神或委倦，形或羸弱过甚，当养阴益气，助正却邪为主，参胡三白汤、炙甘草汤、清燥养荣汤、补中益气汤是也（濡同软）。

【注释】

[1] 亢极：过度亢盛。

【提要】 本节论述时疫寒热往来的证治。

【精解】 时疫寒热往来是恶寒与发热交替发作，发无定时，发作时间长短无特定规律的病证，是正邪相争，互为进退的病理反映，为邪在半表半里证的特征。

在疫病传变之初，开始时可见寒热往来症状，随疫邪深入机体，转为热多寒少，疫邪入里成里热证后，则表现为壮热，但热不寒，出现昼夜壮热、谵妄、烦渴等症状，是邪气由表入里，病情由轻到重的表现。若疫病传变之后，正气恢复，祛邪外出，病情由重减轻，昼夜壮热逐渐减轻，有时可见热退，继而又见寒热往来，如邪正相争相持，则可出现战汗，为正气奋起鼓邪外出，邪随汗出见脉静身凉，疾病向愈。这是一个邪气渐从深处透发直至消散的过程。邪气束表往往闭塞腠理而产生恶寒，邪气在里往往能引发正邪交争而产生发热。

邪自表入里者为逆传，自里出表者为顺传，即邪有出路。邪气的表里出入，是正邪相争的结果。阴津充足与否是邪气能否向外透发的重要影响因素之一，如单纯热盛证得阴气来复，可转变为寒热往来，是邪气经少阳之路自里外出的表现。若热邪留恋气分日久，表里俱热、烦渴，且不断加重，也需补益津液，助战汗以驱邪。

在疾病传变初期，邪气由表入里的阶段出现寒热往来，是邪气至半表半里，应以透发邪气将其外引为主要治法，选方达原饮，以透达膜原，逐半表半里之邪气。在疾病传变后期，邪气自里出表的阶段出现寒热往来，是邪气外行，其势渐弱，正邪交搏，应调节寒热，缓和调平，以和解为主要治法，选方小柴胡汤，以和解少阳，疏利肝胆，扶正祛邪，使邪去正安。如仲景《伤寒论》中言："与小柴胡汤，上焦得通，津液得下，胃气因和，身濈然汗出而解。"

若在疾病发展期间过用汗法，出现脉虚微、濡弱、结代，心悸动、神疲萎倦、形体羸弱者，多为阴津受损，正气大伤而邪气未尽除，应以养阴益气、扶正祛邪为主要治法，选方参胡三白汤、炙甘草汤、清燥养荣汤、补中益气汤。此四者均可在不同程度上治疗少阳之阴枯正虚之候。

【医案举隅】

寒热往来案

程某，女，26岁，2015年4月11日就诊。

［病史］患者陈诉冬季受风感寒，初起稍有恶风，其他症状不明显。第二年春季起病，寒热往来，交替出现，热多于寒。近3天以来热势渐增，午后高热，体温达39.2℃，热势随汗出而减少。诊见面色萎黄，形体瘦弱，消谷善饥，心烦不宁，躁动不安，口渴喜冷饮，胸闷气喘，口苦咽干，大便秘结，小便短赤，舌红苔黄燥，脉弦数。

［诊断］春温病，热在少阳阳明证。

［治法］和解少阳，兼清里热。

［方药］小柴胡汤化裁。生石膏30克，知母10克，黄芩10克，柴胡10克，青蒿10克，藿香5克，佩兰5克，党参10克，大枣10克，甘草3克。7剂，水煎服。

二诊：热退已消，亦无口渴，饮食正常，夜间盗汗，精神疲倦，舌红苔黄腻，脉弦细。

［治法］健脾化湿开胃。

［方药］白术10克，茯苓10克，陈皮5克，浮小麦20克，酸枣仁10克，远志10克，甘草3克。7剂，水煎服。

三诊：患者诸症好转，体温稳定在37.5℃左右，寒热渐消，傍晚时偶有口渴烦躁，二便正常，舌淡苔薄白，脉细数。

［方药］以原方加地骨皮10克，沙参10克，麦冬10克，天花粉5克。

嘱其注意饮食着衣。

华铮，王忠山，戴建国.小柴胡汤临床应用体会［C］//国际数字医学会，Digital Chinese Medicine.国际数字医学会数字中医药分会成立大会暨首届数字中医药学术交流会论文集.湖南中医药大学期刊杂志社，2016：576-577.

按语： 此患者冬季感受寒邪，并未立即发病，邪气内伏体内，郁久化热，至春季阳气升发之时，发为春温。症见寒热往来，交替出现，热多于寒。近3天病情加重，热势增加，热势可随汗出而减。临床还可见热郁胆腑，少阳经气不畅诸症状。如叶天士于《三时伏气外感篇》言："冬寒内伏，藏于少阴，入春发于少阳。"故治以和解少阳，兼清里热。以小柴胡汤疏利肝胆，和解少阳。

此患者烦而不呕，故去半夏；重用石膏与知母相配伍，清热生津，除烦止渴；以青蒿清透阴分伏热；郁久化热之伏邪多成湿热内蕴，故加藿香、佩兰化湿解暑，防暑热侵袭。二诊主诉为夜间盗汗、精神疲倦，治以宁心安神，敛汗生津。三诊诸症好转，体温平稳，偶有口渴烦躁，以地骨皮、沙参、麦冬、天花粉滋阴清热，生津止渴。

头痛

【原文】时疫头痛与风寒不同：风寒是寒束于上部，中、下无邪上逆，头虽甚痛而不昏闷；时疫是热蒸于上部，中焦邪犯上焦，头不甚痛而皆闷，所谓卓然[1]而痛者是也。验得气、色、神、脉、舌苔为时疫头痛，而又有表里之分。初起头痛，脑后、颠顶、目珠略甚，舌苔白而发热者，太阳头痛也，羌活、川芎为主，豆豉、酒芩、知母、生地为辅。额颅胀痛，目痛，鼻孔干，舌苔白而微黄，烦热而渴者，阳明头痛也，葛根为主，豆豉、石膏为辅。两额角痛，眉棱骨痛，寒热往来，口苦咽干，舌苔中黄边白，或中段黄，尖上白，少阳头痛也，柴胡、荆芥、川芎为主，酒芩、石膏为辅。头痛而三阳证悉具者，吴氏三消饮为主。时疫头痛，专见一经证者少，杂见二三经证者多，此方尤为多效，头痛甚者，加豆豉、芎、防清其头目。头痛，舌苔黄，心下满，蒸蒸发热[2]者，阳明里证也，三黄石膏汤、小承气汤、大柴胡汤、防风通圣散选用。舌苔黄，或半截或旁边有一块白，胸满而呕，头痛兼眩者，痰厥头痛也，前胡为主，半夏、莱菔子、枳、桔、山楂、麦芽为辅，兼烦热者，加大黄、枳实。汗、下、清解后，头痛心悸，四物汤去川芎，加丹皮、知母、黄柏，或归脾汤、逍遥散并加生地、枣仁。凡头痛见证混杂，难分表里者，总以舌苔辨之。

【注释】

[1]卓然：常见有两种含义。①显著的，突出的，不平常的。②突然的。头卓然而痛，可与《伤寒论》第110条"大便已，头卓然而痛，其人足心必热，谷气下流故也"互参。刘渡舟在《伤寒论诠解》中认为"卓然，不平常也，指头痛非同一般"，而《胡希恕讲伤寒杂病论》中认为"卓然，突然也，也指很明显"。此处卓然的含义两者均可。

[2]蒸蒸发热：形容发热如热气蒸腾，从内达外。

【提要】本节论述时疫头痛的证治。

【精解】

1. 时疫头痛的临床特征

头痛为时疫常见的主要症状之一，特征为头不甚痛而皆闷，而且头部不适是突出的临床表现。

2. 时疫头痛与风寒头痛的区别

风寒头痛多因寒邪袭于头部所致，邪气阻遏气机，致经气不利，血脉凝滞，不通则痛，非中、下焦邪气上扰清窍所致，故风寒头痛虽头痛剧烈但无胀闷昏蒙之感；时疫头痛由湿热上扰，困扰清阳所致，表现为突发头痛，痛势不剧但有重闷之感。

3. 头痛辨治依据——辨经络、辨表里

太阳头痛者，以脑后、颠顶、目珠为重，或常痛下连于项，并见发热、舌苔白等象。治疗可以太阳经引经药为主，如羌活、川芎、蔓荆子，并辅以豆豉疏散表邪，知母清热泻火、生津润燥，酒黄芩清上焦湿热。《医学正传》云："凡去上焦湿热，须酒洗黄芩，以泻肺火。"《汤液本草》中论述酒制作用："病在头面及手梢、皮肤者，须用酒炒之，借酒力以上腾也。"此外，热入营血分者，可加生地黄清热凉血。

阳明头痛者，以前额部、眉棱等处为主，常见舌苔黄、心下满闷、蒸蒸发热。此为表证未解，病邪入里化热，里热炽盛，热气蒸腾，自内外达所致，多为胃中燥实证。治以阳明经引经药为主，如葛根、白芷，并辅以豆豉解表，石膏清泻肺胃二经气分实热。可选用的方剂有：①三黄石膏汤，清里解表，使表里之热、上中下三焦之热俱清。②小承气汤，泻热去实。③大柴胡汤，和解少阳，通下里实。④防风通圣散，表里双解，疏风清热，如朱良春《汤头歌诀详解》中载："本方具有上下分消、表里交治的作用。同时于散泻之中，寓以补养之意，这样便可达到发汗不伤表、攻下不伤里了。"

少阳头痛者，以头之两侧额角、眉棱骨等处为重，或常痛连耳部，并见寒热往来、口苦咽干、舌苔中黄边白，或中段黄尖部白。治以少阳经引经药为主，如柴胡、黄芩，并辅以荆芥解表散风，川芎活血行气、祛风止痛，酒黄芩、石膏清热泻火。

时疫头痛者，单一经证的情况较为少见，多为二三经证兼见。三阳合病者，选用吴氏三消饮进行治疗。方内羌活、葛根、柴胡分别为三阳经引经药，又兼有清热燥湿之药物，实为时疫头痛之全方。头痛较重者，可加豆豉、川芎、防风解表祛风止痛。

痰厥头痛者，常见舌苔黄，或有白苔，兼有胸腹胀满、呕吐、头眩。此为痰浊积滞，上攻头目所致。如《金匮翼》载："痰厥头痛者，病从脾而至胃也。夫脾主为胃行其津液者也，脾病则胃中津液不得宣行，积而为痰，随阳明之经上攻头脑而作痛也。"治当以健脾化痰为主。以前胡降气化痰；半夏燥湿化痰，降逆止呕，与前胡配伍温化寒痰；莱菔子行气消胀；枳壳理气宽中，行滞消胀；桔梗宣肺祛痰，载药上行以达病所；山楂健胃化积，行气止痛；麦芽健脾行气。若兼有烦热者，可加大黄、枳实泻实通腑，行气宽中。

若用汗、下、清法后，患者气血亏虚，脏腑组织失养，血不养窍而见头痛、头眩、心悸，当益气补血、健脾养心。以四物汤补血和营，去川芎，加牡丹皮、知母、黄柏防血虚有热；或以归脾汤、逍遥散健脾养血，气血双调，更加生地黄、枣仁益气补肾养血。

以上为时疫头痛各类证治，若遇临床症状混杂难以辨证之时，当以舌苔为主要参考依据予以辨治。

总的来说，川芎为头痛常用，以其秉性升散，《本草汇言》中论川芎可"上行头目"，为治头痛之要药。又因手足三阳经均上循头面，厥阴经与督脉会于颠顶，故治疗头痛还当辨头痛部位与所属经络，并选用引经药进行治疗。引经药善行善走，少有滋腻者，如常用肉桂引火归元，桔梗作"舟楫之剂"以载药上行。且头痛治疗中应酌情配伍风药，以风药轻扬，易达病所，如《医宗必读·头痛》中言："高颠之上，惟风可到。"

头眩

【原文】时疫头眩有三。其一风热头眩，乃时疫本病。寸口脉多浮而发热，荆、防、芎、薄、天麻为主，黄芩为辅，烦渴加石膏。其一痰[1]水头眩，乃时疫兼证。脉沉而弦滑，兼呕，胸胁满，悸动，前胡为主，半夏、茯苓、枳、桔、胆星、莱菔、苏子为辅。然必视时疫大势属表属里，于应用本方中加此数味可也。其一虚证头眩，乃时疫变证，多见于汗、下、清解后，或素有怯证者。如上虚，寸口脉不及关、尺，多汗，少气不足以息，心悸，参、芪为主。中虚，关脉不及寸、尺，多从呕利太过而来，不思食，苓、术为主。下虚，尺脉不及寸、关，腰膝萎厥，二便清滑，六味地黄为主。三虚皆可加天麻，或虚证已见，仍夹有邪疫燥热，则不妨兼用清热之品；或补后脉气稍实，再为清解亦可。

大抵时疫头眩多属热，少属虚，治须斟酌。若伤寒亡阳头眩，又当遵仲景法治之。

【注释】

[1]痰：一作"蓄"。

【提要】本节论述时疫头眩的证治。

【精解】时疫头眩分为三证：本证为风热头眩，兼证为痰水头眩，变证为虚证头眩。

1. 风热头眩

风热头眩者，多为风热之邪中于阳络，上扰清窍所致，可见寸口脉浮，常与发热并见。此证治以疏风清热为主，药用荆芥、防风、川芎、薄荷、天麻、黄芩等。荆芥与防风配伍具有较强的祛风解表之功效；川芎上行头目，祛风行血止痛；薄荷疏散上焦风热，清利头目，与川芎配伍可解风热上攻之头痛眩晕；天麻平肝熄风定眩晕；黄芩清气分实热。若兼烦渴者，为表邪渐从阳明燥气而化所致，故加石膏生津止渴，内清阳明之热，外退肌肤之热。

2. 痰水头眩

痰水头眩者，多为痰浊中阻，上蒙清窍，脾阳不升，浊阴不降所致，可见脉沉弦滑，常兼有胸胁满闷、恶心呕吐、心悸等表现。此证治以健脾燥湿、熄风化痰为主，大抵与痰厥头痛治法相同，但眩晕证治应加重祛湿化痰之力。故用茯苓利水渗湿健脾，使湿无所聚，痰无由生，与半夏配伍和胃止呕，引水下行；胆南星通行经络，祛风化痰；紫苏子降气化痰，为"消痰顺气之良剂"。此外，还应辨时疫病位在表在里，加减配伍解表清里之药。

3. 虚证头眩

虚证头眩者，多为汗、下、清法太过，以致耗气伤阴，或素体虚弱，气血阴亏所致。上焦虚证，寸口脉弱，心肺不足，故呼吸短促、上气微喘；气虚无以固表，故多汗；气虚推动无力，营血不能上荣头目，故头眩。治当益气升阳，以人参、黄芪为主。中焦虚证，关脉弱，多因攻邪呕吐下利太过，致气机升降失常，清阳不升，浊阴不降而头眩，并伴不欲饮食。治当健脾燥湿行气。药用茯苓与白术配伍，振中焦阳气，燥湿利水，尤以白术为"脾脏补气健脾第一要药"。下焦虚证，尺脉弱，多由肝肾亏虚，髓海不足，难以充养头目而眩晕，伴腰膝酸软、二便清稀。治当滋阴补肾，以六味地黄丸加减治疗。上述三焦虚证皆可加天麻平肝熄风止眩晕。兼有燥热实证者，可兼加清热之药，或待正气稍足，再予以清热之品，避免愈加伤正。

时疫头眩以风热头眩为主，虚证较少，须谨慎辨治。若是伤寒亡阳证头眩，应当遵照伤寒论治法，治以回阳化气，可选用真武汤、苓桂术甘汤等加减治疗。

头胀

【原文】时疫头胀者，乃胃热上蒸也，下之则愈。兼表者，防风通圣散、大柴胡汤、吴氏三消饮；无表证者，三承气选用。病后虚胀，与头眩参看。

【提要】本节论述时疫头胀的证治。

【精解】头胀指头部胀闷不舒，甚至头胀如裂的症状。时疫头胀，多由于疫毒炽盛于阳明胃腑，亦可见于病后虚证。胃中浊热上蒸于头面部而致头胀，治以清胃解毒，常以攻下法进行治疗，如承气辈。兼有表证者当表里同治，可选用防风通圣散温清并用，表里双解；少阳不解，阳明热结者，选用大柴胡汤和解少阳，破邪热结，也可用吴氏三消饮"消内、消外、消不内外"。临床不可滥用攻下之法。下之过早易导致正气进一步受损，表邪内陷，胃热加重而见危候。

【医案举隅】

头痛头胀案

辛某，男，27 岁，2013 年 7 月 30 日初诊。

[病史]患者头痛、发热、鼻塞、咽痛已 3 天，曾在某医院急诊科以"上呼吸道感染"治疗 2 天，但头痛、发热等症仍未见改善。患者现整个头部胀痛欲裂，伴有肌肤发热、时汗出而微微恶风、后颈部僵胀不适、面红目赤、鼻塞黄涕、咽痛、口渴、大便干、小便黄，舌质红，苔黄厚而腻，脉浮数。查体：双侧扁桃体红肿，腹胀而软。查血常规：白细胞 1.2×10^9/L。体温 38.5℃。

[诊断]风热束表，三阳痹阻，表里俱热。

[治法]祛风清热，表里双解。

[方药]柴胡、葛根、黄芩各 15 克，羌活、连翘、山栀子、白僵蚕、桔梗、白芷、菊花、辛夷各 10 克，石膏（另包先煎）30 克，甘草 6 克。3 剂。每天 1 剂，水煎，分 3 次口服。

患者服完 1 剂后，即汗出热减，头痛缓解。3 剂服完而诸症痊愈。

袁长津.祛风散邪辨治外感头痛[N].中国中医药报，2013-08-26（5）.

按语：此患者感受风热病邪，致整个头部胀痛欲裂，为三阳证俱病之表现。此外，患者有面红目赤、鼻塞黄涕、咽痛、口渴、大便干、小便黄等里热证表现，及发热、恶风、颈项不适、脉浮等表热未解的表现。故治以祛风清热、表里双解，以治疗风热头痛的基本方加减而成。方中选用三阳经引经药，疏解三阳经风热，且解表散寒；又以石膏、菊花、连翘、栀子清热解毒，疏散风热；白僵蚕祛风解痉；桔梗载药上行；辛夷宣通鼻窍。诸药合用，表里同治，共祛病邪。

头重

【原文】时疫头重者，湿热上壅也，于清凉解表药中加苍术或利水药。病后虚重亦与头眩参看。又有表里无病[1]，病在头中者，其目必黄，当遵仲景法，用瓜蒂散搐鼻[2]，出黄水即愈。

【注释】

［1］表里无病：指外无发热、恶寒、头痛等表证，内无潮热、谵语等里证。

［2］搐鼻：用少许药物细末吹入鼻内以达开窍目的的外治法。

【提要】本节论述时疫头重的证治。

【精解】时疫头重多由湿热上蒙头窍，困遏清阳所致，常表现为头重如裹，治以清热解表、祛风胜湿，用辛凉解表药加苦温燥烈之苍术燥湿健脾，或加利水药，如茯苓、生白术等健脾渗湿。

头胀亦可见于病后虚证。若表里无病，仅头重、目黄之症状者，多为湿热内阻，上蒸于头目而致。可选用祛湿、除热、退黄之瓜蒂散，以搐鼻法纳药入鼻中，鼻乃清气出入之道，鼻腔吸收药物，可循经入络直达病所。其中瓜蒂苦寒，清热涤痰；赤小豆味酸性平，解毒排脓，利水消肿。君臣相伍，使湿毒之邪从鼻腔而出，流出黄水而病愈。

【医案举隅】

头眩头重病案

冯某，女，32岁，2016年4月16日初诊。

［病史］下雨天头重头晕3年余。患者住处较潮湿，近3年来每逢下雨天便感头重如有物包裹，时有头晕，晴天则减，伴身体沉重，四肢酸楚，夫妻房事后腰背酸痛明显，白带量多色黄且有臭秽，经期尚准，经量可，无痛经，舌红苔薄黄腻，脉细。

［诊断］风湿上蒙清窍，肾气亏虚兼夹下焦湿热。

［治法］祛风利窍，清热除湿。

［方药］羌活胜湿汤合四妙丸加味。羌活6克，生甘草6克，独活6克，

蔓荆子6克，藁本9克，川芎9克，党参12克，柴胡9克，炒黄芩9克，制半夏6克，炒黄柏9克，生薏苡仁20克，苍术10克，茯苓12克，怀牛膝10克，桑寄生15克。7剂，每日1剂，水煎，分早晚2次温服。

二诊（5月7日）：月经准期已净，头重头晕好转，房事后腰背酸痛显减。

[方药]再以前方加淮山药20克，7剂。

二诊（10月9日）：因咳嗽来诊，头重头晕显减。

[方药]后在当地以原方继服2周，诸症皆愈未发。

江松平. 陈意辨治头重验案5则［J］. 江苏中医药，2020，52（07）：51-52.

按语：此患者雨天头重头晕，为外感风寒湿邪，蒙蔽清窍所致；身体沉重，四肢酸楚，房事后腰背酸痛明显，白带量多色黄且有臭秽，为肾气亏虚，湿热下注所致。治以祛风利窍、清热除湿为主。以羌活胜湿汤（出自《脾胃论》，组成：羌活、独活各一钱，藁本、防风、炙甘草各五分，蔓荆子三分，川芎二分）祛风胜湿，用治风湿在表证，以四妙丸（组成：黄柏、苍术、牛膝、薏苡仁）清热利湿，另加柴胡疏肝散热，黄芩清中上焦湿热，桑寄生、党参、茯苓补益肝肾，益气健脾。药后，诸症好转，房事后腰背酸痛显减，但仍有不适，又加怀山药，《本草纲目》载其可："益肾气，健脾胃。"

目胀

【原文】时疫目珠胀者，阳明经病也。兼表证，葛根葱白汤加石膏。若胸满，舌有黄苔，宿食也。盖[1]食壅阳明，其脉不下行而上逆，故目珠胀。宜平胃散加山楂、麦芽、枳壳，消导之则愈。至屡经清解，而目珠胀痛不愈者，当消息其肝脏，以养阴滋血和肝之法治之。如再不愈，则当进而滋肾，乃乙癸同源[2]之治也。

【注释】

[1]盖：承接上文，表示原因。

[2]乙癸同源：多指肝肾同源。

【提要】本节论述时疫目胀的证治。

【精解】时疫目胀多由阳明邪热上蒸所致。兼有表证者，治以葛根葱白汤解表散寒、滋阴清热，加石膏清阳明实热，除烦生津，清中有透；兼有胸腹满闷、苔黄，多为饮食积滞，致内生湿热，阻滞经气，浊气壅于上而不降，治以平胃散燥湿健脾、行气和胃，另加消食理气药，如山楂、麦芽、枳壳等消食导滞，理气除胀。若屡次清解而目珠胀痛不解，则或为木火克犯胃土，或为疫热伤阴，肝开窍于目，肝阴不足则目中之邪热无以制约，故治以滋阴清热、养血和肝，如一贯煎合四物汤等。如仍不解，考虑肝阴上游肾阴失充，如《张氏医通·诸血门》中说："精不泄，归精于肝而化清血。"以滋水涵木法治之，如知柏地黄丸，加减复脉汤等。《圣济总录》中言："肾藏精，肝藏血，人之精血充和，则肾肝气实，上荣耳目。"

【医案举隅】

一、头晕目胀案

张某，女，54岁，1994年8月26日初诊。

［病史］患者因家事烦扰，头晕、双目胀痛2天。诊时头晕目胀，耳内鸣响，颜面潮红，性情急躁，2日未排便，舌红苔黄燥，脉弦。

［诊断］肝阳上亢之眩晕。

［治法］平肝潜阳，养阴清热。

［方药］天麻钩藤饮加味。天麻、夏枯草、炒山栀、赤白芍、牡丹皮各9克，当归、枳实、钩藤各12克，决明子、菊花各10克，桃仁15克。5剂，水煎服，1天1剂。

2剂后大便即通，头晕随之减轻。5剂服完，头晕大减，但心情仍不畅快。上方去夏枯草、菊花，加郁金12克、川楝子6克疏肝解郁。再投5剂，药尽告愈。

李必旭，贾曦. 辨证治疗眩晕体会［J］. 新疆中医药，2003（03）：66-68.

按语：《素问·至真要大论》载："诸风掉眩，皆属于肝。"此患者因家事烦扰，肝失条达，气滞化火而伤阴，气火循经上袭头面，故见头晕、目胀、耳鸣、面红；火热内扰，故见急躁易怒；燥热伤阴，故见便秘。舌红苔黄燥、脉弦皆属于肝火炽盛之表现。治以平肝潜阳、养阴清热。方中天麻、钩藤饮清热平肝，补益肝肾；夏枯草、菊花清肝泻火明目；赤白芍清肝泻火，平抑肝阳；牡丹皮清热凉血；枳实降气通便；当归、桃仁活血化瘀。用药后诸症均减，但仍心情抑郁，去夏枯草、菊花，加郁金、川楝子疏肝解郁，诸症尽消。

二、外感目胀案

彭某，男，72岁，2009年8月4日就诊。

［病史］患者发热、头痛、咽痛2天。患者前天因气候炎热吹电扇过久，午睡醒来即觉头痛、目胀、恶风、发热、鼻塞、咽部干燥疼痛，并有咳嗽、吐少量黄痰，口干饮水不多，有微汗出。自购感冒药效不著，特来求诊。起病后

食欲下降，夜眠欠安，体温 37.9℃，血压 146/88mmHg。舌边尖红，舌苔薄淡黄，脉浮数。

[诊断] 急性扁桃体炎。

[治法] 疏风解表，清热解毒。

[方药] 白术 12 克，紫草、生地黄、枳实、金银花各 15 克，柑子皮、前胡、黄芩、青翘、茯苓、皂角刺、川芎、白芷、独活、甘草各 10 克。3 剂，水煎服。

二诊（2009 年 8 月 8 日）：患者 3 剂药服完，诸证爽然如失。唯咽部时有作痒。查扁桃体尚有稍许肿大，充血轻度。

[方药] 给予搜山虎、黄花犁头草、黄梦、金银花、青翘、打不死、党参各 10 克。2 剂，煎服法同上。

田华咏，周青松，马伯元. 名老土家医周大成医案 [M]. 北京：中医古籍出版社，2011：6.

按语：本例系外感风热之邪，邪郁肌肤，卫表失和，故见身热、恶风、汗出不畅。风热上犯则见头痛，面红、目胀，咽喉红肿疼痛。风热犯肺，则有咳嗽，热灼津伤而有口渴。苔薄黄，脉浮数，皆为风热袭表之象。方中紫草、双花、黄芩、青翘、皂角刺等，能疏风清热解表；生地黄清热凉血；白术、茯苓健脾渗湿；柑子皮、枳实能理气、止咳化痰；川芎清肺热、止咳化痰；川芎、白芷、大活等祛风、解表而治头痛；甘草缓急兼以调和诸药。诸药同施，共收疏风解表、清热解毒之功。

项强酸

【原文】时疫初起，项强酸兼发热，乃邪越于太阳经也，羌活为主。狂躁正盛而项强者，热壅其经脉也，石膏、黄芩为主。屡经汗、下，发热已退而复项强者，血燥而筋无养也，四物、六味为主。外此若伤寒发痉之项强，亡阳漏风[1]之项强，则又有仲景之法在。

【注释】

[1] 漏风：又名酒风，因饮酒后感受风邪所致。

【提要】本节论述时疫项强酸的证治。

【精解】时疫项强酸痛病因有表证邪郁太阳经，或里证热壅经脉，或阴血不养筋脉等。治表证以太阳经引经药羌活为主，引药力入太阳经，上行发散，祛风散寒止痛；狂躁项强，为邪热入里，热壅经脉，复伤津液所致，以石膏、黄芩清泄里热，黄芩还可泻上焦之火力；若经汗、下等攻邪之法后，热退而又见项强者，多因过汗、过下致津液亏乏枯竭，血燥津亏，筋失濡养，虚风内动而颈项强酸，治以滋阴养血息风，可用四物汤补血和营，或六味地黄丸滋养阴液。

除上述情况外，外感伤寒，风寒邪气阻滞经脉，营卫失和，津液不能正常输布也可致项强，或亡阳漏风，恶风多汗，津液不能濡润筋脉而致项强，治以疏散风邪，解肌生津。

背痛酸

【原文】时疫初起，背痛兼发热者，邪浮于太阳也，羌活为主。背痛而胀，兼胸胁胀者，邪客募原也，草果、厚朴、槟榔、莱菔子、大腹皮为主。屡经汗下后，发热已退，背痛不止者，经脉血亡也，六味、生脉、四物为主。又有平素劳倦内伤而背痛在膏肓[1]二穴者，当于东垣内伤诸论察之（肓音荒）。

【注释】

[1]膏肓：在第四、第五胸椎间两旁三寸（约四横指）处，属足太阳膀胱经。

【提要】本节论述时疫背痛酸的证治。

【精解】时疫背痛酸大抵与时疫项强酸同，但有项强酸及背痛酸，表明邪阻较重，经气阻滞更甚，故而疼痛不适部位扩大，治以羌活为主。若背痛酸胀兼有胸胁胀满者，为表邪未解，又见邪犯少阳，枢机不利，故致胸胁胀满。治以解表行滞、开达膜原。以槟榔、草果、厚朴三药之辛烈，燥湿化浊，直达膜原，逐湿、热、浊之温疫毒邪外出；伍以莱菔子味辛行气消胀；大腹皮行气宽中消滞。

若经汗、下后，热退而背仍痛者，多为血燥津枯，无以濡养筋脉所致，治以六味地黄丸滋养阴液，四物汤补益气血，生脉散益气敛阴。

若平素劳倦虚损者，背痛多在膏肓二穴。《黄帝内经灵枢集注》中论膏肓："气味所生之津液，从脏腑之膏肓，外渗于皮肤络脉，化赤为血，荣于经俞，注于脏腑。"素体虚弱则脾胃运化无力，难以推动气血至全身，故背痛。治以李东垣补益脾土之法，使谷气得升，元气充沛，生机活跃则病愈。

【医案举隅】

项背疼痛案

患者，男，52岁。

［病史］患者反复发热15天，最高体温38.5℃。2016年2月2日，患者夜间因发热伴咳嗽、胸闷憋喘于外院急诊就诊，查血常规示：白细胞3.42×10^9/L，淋巴细胞计数0.71×10^9/L，嗜酸性粒细胞计数0.01×10^9/L，红细胞沉降率55mm/h。胸片无异常。查体：咽部充血，双肺呼吸音粗，急诊留观并予依替米星、地塞米松治疗。隔日，皮肤出现红色丘疹，诊断为病毒性皮疹，予口服阿昔洛韦治疗。并改治疗方案：静脉滴注左氧氟沙星、头孢替安，并配合口服阿昔洛韦80mg，每天3次；奥司他韦75mg，每天2次。期间无明显不适。输液治疗8天，病愈。2月17日，患者受凉复发热，症见：发热，体温38.2℃，伴鼻塞、流涕、咳嗽，咳痰呈黄白色、口干口苦、项背疼痛，听诊双肺呼吸音粗，舌红，苔黄厚，脉弦滑。

［方药］予解肌退热方加减。柴胡15克，葛根15克，生石膏18克，羌活9克，白芷9克，桔梗9克，金银花24克，连翘15克，青蒿12克，白芍15克，芦根12克，桑白皮12克，黄芩9克，浙贝母12克，炙甘草6克，羚羊角粉（冲服）1克。

3剂热退，又以上方出入，改柴胡12克，加炒白术15克、生地黄12克、百合12克、薏苡仁18克，7剂后其余诸症尽除。

胡晶，陈宪海. 陈宪海运用解肌退热方治疗外感发热经验［J］. 湖南中医杂志，2017，33（06）：32-33.

按语：此患者反复发热，此次为愈后复感外邪而发热，表现为鼻塞、流涕、项背疼痛等外邪束表之证，并见咳痰呈黄白色、口干口苦、苔黄厚等外邪入里化热伤津之里热证表现。故治以解肌退热、表里双解、益气生津。以柴葛解肌汤辛凉解肌，清泄里热；另加石膏、金银花、连翘、青蒿清热解毒；芦根生津止渴；桑白皮、浙贝母化痰止咳平喘；羚羊角粉冲服以清心凉肝，泻火解毒。热退后，改柴胡12克，加炒白术益气健脾；生地黄、百合养阴生津；薏苡仁健脾渗湿，以解患者久热伤津之证，健脾益气，培土生金，使卫气得充。

腰痛酸

【原文】时疫初起，腰痛兼发热者，太阳受病也，独活为主。兼胀者，气滞也，加槟榔。兼重者，夹湿也，加苍术。牵引少腹及两胁者，气滞血瘀也，加青皮、乌药、赤芍、元胡，兼理气血，疏通肾肝。此皆初起实证治法。

又有即夹肾虚阴伤者，腰痛独甚于周身，兼酸萎无力。若尺脉无力，后来传变必危，当于初起在表时，加人参、知母、生地，预顾其阴则危殆差减。若徒用伐邪之品，邪之深入者未必去，而阴液大伤，则昏沉、舌黑、直视、失尿诸证见，阴伤气脱，则厥逆证见。盖腰乃肾府，为先天根本，腰痛则肾虚，不可不察。要知此时疫初起，腰痛尚有虚实之分。若汗下后而见腰痛，其为肾虚，不待言矣。宜六味、四物，不可疏通。

【提要】本节论述时疫初起腰痛酸的辨证论治。

【精解】时疫初起腰酸痛需辨虚实，如《丹溪心法·腰痛》指出："腰痛主湿热、肾虚、瘀血、挫闪、有痰积。"

时疫腰痛实证可表现为腰酸痛兼发热，为疫热毒邪侵袭太阳经所致，治疗以独活等祛风解表、胜湿止痛的药物为主；疼痛兼胀为里气壅滞，治疗药物中加槟榔行气止痛；疼痛兼重为夹湿，湿性重浊阻滞经络、气机，治宜清热利湿，治以苍术化湿止痛；疼痛牵引少腹及两胁，是肝郁气滞血瘀导致，可兼见胸胁胀满疼痛，夜间加重，病位固定，疼痛如刀割或针刺，治宜活血化瘀、理气止痛，以青皮、乌药、赤芍、元胡理气活血，疏通肝肾经脉。

时疫腰痛虚证可表现为周身酸痛，但以腰部为重，兼痿软无力，绵绵作痛或者空痛。若见尺脉无力，则预后不良，为时疫热邪耗伤下焦肾阴所致，如《素问·脉要精微论篇》指出："腰者，肾之府，转摇不能，肾将惫矣。"当时疫初起在表时就要在治疗药物中加人参、知母、生地黄等养阴生津药物，若经汗下后出现腰痛，尤为肾虚所致，《素问·痹论》载"其不痛不仁者，病久入深，荣卫之行涩，经络时疏，故不通（痛）"，可用六味地黄丸、四物汤等治疗。疫病肾虚腰痛切忌不可误用攻伐、疏通等治法，否则不仅会复伤阴液，甚至导致神昏谵语、目睛直视、戴眼反折、小便失禁等厥逆亡阴之证。

膝痛酸

【原文】时疫初起，膝痛发热者，邪在太阳经也，独活、槟榔、牛膝为主。兼软者，湿甚也，苍术为主。然此特太阳之一证，初起以解表邪大势为先，膝痛专药一二味而已。若经汗、下，表邪大势已解，则当察其邪气之有无，正气之虚实，专治下部。不然，恐致残废[1]。倘余邪不尽，留于下部，则仍有热证。如骨蒸[2]、小便黄赤，以黄柏、苡仁清湿热，槟榔、木通通壅滞；筋挛，则秦艽、木瓜；筋缓[3]，则苍术、防己；红肿，则赤芍、丹皮、续断、芎、归。若无余邪，见心悸、二便频数、尺脉虚小，则当以补肾为急，六味加牛膝、枸杞、知、柏滋益阴精。

【注释】

[1] 废：痿废不用。《灵枢·经脉》云："实则节弛肘废，虚则生疣。"

[2] 骨蒸：病名。①五蒸之一。指发热似自骨髓蒸蒸而出。《外台秘要》卷十三云："骨髓中热，称为骨蒸。"《诸病源候论·虚劳骨蒸候》云："蒸病有五。一曰骨蒸，其根在肾，旦起体凉，日晚即热，烦躁，寝不能安，食无味，小便赤黄，忽忽烦乱，细喘无力，腰疼，两足逆冷，手心常热，蒸盛过，伤内则变为疳，食人五脏。"还常见有盗汗、遗精、梦交，或月经失调等证。由阴虚内热所致，治宜养阴清热，用秦艽鳖甲散、柴前梅连散等方。又为二十三蒸之一。《诸病源候论·虚劳骨蒸候》云："骨蒸，齿黑。"参见蒸病、五蒸、二十三蒸等条。②指瘰疬。《杂病广要·骨蒸》云："骨蒸即后世所称瘰疬是也。"此处意为前者。

[3] 筋缓：证名。指筋脉弛缓，不能随意运动。出自《难经·十二难》。多由肾肝内绝（亏虚）或肝经受风、血热等因素所致。《杂病源流犀烛》载："筋缓之原血热……宜五加皮散。"此证常见于脑血管意外后遗症、进行性肌营养不良等。

【提要】本节论述时疫膝酸痛的辨治。

【精解】时疫中见膝痛，当分初起与否、邪气有无、虚实之别。

初起发热兼膝痛，为疫邪侵袭太阳经的表证，治以独活、槟榔、牛膝等祛风胜湿止痛，且引药力下行；若膝软痛，为疫邪夹湿，解表药中加苍术。

时疫经汗下，表邪已解，则当专治下部膝酸痛，避免遗患。若余邪尚存，则可见骨蒸潮热、烦躁、汗出、口渴、小便黄赤等里热证的表现，膝部酸痛或伴有红肿，或筋脉拘挛，或膝周筋缓不用。若骨蒸潮热、小便黄赤，用黄柏、薏苡仁清下焦湿热，槟榔、木通行气通络；筋脉拘挛疼痛，则用秦艽、木瓜祛湿清热；筋脉弛缓，则用苍术、防己祛风除湿，调和营卫；红肿，则用赤芍、牡丹皮、续断、川芎、当归活血凉血止痛。若无余邪，伴见心悸、二便频数、尺脉虚小等，为肾阴亏危证，治以六味地黄丸滋补肝肾，加牛膝、枸杞、知母、黄柏滋阴精，强筋骨，补肝肾，止痹痛。"补肾为急"意在防"致残废"。

胫腿痛酸

【原文】时疫初起，胫[1]痛酸者，太阳经脉之郁也，独活为主。兼挛者，治在筋，加秦艽、木瓜；兼肿者，治在肉，加木通、赤芍、槟榔；兼软者，属湿温，俗名软脚温[2]，往往一二日即死，宜白虎加苍术汤[3]，或苍术、黄柏。此与膝痛颇同，未经汗、下，则解表之大势加一二味胫痛专药。表证已解，惟留此证，当专治之。若屡经汗下而见虚证，亦以补肾为主。

【注释】

[1] 胫（jìng，竞）：解剖结构名。见《灵枢·经脉》《素问·脉要精微论》等篇。①泛指小腿部。②指胫骨。此处释意为前者。

[2] 软脚温：即软脚瘟，中医病名。指暑湿疫疠之邪由口鼻侵入，蕴于肌肉，阻滞经络，或热伤阴液，筋失濡养，导致筋脉弛缓不用，以双峰热、肌肉软瘫、日久肌肉萎缩、步履不便为主要表现的疫病类疾病。本病相当于西医学所说脊髓灰质炎。

[3] 白虎加苍术汤：即白虎汤加苍术。

【提要】本节论述时疫胫腿酸痛的辨证论治。

【精解】时疫见胫腿酸痛的辨治与膝痛相似。邪郁太阳经，以独活祛风胜湿止痛；若兼见筋脉拘挛，加入秦艽、木瓜等祛湿通络，治在筋；兼见小腿肿，加木通、赤芍、槟榔，行气利湿，治在肉；兼见小腿痿软无力，俗名软脚温，清代林佩琴在《类证治裁》记载"便清泄白，足肿难移，此即湿温症"，是危重症，往往一二日即死，治疗方药用白虎加苍术汤，或加用黄柏、苍术，即专治下焦湿热的二妙散。胫腿酸痛虚证治以补肾。

足痛

【原文】时疫初起足痛，有因素有脚气[1]痼疾者。但治时疫，于解表药中，微加槟榔、木通。若已经汗、下，表里俱平而足痛不止，则消息其肾家虚实，同膝胫痛法治之。

【注释】

[1] 脚气：病名。见于《肘后备急方》卷三，古又名缓风、壅疾，又称脚弱。此病多因外感湿邪风毒，或饮食厚味，积湿生热，流注腿脚而致病。其症先见腿脚麻木、酸痛、软弱无力，或挛急，或肿胀，或萎枯，或发热，进而入

腹攻心，小腹不仁、呕吐不食、心悸、胸闷、气喘、神志恍惚、语言错乱等。治以宣壅逐湿为主，或兼祛风清热、调血行气等法。《医学正传·脚气》载："故为治者，宜通用苍术、白术之类以治其湿，知母、黄柏、条芩之类以去其热，当归、芍药、生地黄之类以调其血，木瓜、槟榔之类以行其气，羌活、独活以利关节而散风湿，兼用木通、防己、川牛膝之类引药下行及消肿去湿。"常用方剂如鸡鸣散、济生槟榔汤、防己饮等。《肘后备急方》《备急千金要方》等方书中，有大豆、乌豆、赤豆治脚气的记载，与西医学脚气病（维生素 B_1 缺乏病）基本一致。

【提要】本节论述了时疫足痛的辨治。

【精解】时疫初起表证见足痛者，可见于有脚气素疾的患者，本就有湿热流注腿脚所致麻木、酸痛、肿胀等不适，复感疫邪，使症状加重，治疗当以祛除疫邪为主，在解表药中酌情加入槟榔、木通等，如治胫骨酸痛，增强从"肉"祛湿；若病后足痛不止，宜补益肾阴。

肩臂痛酸

【原文】时疫初起，肩臂痛酸者，手太阳经脉受邪也。解表，则痛自已。经汗下后而肩臂痛者，有经隧[1]阻滞、血脉空虚之别：经隧阻滞者，脉多有力，证多热渴，以清热活血为主，黄芩、赤芍、归尾、红花之类；血脉空虚者，证多萎[2]困，脉多芤、涩，养血益气为主，四物合参、芪之类。

【注释】

［1］经隧：潜布于体表以下运行气血的经络通路。见于《素问·调经论》，云："五脏之道，皆出于经隧，以行血气，血气不和，百病乃变化而生，是故守经隧焉。"又《灵枢·玉版》云："经隧者，五脏六腑之大络也。"

［2］萎：即痿，病名。①指下肢痿废，甚则肌肉萎缩。②指四肢痿软无力，失其伸展、行步功能。如《医学原理·痿症门》载："痿者，痿弱无力，不能收持之谓也。"一名痿躄、痿疾、痿证。《素问·痿论》载："五脏因肺热叶焦，发为痿躄。"治法有清热燥湿、清热润燥、滋阴养血、益气健脾、补养肝肾、化痰行瘀等。此处意为前者。

【提要】本节论述时疫初起肩臂酸痛的辨证论治。

【精解】时疫初起见肩臂酸痛为疫邪阻滞手太阳经脉所致，解表即可，不必专治肩臂痛。经汗、下后肩臂痛当分虚实，实则为经络阻滞，多见脉数有力、发热口渴、烦躁难以入睡、肩臂热痛红肿，治疗以凉血化瘀、通络止痛为主，药用黄芩、赤芍、当归尾、红花之类；虚则为血脉空虚，多见精神倦怠、少气懒言、但欲寐、面色白或萎黄、脉多芤涩，治疗以益气生脉、养血活血为主，代表方剂为四物汤，可益气补血活血。

腕痛

【原文】时疫初起腕痛者，乃风淫末疾也。初起解表，汗下后益气养血，与肩臂痛同治。

【提要】本节论述了时疫初起腕痛的辨证论治。

【精解】时疫初起腕痛，为上肢末端症状，责之风邪为患，治疗方法与肩臂痛相仿，初起解表祛邪。若汗、下后仍见腕痛，则要益气养血。

周身骨节酸痛

【原文】项、背、腰、膝、胫、足、肩臂诸痛，已列于前，则周身之酸痛备矣。兹复列周身骨节酸痛者，以痛在一处，邪有专注，痛在周身，邪有分布也。专注之邪，须通其凝泣；分布之邪，须解其缚束。故治周身酸痛，疏表其大法也。而酸与痛亦有别：酸轻而浅；痛重而深。酸痛与拘挛又有别：酸痛举动如常，拘挛[1]屈伸不利；酸痛病在营卫，拘挛病在筋脉。合酸痛拘挛，又有上下、浅深、前后之不同：在身半以上为末疾，浅而易解；在身半以下为本病，深而难去。合上下之酸痛、拘挛，在未经汗下与已经汗下者又有别：未经汗下属邪盛，宜宣伐；已经汗下属正虚，宜调补。明乎此，则酸痛在周身，在一处，按证施治，无不当矣。解表诸方：人参败毒散、九味羌活汤、六神通解散、大羌活汤。

【注释】

[1]拘挛：证名，指筋骨拘急挛缩，肢节屈伸不利。《灵枢·邪客》载："邪气恶血，固不得住留，住留则伤筋络骨节，机关不得屈伸，故拘挛也。"

【提要】本节论述时疫周身骨节酸痛的辨证论治。

【精解】时疫见周身骨节酸痛多为邪气束缚体表经气所致，疏散表气、祛散表邪为治疗大法，较之局部疼痛为邪气痹阻经气、重在通滞不同，方宜人参败毒散、九味羌活汤、六神通解散、大羌活汤等。

另需注意以下不同。

1. 酸、痛有别

酸病位轻而浅，因湿邪阻滞肌肉关节的气血经脉循行所致，酸重则重在祛湿，如薏仁汤；痛病位重而深，是疫邪侵袭肌肉骨节所致，痛重则重在行气止痛、清热化痰、消肿散瘀，药用宣痹汤、木防己汤等。

2. 酸痛、拘挛有别

酸痛时肢体活动如常，病位在肌肉；拘挛是指四肢、形体屈伸不利，病位在筋脉。

3. 病位、病期有别

上半身的酸痛拘挛多病程短，病情轻浅易解；下半身的酸痛拘挛多病程长，病情严重难以治疗，可兼夹湿热邪气，或肝肾不足，或瘀阻筋脉等。初起邪实证多治以宣通，汗下后虚证当治以调补。

【医案举隅】

升降散加味治疗系统性红斑狼疮案

路某，女，22岁。

［病史］1981年10月13日，患者患系统性红斑狼疮而全身关节作痛，时有发热，舌瘦尖红，苔白，脉象沉滑，每日服用激素类西药1片。

［治法］疏调气机。

［方药］蝉蜕6克，僵蚕6克，片姜黄6克，大腹皮6克，木香6克。6剂，每日1剂，水煎，早、晚分2次，空腹服用。

二诊（1983年12月12日）：系统性红斑狼疮，关节肿痛，胸胁胀满，时有高热，服用激素类西药已两年半，每日1片，舌瘦而尖部红降，苔黄，脉象沉滑而数。

［治法］清热凉血，疏调气机。

［方药］柴胡6克，黄芩10克，川楝子10克，白芍10克，炒栀子6克，白头翁6克。6剂，每日1剂，水煎，早、晚分2次，空腹服用。

嘱平时应加强体育锻炼。

李刘坤. 赵绍琴医案实录［M］. 北京：人民军医出版社，2015：206.

按语：本案患者初诊见关节作痛、时有发热、舌红苔白、脉象沉滑，治以升降散加减升清降浊、疏调气机而透泄郁热，正合原文中"分布之邪，须解其缚束"。蝉蜕、僵蚕祛风除湿，涤热开郁，升阳中之清阳，片姜黄、大黄降其浊阴，"一升一降，内外通和，而杂气之流毒顿消矣"。二诊见关节肿痛、胸胁胀满、时有高热、舌红缘而苔黄、脉象沉滑而数，显然病邪入里，邪热内盛而致气滞血瘀，故治法改为用清热凉血、活血行气，以柴胡、黄芩、炒栀子疏散郁热，川楝子、白芍疏肝活血，白头翁清热凉血。

身重

【原文】时疫初起，发热身重[1]者，湿胜于热也，苍术为主。二三日至四五日传变之后，汗出更热而身重者，热壅其经脉也，白虎汤为主。传里，表无热而舌燥、便秘、腹痛拒按而身重者，内结而气不达于表也，三承气为主。屡经汗下，表热已退，身重不可移动，脉虚散而无根，舌上无苔，二便自通者，阴阳两亡，经脉枯竭也。审其阴阳偏胜而治之。偏于亡阴多燥证，六味合四物为主；偏于亡阳多脾胃证，六君合生脉为主；阴阳俱竭，生脉合六味为主。

【注释】

[1] 身重：证名。指自觉身体沉重，活动不便的病证，多因风湿、寒湿，湿热困脾所致。如《素问·气交变大论》载："民病腹满，身重，濡泄。"《鲟溪陆氏医述·身体》载："身重如山，不利转侧，麻木浮肿者何？曰：湿在肉分也。"

【提要】本节论述时疫身重的辨治。

【精解】时疫身重当分表里、虚实。

时疫初袭，邪尚偏表，湿胜于热，除身重外可伴见身热不扬、头重如裹、倦怠乏力、胸闷脘痞，治疗以苍术等清热化湿药物为主，治疗重点在化湿。湿温病湿重于热的代表方剂为藿朴夏苓汤、三仁汤，可宣上畅中渗下。

时疫热毒入里，热重湿轻，出现身大热、口大渴、汗大出、脉洪大等阳明经证，而见身重者，为邪热壅滞经脉，《灵枢·本藏》载："经脉者，所以行血气而营阴阳，濡筋骨，利关节者也。"热壅导致经脉气机不利亦可导致身重，治以白虎汤为主。若里热成腑实证，见舌焦燥起刺、便秘、腹痛拒按而身重，是因燥屎内结，气机阻滞而致表气不利，用三承气治病因之本。

若经多次汗、下，见身重严重，甚则行动困难，症见脉虚散无根、舌无苔、二便自利，是阴阳俱竭，经脉枯竭的危象。若或见狂躁谵语、口舌焦燥、汗出如油等症状，则偏于亡阴，方用六味地黄汤合四物汤，大补肾阴，滋阴养血；若兼见形寒肢冷、神疲欲寐、汗出澄澈清冷、大便溏薄，则偏于亡阳，以脾胃阳气大损更为多见，脾胃虚损，湿浊不运尤易导致身重，方以六君子汤为主，健脾祛湿，可合用生脉散；如果出现阴阳俱竭，则以生脉散合六味地黄汤，重用人参益气固脱。

另，湿邪最易导致身重，《医钞类编·身痛门》载："夏月中风湿，身重如山，不能转侧。宜除风胜湿去热之药治之；湿热身重而痛，羌活胜湿汤；寒湿身重者，五积散；肾着身重，甘姜苓术汤。"疫病身重治疗亦可借鉴其用药思路。其中，五积散具发表温里、顺气化痰、活血消积、表里同治之功。

【医案举隅】

一、白虎加苍术汤治疗发热身重痛案

周某，男，24 岁。

［病史］患者病高热，头痛身重，胸中满闷，恶心不欲饮食。曾注射"安乃近"几支，汗出较多但发热却不退，体温持续在 39.6℃上下，有时呕吐，夜寐则呓语。脉浮数，舌苔白腻。

［方药］用三仁汤以清利湿热。

服药后发热未消，而体重痛不可耐，患者家人催促再诊。

二诊：脉转濡数，舌质红，苔黄白杂腻，面色红赤，口渴思饮，足胫反冷，小便黄赤，大便不燥。

［方药］生石膏 30 克，知母 10 克，苍术 10 克，粳米一大撮，炙甘草 6 克。

服药仅 1 剂，则热退痛止，诸症迎刃而解。

樊正阳. 医门微言 第 3 辑 凤翅堂中医讲稿［M］. 北京：科学普及出版社，2019：42.

按语：白虎加苍术汤出自《伤寒类证活人书》，薛生白以此方为治疗"胃湿"的基础方剂。此患者大汗出而壮热、梦寐呓语，而且身痛沉重、胸满而呕、小便黄、舌苔腻，为湿温病"胃湿"的表现。湿温病初起湿重于热，多见上焦湿热证；病邪入里则湿热并重，多见中焦脾胃证，若偏于脾则湿重于热，偏于胃则热重于湿。此患者热中挟湿之情昭然若揭。此证非白虎汤不足以清其热，非苍术不足以化其湿浊。以清热为主，兼化其湿，不损胃之阴润，不碍脾之阳运，以恢复脏腑之用。

二、菩提救苦汤治湿温时疫身重案

忠州黄姓，年五十余，春日患瘟疫之病。其症初起，似热非热，似寒非寒，其人身重，微热，疲软，头昏，胸膈痞满，舌苔厚滑，不思饮食，大小便俱不通利，其脉模糊，表里难辨，医不得法，数日必死，又传染他人。医用解表攻里，病愈加重，求治于余。余用菩提救苦汤，两剂而愈。其方重在芳香散邪，宣通脾胃，但此病与温病霄壤之隔，切勿以字音相同，混而为一。方用菩提救苦汤。

法夏三钱　苍术三钱　陈皮二钱　香附三钱　砂仁二钱　枳壳二钱　藿香二

钱　苏叶三钱　扁豆二钱　黄芩二钱　神曲二钱　薄荷二钱　厚朴二钱　楂肉三钱

用生姜少许为引。

若或吐或利，加炮姜三钱、胡椒二钱、吴茱萸三钱同煎服。

此方较吴又可达原饮尤妙。

盛增秀. 瘟疫医案专辑［M］. 北京：人民卫生出版社，2017：178-179.

按语：患者身重、胸膈痞满、舌苔厚滑、不思饮食，显系湿浊壅阻上、中二焦，肺失宣降，脾失运化使然。此等瘟疫，当属湿热疫（湿重于热）。用菩提救苦汤，实熔平胃散、藿香正气散于一炉，功能芳香化浊，运脾祛湿。方证相符，故奏效迅捷。案云"此方较吴又可达原饮尤妙"，妙在宣化湿浊之力尤强，且能芳香辟秽，故对感受湿热秽浊之病气而病疫者，更为适合。

三、湿温周身疼痛案

脉缓舌色灰黄，头疼，周身掣痛，发热不止，乃时疫湿温之症。最忌辛温重药，拟进渗湿之法。

竹心　连翘心　厚朴　木通　杏仁　飞滑石　茵陈　猪苓

叶天士. 叶天士医案大全（下）［M］. 北京：中医古籍出版社，2017：11.

按语：疫病因湿热引起者，名为"湿热疫"。叶氏治疗温病，有"或透风于热外，或渗湿于热下，不与热相搏，势必孤矣"之训，务求两邪分离，其病易解。这对湿温病的治疗，很有指导意义。本案处方即是循此而制订，方中竹叶心、连翘清心安神，厚朴通行气道，杏仁宣开肺气，木通、滑石、猪苓下通膀胱，茵陈清热化湿开表。吴鞠通《温病条辨》提出湿温三忌观点，谓"汗之则神昏耳聋，甚则目暝不欲言；下之则洞泄；润之则病深不解"。其中，忌汗之说显受叶氏湿温"最忌辛温"之影响。

自汗

【原文】疫邪自内蒸出于表，初起作寒热时，多自汗[1]，甚至淋漓不止，不可以表虚论。兼头痛、身痛，仍以解表为主，羌、独、柴、葛之类。兼烦渴，直清阳明之热为主，白虎[2]之类。有热有结，破结为主，陷胸[3]、三承气[4]之类。若屡经汗下，邪已全退，脉虚而舌无苔，二便清利如常，内外无热证，方可从虚敛汗。盖以时疫得汗，为邪有出路，而宜敛汗者，恒少也。

【注释】

[1]自汗：指醒时汗出，活动后尤甚，常见神疲乏力、少气懒言，或畏寒

肢冷，或恶热喜冷、口渴欲饮等症状，多见于气虚、阳虚或者热证。

〔2〕白虎：即白虎类方，出自《伤寒论》，包括白虎汤、白虎加人参汤、竹叶石膏汤，都有清解阳明热邪的功效，用治阳明邪热入里，但未与有形实邪搏结之证。白虎汤长于清气分热，白虎加人参汤长于治疗津气两伤证，竹叶石膏汤长于治疗气阴两伤证。

〔3〕陷胸：即陷胸类方，出自《伤寒论》，包括大陷胸汤、小陷胸汤、三物白散和十枣汤，分别治疗血热结胸证、痰热结胸证、寒实结胸证和悬饮证。此处主要指治疗热结为患的大、小陷胸汤。

〔4〕三承气：即三承气汤，出自《伤寒论》，分别是大承气汤、小承气汤和调胃承气汤。三种承气汤都有寒下作用，均用大黄荡涤胃肠积热。不同之处在于，大承气汤泻下与行气并重，药力峻猛，故为寒下之峻剂，主治痞、满、燥、实俱备的阳明腑实重证。小承气汤泻热攻下之力较轻，故为寒下之轻剂，主治痞、满、实而不燥之阳明腑实轻证。调胃承气汤泻热攻下之力较强，主治阳明燥热内结，有燥、实而无痞、满之证。

【提要】本节论述时疫自汗的辨治。

【精解】《湿热条辨》言："邪由上受，直趋中道，故病多归膜原。要之湿热之病，不独与伤寒不同，且与温病大异。温病乃少阴太阳同病，湿热乃阳明太阴同病也。"疫疠之邪可从口鼻入里，自里外发，蒸于肌表，初起即可见自汗，故尤其要注意与中风兼气虚表证相鉴别，不可误用益气固表治之，如桂枝汤、玉屏风散之类，以免助热生火，鸱张疫邪，促其迅速传里，导致危候。而杂病自汗一般不伴发热、恶寒等外感表现，较易鉴别。杂病自汗多为气虚、阳虚、气分热证导致，表虚漐漐汗出之气虚自汗用玉屏风散固表止汗，澄澈清冷之阳虚自汗用桂枝汤加附子温阳止汗，阳明气分实热之血汗则用白虎汤大清气分热邪止汗。

时疫初起自汗，重者可见淋漓不止，伴见头身疼痛，治以解表为主，如羌活、独活、柴胡、葛根等，表气疏通，疫热得以外达，自汗自止。若气分邪热炽盛，症见身大热、口大渴、汗大出、脉洪大，则以清解气分邪热为主，用白虎类方。《辅行诀脏腑用药法要》载："治天行热病，大汗出不止，口舌干燥，饮水数升不已。"《温病条辨》提出了相应的治疗大法："太阴温病，脉浮洪，舌黄，渴甚，大汗，面赤，恶热者，辛凉重剂白虎汤主之。"若壮火食气，津随气脱，亦可见自汗。如《素问·举痛论》曰："炅则腠理开，荣卫通，汗大泄，故气泄。"津气耗伤，如出现身热、大汗、口渴、神倦、脉虚者，则用白虎加人参汤顾护津气，直折火势，养津止汗。时疫里热证解后，虚羸少气，气逆欲呕，为气阴两伤证，用竹叶石膏汤。当热邪与有形实邪搏结，热结部位偏上者，用大、小陷胸汤，偏于肠腑用三承气汤。水热互结，见濈然汗出、心下疼痛拒按、少腹硬满、便秘潮热，用大陷胸汤；痰热互结，见汗出不止、胸脘痞闷、按之则痛、咳痰黄稠，用小陷胸汤；热邪与燥屎搏结，根据腑实证的轻重程度选择三承气汤进行治疗。多次汗、下后，邪热已退而脉虚、舌无苔、二便清利如常，仍见自汗者，可知存在气不摄津，可稍加益气之品，此处治疗与杂病大不同。时疫见汗为邪有出路之征，杂病自汗为津液外泄的虚象。且时疫后期，虽邪热已退，也当慎用温补，如叶天士所说："不可便云虚寒而投补剂，恐炉烟虽熄，灰中有火也，须细察精详，方少少与之，慎不可漫然而进也。"

盗汗

【原文】时疫初起盗汗[1]者，邪在半表半里也。胸胁痞闷，达原饮；无痞闷，小柴胡汤。汗下后，大热已退，有盗汗者，余邪不尽也，小承气、小陷胸、吴氏承气养荣汤诸方清其伏匿余邪，盗汗自止。

【注释】

[1] 盗汗：证名，也可理解为临床表现。指睡中出汗，醒后即止之证。多见于内伤杂病，如《医略六书·汗病》载："盗汗属阴虚。""盗汗乃睡中汗出，醒则汗收。因阴气空虚，睡时卫气乘虚陷入，则表无护卫而营中之火独旺于外，蒸腾汗出；醒则卫气行阳而气固于表，其汗乃止。多见于虚劳之人。"治宜养阴清热。热盛者，用当归六黄汤；阴虚者，用六味地黄汤。亦可因阳虚、气虚、肝热、湿热、外感热病而致。

【提要】本节论述时疫盗汗的辨治。

【精解】时疫盗汗，当分表里。《伤寒明理论·盗汗》载："杂病盗汗者，责其阳虚也。伤寒盗汗者，非若杂病之虚，是由邪气在半表半里使然也。"可见外感病中盗汗病机的认识与内伤杂病迥异。疫邪初起在半表半里，入夜卫气行于里而表无护卫，半表半里的疫热邪气蒸迫津液外出而致盗汗，治疗当重在祛除半表半里的邪气。若见胸胁痞闷，多为湿热疫邪所致，可伴有憎寒壮热，或寒甚热微、积粉苔等症状，方用达原饮疏利，透达膜原；若邪不夹湿，则痞闷不明显，用小柴胡汤透达半表半里之邪。若经汗下后，大热已退而仍有盗汗者，当分虚实。实证多为余邪与痰、燥屎等有形之邪结而伏于里，导致脘痞腹胀的腑实轻证，治宜小承气汤，或胸闷脘痞按之疼痛的痰热互结证，治宜小陷胸汤；腑实内结而阴血受损较重，兼有两目干涩、舌咽枯干、唇口燥裂，治宜吴氏承气养荣汤等。

【医案举隅】

一、小柴胡汤加减治疗感冒盗汗案

庄某，男，48岁，2010年12月31日就诊。

［病史］患者感冒、咳嗽、咽痛1周。因1周前饮酒后汗出当风，现精神倦怠，恶心，伴寅时（3：00～5：00）上半身汗出，发热及心烦口渴诸症，便3天一行。舌淡，苔薄白腻，脉滑略弦。

［诊断］少阳湿热之盗汗。

［方药］小柴胡汤加减。柴胡12克，姜半夏9克，人参6克，桑叶9克，菊花6克，金银花6克，连翘9克，炙甘草10克，黄芩10克，生姜6片，大枣4枚。3剂，水煎服。

3剂药后，寅时已无汗出，咳嗽大减，仅晨起微咳，咽痛消失。遂不再服药，嘱禁酒，在家休养。

庄济源，赵鸣芳. 基于《伤寒杂病论》论"盗汗非独阴虚"[J]. 安徽中医药大学学报，2014，33（03）：4-5.

按语：患者饮酒后外感风热，内有湿热，湿阻气机，又湿为阴邪，夜晚阴气外越盗汗。内外邪热相合，壮火食气，耗气伤神使精神倦怠。胆腑郁热，疏泄不利，横逆犯胃，胃气上逆，而恶心欲吐。小柴胡汤是《伤寒论》中和解少阳的代表方剂，方中柴胡、黄芩疏解少阳郁热，疏通气机，半夏燥湿化痰，调和营卫，人参、生姜、大枣顾护脾胃正气，先安未受邪之地。再加金银花、连翘清热利咽，桑叶、菊花清肺止咳，四药合用清热解风，合小柴胡汤解半表半里湿热、风热之邪而止盗汗。现代研究显示，小柴胡汤具有抗炎、增强免疫力、抗组胺及退热解毒镇咳作用，能用于治疗感冒发热、免疫系统疾病、消化系统疾病、心血管系统疾病等。

二、蒿芩清胆汤加味治疗时疫愈后盗汗案

朱某，女，44岁。1996年3月20日初诊。

［病史］患者4个月前患重感冒，持续高热10余天，经西医多方检查，仍不明原因。予抗菌消炎输液对症治疗1周无效，改服2倍量抗病毒冲剂治疗4天，热退出院。此后自觉脘痞胸闷，神倦心烦，入睡困难，入睡后大量出汗，醒来衣被皆湿。服中药数十剂无效。检视其前一阶段所服药方，主要为滋阴敛汗、滋阴潜阳、实卫固表三类。观其面色晦暗，舌红少苔但舌体胀大，审六脉沉细而弦数。

［诊断］痰热内闭。

［方药］予蒿芩清胆汤加桔梗治之。青蒿、茯苓、滑石、桔梗各20克，黄芩、法半夏、竹茹、青黛各15克，陈皮10克，甘草5克。水煎服，每日1剂。

1剂未尽，患者大量咳吐黄稠痰，当夜即汗出减少，睡眠改善。连服3剂，黄稠痰渐清稀，盗汗渐止，睡眠转佳，舌上转增薄黄微腻苔，改投三仁汤善后。

陈明，郭秀丽. 温病名方验案说评［M］. 北京：学苑出版社，2001：317-318.

按语： 本案患者盗汗乃湿热所致。湿热盗汗的发生机理在于：睡卧则阳气内归而表卫失固，湿热交蒸于内而营阴失守。本案患者虽前服寒凉解毒已杀其热邪蒸腾之势，但并未能断其热势酝酿之源，且更增郁闭之机，故治以开宣、芳化、淡渗、清解并施，始收良效。本案辨证有一定难度，难在舌红少苔而脉又沉细这两点上。但值得注意的是，患者虽舌红少苔，但舌体并不瘦小，反而胀大，与阴虚之舌当瘦小正好相反，舌少苔舌体胀大正是邪气闭郁，有形湿邪内蕴之象。就脉象而言，阴虚之细数常常浮中沉三部可见，而本证独沉取方能得见，且兼弦数之象，也是邪气闭郁，湿热深伏之象。结合神色看，阴虚者多精神亢奋、面色浮红，而此则面色晦暗、精神倦怠，与浊邪蕴结者特点相符。四诊合参，舌脉所反映的矛盾本质更能得到充分揭示。当认识深入到这一层次时，原作为疑点存在的舌脉之象即成为辨证之要点，临证尤当细细体察。

战汗

【原文】 时疫不论初起、传变、末后，俱以战汗[1]为佳兆。以战则邪正相争，汗则正逐邪出。然有透与不透之分。凡透者，汗必淋漓，汗后身凉，口不渴，舌苔净，二便清，胸腹胁无阻滞、结痛，始为全解之战汗。否则余邪未净而复热，则有再作战汗而解者；有战汗须三四次而后解者；有战汗一次不能再战，待屡下而退者；有不能再作战汗，即加沉困而死者，总视其本气之强弱何如耳。

凡战汗之时，不可服药。补则战止而汗不透，留邪为患；汗、下则太过，而成虚脱。应听战汗透彻，再观脉证施治。当战时，或多与热汤饮之，助其作汗。战汗之时，脉多停止，勿讶，待战汗之后，脉自见也。大抵战汗之脉以浮为佳，邪出于表也，虚[2]、散[3]、微[4]、濡[5]应有变，煎独参汤[6]以待之，防其脱也。贫者米饮聊代之，然必察其战后，系邪净而气欲脱，方可用。

凡战汗后，神静者吉，昏躁者危；气细者吉，气粗而短者危；舌萎不能言者死；目眶陷者死；目转运者死；戴眼反折者死；形体不仁，水浆不下者死。

战汗虽为佳兆，亦有吉凶。得战汗固由治得其宜，邪退正复而致，然不可强也。尝见服大发汗药毫不得汗，而饮冷水得汗者；又有用下药得战汗者；凉血活血得战汗者；生津益气得战汗者；种种不一。当知战汗乃阴阳交和，表里通达，自然而然，非可强致也。

【注释】

[1]战汗：指先恶寒全身战栗继而大汗淋漓，汗出后热势骤降，是邪气留连气分，正气奋力鼓邪外出的征象，是疾病发生发展的转折点。

[2]虚：指脉三部举之无力，按之空豁，应指松软。多见于气血两虚证。

[3]散：指脉浮散无根，稍按则无，至数不齐。多见于元气离散，精气衰败的危重症。

[4]微：指脉极细而软，似有似无，按之欲绝，至数不明。多见于气血大脱，阳气衰微。

[5]濡：指脉浮细无力而软。多见于虚证或湿证。

[6]独参汤：出自《校注妇人良方》，由单味人参组成，能大补元气、补养气血阴阳津液，治疗元气虚脱的危重症。

【提要】本节论述时疫战汗的症状、意义和转归。

【精解】

1.战汗转归和预后

战汗是外邪流连日久，正邪势均力敌，正气奋起驱邪外出的表现，因此，无论出现于疫病初起、极期，还是后期，均是病情有向愈之机的转折点，故为佳兆。如《伤寒六书》云："战栗者，阴阳相争，故身为之战摇也。邪与正气外争，为战；内与正气争，为栗。正胜邪，得汗而解；邪胜正，遂成寒证矣"。因战汗涉及正气消耗、邪气外透两方面的病机，故战汗后当判断汗出通透与否和病情顺逆。

若表现为大汗淋漓，汗出后脉静身凉、烦渴顿除、神志转清、舌苔净、二便清、胸闷、脘痞、腹胀的症状消除，胸、腹、胁无阻滞结痛，则表明邪气得以透发，正气会有部分消耗，患者还会有语声低微而嗜睡，脉虚而节律均匀的表现，如叶天士说："解后胃气空虚，当肤冷一昼夜，待气还自温暖如常矣。

盖战汗而解，邪退正虚，阳从汗泄，故渐肤冷，未必即成脱证。此时宜令病者，安舒静卧，以养阳气来复，旁人切勿惊惶，频频呼唤，扰其元神，使其烦躁。但诊其脉，若虚软和缓，虽倦卧不语，汗出肤冷，却非脱证。"若邪未能随战汗尽解，则会再发热，此时当判断邪正的多少。若正气尚充，邪可通过再次或反复战汗而解，如叶天士说"更有邪盛正虚，不能一战而解，停一二日再战汗而愈者，不可不知"，或转为反复通下而解。也有战汗后沉重困倦，或伴见目瞑、水浆不下、舌萎不能言，阴阳两亡而死者，或战汗后出现烦躁谵语、气粗而短、身热不除等邪闭外脱而死者。如叶天士所言，"若脉急疾，躁扰不卧，肤冷汗出，便为气脱之证矣"，可见"战汗虽为佳兆，亦有吉凶"。

临床可据神志、脉象、舌象等判断预后，如原文所说："凡战汗后，神静者吉，昏躁者危；气细者吉，气粗而短者危；舌萎不能言者死；目瞑陷者死；目转运者死；戴眼反折者死；形体不仁，水浆不下者死。"其中，舌萎目陷皆为肾阴竭的表现，形体不仁、戴眼反折为肝肾阴伤不能濡养筋脉，水浆不下为中气衰败之象。

2. 战汗治疗及注意事项

战汗时不能轻易补泻，补则易留邪，泻则易伤正，可多喝热水或汤以助发汗即可。"益胃阴"治法亦为此意，以沙参、麦冬、天花粉等甘寒之品益气生津。战汗过程中以见浮脉为邪欲出表的佳兆；若脉象出现沉伏不见，似有似无，不必惊慌，为邪正相争剧烈，气机暂时闭阻所致，汗后气机得以宣展，则脉象自现；若见虚、散、微、濡等脉，为正气不足之象，提示战汗后正气复被消耗，故要备好独参汤汗后服用，贫者用米汤代参汤，以防阳气虚脱。

汗出透彻后是施治的适宜时机，治疗目的是使表里通达，阴阳和谐。战汗虽为正气驱邪外出的表现，但切不可强求战汗，如"尝见服大发汗药毫不得汗"，而"饮冷水得汗""用下药得战汗""凉血活血得战汗""生津益气得战汗者"皆为阴阳交和而机体自发战汗的结果。

【医案举隅】

战汗得愈验案

吴孝廉球泉公内人，痢疾后感寒，又月水适至，大发热，口渴，遍身疼，胸膈饱闷烦躁，头微疼，耳亦聋，大便泻，舌上白苔，脉七八至，乱而无序。此三阳合病，春温症也。时师误以为漏底伤寒不治。予曰：病已危，医而不起者有矣，未有不医而起者也，且投三阳药服之，挑察征应，再相时而动。以柴胡三钱，葛根、白芍药各二钱，枳实、桔梗、酒芩、竹茹各一钱，天花粉八分，炙甘草、桂枝各五分，服后但觉遍身冷如冰，面与四肢尤甚，六脉俱无。

举家及医者皆叹为物故矣。予独曰：非死候也，盖夜半阴极阳生，势欲作汗，譬之天将雨而六合皆阴。球泉疑信相半，而诸医闻之皆笑去，四鼓后果战而汗出，衣被皆湿，四肢体面渐温，神思清爽，且索粥，举家欣欣，以为再生。次日惟耳尚聋，腹中大响，脉近六至，改以柴汤加乌梅，两帖而愈。

孙一奎. 孙文垣医案［M］. 北京：中国医药科技出版社，2019：7.

按语： 试观本例，战而汗出，衣被皆湿，肢体渐温，乃正胜邪却之佳象也，故预后良好。原文中有关于战汗的机制与临床表现，"以战则邪正相争，汗则正逐邪出。然有透与不透之分。凡透者，汗必淋漓，汗后身凉，口不渴，舌苔净，二便清，胸腹胁无阻滞、结痛，始为全解之战汗"。医家未用发汗解表法，而是清热生津、调和营卫表里而见战汗，一如原文"当知战汗乃阴阳交和，表里通达，自然而然，非可强致也"。

狂汗 [1]

【原文】 时疫临解，有忽手舞足蹈，跳床投榻而后作汗者，最为骇人。然须验其是否作汗，作汗之脉浮而缓，浮为邪还于表，缓则胃气自和，待汗透自愈。脉若浮洪、浮数、浮滑、浮散，虽有汗，亦为发狂，非作汗也。

【注释】

［1］狂汗：证名。瘟疫、温热病欲作汗解时的证候表现。见《温疫论》："于体质充盛之人，阳气冲击，不能顿开，忽然狂躁，坐卧不安，少时大汗淋漓，邪从汗解，脉静身凉而愈。"

【提要】 本节论述时疫狂汗和发狂的区别。

【精解】 时疫狂汗和神乱中的狂躁不安都有突然发狂、躁扰不宁、打人毁物、不避亲疏、登高而歌、弃衣而走的表现。但是，狂躁或出现在气分阳明腑实证，见潮热、谵语、狂躁不安，伴痞满燥实、手足濈然汗出；或出现在热入营阴，扰神窜络，伴斑疹隐隐、灼热夜甚不寐、口干反不甚渴饮；或出现在热盛迫血，热瘀互结，耗伤心神，伴吐衄发斑、身灼热、舌深绛。时疫狂汗，往往出现在时疫将解向愈的转折点，狂躁之后作汗，而邪随汗解。

脉象是区分狂汗、狂躁的要点。脉缓为胃气平和，脉浮为邪气还表，是邪气欲出，正气不亏的表现；如果脉见浮洪、浮数、浮滑、浮散等，即使患者有汗出，也是邪热内盛之汗，当为发狂，而非邪解的狂汗。《温疫论》记载："狂汗者，伏邪中溃，欲作汗解，因其人禀赋充盛，阳气冲击，不能顿开，故忽然坐卧不安，且狂且躁，少顷大汗淋漓，狂躁顿止，脉静身凉，霍然而愈。"可见狂汗和战汗有异曲同工之妙，都是邪气溃败、正胜邪退的佳兆。

【医案举隅】

大剂量茵陈蒿汤加减治疗病毒性肝炎黄疸案

吴某，男，46岁，1987年7月9日就诊。

［病史］患者在工作时突然高热40℃，继而大汗淋漓，汗珠在体表如豆粒之状，色亮如泡，面部、颈部、腰背部出汗为甚，汗势汹涌如油，味少咸，触之黏手，面部潮热红赤，心胸烦闷，全身如裹，食入即吐，吐声高亢，随吐哕声汗涌更甚。急来急诊科就诊，给予输液、抗菌止吐治疗，热退汗仍不止，呈凉汗涌出，症状加重，神志昏沉，脸颊潮红色泽不鲜，患者家属于当日下午要求中医治疗。刻诊，症状同前，手足时舞，躁妄不安，汗流不止，舌质红，苔少，舌边干赤，脉细数而濡。

［诊断］狂汗，湿热交争，阴液耗损。

［方药］急给予阿胶竹沥汁20克服下。继选当归六黄汤加减。

生地黄、当归各12克，黄芩、黄柏、黄连各9克，黄芪30克，麦冬、滑石各10克，桂枝8克，牡蛎12克，生姜15克。

水煎急温服，服后半小时，烦躁妄动转轻，脸面转红，热汗止，脉由疾变缓。后继服原方5剂，诸证消失，随访至今未发。

刘新年.狂汗治验［J］.山东中医杂志，1990（1）：45.

按语：《素问·阴阳别论》曰："阳加于阴谓之汗。"患者素体肥胖湿盛，长期嗜好烟酒茶湿黏腻之物，又逢炎热高温作业，"太阴内伤，湿饮停聚，客邪再至，内外相引，故病湿热"。湿热相合，搏结于营卫，阳持阴盛，不能固卫。高热、大汗淋漓不断，热迫湿蒸，汗出如油，触之黏手，面颊潮热，手足躁舞妄动，舌红苔少润，脉疾细而濡。湿郁热蒸，气难透达，迫气上逆，故食入即吐。方中当归、生地黄育阴养血，三黄泻三焦之火，黄芪、牡蛎益气固脱止汗，麦冬养阴、滑石清利湿热，与桂枝配用引水归源，生姜和中降逆。诸药合用，共奏清热利湿、育阴降逆、益气固脱之效，内外兼顾，使阴交阳合，汗止脉静而痊。

头肿

【原文】时疫头肿乃风热壅于上部，太阳之经脉郁滞巅顶，俗名大头伤寒[1]。当视表里轻重加轻清疏风之品，以散其肿，荆、防、薄荷、蝉蜕、川芎、蔓荆、菊花之类。如发热，舌苔白，表重于里也，合表药用九味羌活汤、人参败毒散是也；如烦渴，舌苔黄者，里重于表也，合里药用三消饮、凉膈散、大柴胡汤、调胃承气汤是也。古有用三棱针刺出恶血[2]，法亦可用。至发痈[3]脓者，不在此例。

【注释】

[1] 大头伤寒：病名，即大头瘟，由感受风热时毒而引起的、以头面焮赤肿大为特征的一种急性外感热病。多发生于冬春季节。发病较急，初起以全身憎寒、发热、头面红肿疼痛等为主要特点。

[2] 恶血：指瘀血、坏血，因病损而郁积的血。属病理产物，又能进一步导致其他病变。《灵枢·邪气脏腑病形》载："有所堕坠，恶血留内。"

[3] 痈：病证名，多种疮毒的泛称。《素问·至真要大论》载："太阴司天……血变于中，发为痈疡。"此处指疮面浅，局部有红、肿、焮热、疼痛，皮肤光泽而薄，分泌液黏稠或有腥臭味皮损的疮毒，也称"外痈"，与发于脏腑的肺痈、肠痈等"内痈"相对应，多因外邪入里化热或过食肥甘，湿热蕴积等致气血瘀滞，化毒腐肉败筋而成。如《灵枢·痈疽》载："大热不止，热胜则肉腐，肉腐则为脓……故命曰痈。"

【提要】本节论述时疫头肿的辨证论治。

【精解】时疫头肿即大头瘟，俗称"大头伤寒"，病机为风热毒邪壅滞于头面部，一般以憎寒发热、无汗、身体酸楚疼痛、咽痛、口渴欲饮冷、头面焮赤肿大为突出特征，治宜适当加入疏散风热的清轻之品，如荆芥、防风、薄荷、蝉蜕、川芎、蔓荆子、菊花之类。辨证当注意区分表证、里证的轻重。若以表证为主，见恶寒发热、舌苔白、头痛项强、肢体酸楚疼痛、咳嗽鼻塞等表现，治疫方中宜合入九味羌活汤、人参败毒散；若里证较显，见烦渴、舌苔黄、面赤唇焦、口舌生疮、胸膈烦躁、谵妄潮热、便秘溲赤，治疫方中宜合入三消饮、凉膈散、大柴胡汤、调胃承气汤等。也有用三棱针刺络放血治疗的方法。《黄帝内经》提出"满则泄之，宛陈则除之"的刺络放血核心理论；宋唐以后锋针开始被称为三棱针，北宋王惟一以三棱针刺络放血宣泄热气，刘完素以其清热泻火；金代张从正认为"出血与发汗，名虽异而实同"，重视井穴放血；金元时期李杲以其治胃火证、湿热证、上热下寒证、气滞血瘀证等；明清更是广泛应用于各种实证、热证治疗中，如叶天士刺委中治咽喉痛、王肯堂用磁锋针治红丝疔、薛立斋破脓放血治丹毒，等等。现代临床，三棱针广泛应用于各科阳、热、实证，优势病种包括风热侵袭，热毒炽盛或热入营血的急性炎症，和湿热蕴结，气滞血瘀的皮肤病等。但是，头面肿大发为疮疽、肉腐成脓则与大头瘟不同，需以他法论治。

【医案举隅】

一、薛己内外合治大头瘟

周举人母，年六十，时仲冬，患时毒，头面耳项，肿赤痛甚，大便闭涩，脉数实，此表里俱实也。饮防风通圣散，一剂，势愈盛。此药力犹浅也。取磁锋击刺患处，出黑血，仍与前药，稍可。再与败毒散加连翘、荆、防，一十余剂而愈。若拘用寒远寒，用热远热，年高畏用硝、黄，投以托里之药，或寻常消毒药治之，鲜不危矣！

薛己. 薛氏医案［M］. 北京：中国中医药出版社，1997：212-213.

按语： 时毒表里俱实，其邪势鸱张可知。此时治疗，理当表里双解，防风通圣散与本证正合。然实热过甚，病重药轻，故未能奏效。医者合用针刺患处，令出恶血，遂获效验。可见临证应权衡邪之轻重，病之深浅，据之确定药之轻重缓急，方能取效。

二、针药并治大头瘟

罗谦甫治中书右丞姚公茂，六旬有七，宿有时毒，至元戊辰春，因酒再发。头面耳肿而疼，耳前后肿尤甚，胸中烦闷，咽嗌不利，身半以下皆寒，足胫尤甚，热壅于上。由是以床相接作炕，身半以上卧于床，身半以下卧于炕，饮食减少，精神困倦而体痛，命罗治之。诊得脉浮数，按之弦细，上热下寒明矣。若以虚治则误。《内经》云：热胜则肿。又曰：春气者病在头。《难经》云：蓄则肿热，砭射之也，取其易散故也。急则治标。遂于肿上约五十余刺，其血紫黑，如露珠之状，顷时肿痛消散。治上热。又于气海中大艾炷灸百壮。灸法佳。乃助下焦阳虚，退其阴寒。次于三里二穴，各灸三七壮，治足胻冷，亦引导热气下行故也。治下寒。遂处一方，名曰既济解毒汤，以热者寒之。然病有高下，治有远近，无越其制度。以黄芩、黄连苦寒，酒制炒，亦为引用，以泻其上热，以为君；桔梗、甘草辛甘温，上升，佐诸苦药，以治其热；柴胡、升麻苦平，味之薄者，阴中之阳，散发上热，以为臣；连翘苦辛平，以散结消肿；当归辛温，和血止痛；酒煨大黄苦寒，引苦性上行至颠，驱热而下，以为使。投剂之后，肿消痛减，大便利。再服减大黄，慎言语，节饮食，不旬日良愈。

江瓘，魏之琇. 名医类案正续编［M］. 北京：中医药科技出版社，2011：39.

按语： 本例为大头瘟，治以针药并施，病灶处针刺出血，乃放邪出路之妙法。内服药以普济消毒饮化裁，亦甚熨帖，尤其加大黄一药，导热毒下泄，使邪有去路，故获效更捷。

面肿、颈项肿、耳旁肿、胸红肿、周身红肿

【原文】时疫面肿，风热溢于上部，阳明之经脉被郁也，赤肿者方是，治以白芷、防风、葛根、石膏散其风热，视表里之轻重，合头肿条内诸方加减用之。若黄肿，乃水气也，当从水肿治之。

时疫颈项肿，乃阳明风热，俗名捻头瘟，又名蛤蟆瘟[1]，当按头肿条内表里诸方加葛根、桔梗、牛蒡、防风、玄参。痈脓发颐[2]，不在此例。

时疫耳旁肿，乃少阳风热，俗名黄耳伤寒[3]，小柴胡汤加荆、防、芎、芍、元参，亦当与头肿参看。

时疫胸前一片红肿，粟起似麻疹，风热也，俗名赤膈伤寒[4]，亦于头面诸条表里方中加荆、防、连翘、赤芍、牛蒡、土贝。

时疫周身红肿，风热溢于皮肤也。用羌、独、升、柴、葛、芷疏其皮肤之毛窍，石膏、黄芩、栀子、连翘清其肌肉之热，赤芍、归尾、红花、生地活其毒热之瘀。兼里证，与头肿诸条参治。

以上头肿诸条，列之表证者，以初起言也。若见于病后，曾经汗、下者，为余邪不尽，治法则小异。大约见于初起，表邪盛实，用表散之药为主，清里之药为辅；见于病后，里邪留溢，用清里之药为主，表散之药为辅。以此为权衡，思过半矣。

【注释】

[1]蛤蟆瘟：病名，瘟疫的一种，又称浪子瘟、大头瘟、捻头瘟。指以头面肿赤为主要特征的疫病。《古今医鉴·温疫》载："病者大小无异，大抵使人痰涎壅盛，壮热如火，头疼身痛，项强睛疼，声哑腮肿，俗呼浪子瘟，或称虾蟆瘟。城市乡村，家户相类。"《景岳全书·瘟疫》载："大头瘟者，以天行邪毒客于三阳之经，所以憎寒发热，头目颈项或咽喉俱肿，甚至腮面红赤，肩背斑肿，状如虾蟆，故又名虾蟆瘟。"宜用普济消毒饮或消斑青黛汤去参加大黄合新订浮石汤治疗。

[2]发颐：病名，又名腮颌发、颐发、汗毒。指腮腺部位一侧肿如结核，热痛红肿延及患侧耳之前后，溃后出脓臭秽，痰涌气堵的病证。多由伤寒或温病发汗未尽或疹形未透以致余毒壅积而成。初期应解表清热，用普济消毒饮；酿脓时，宜托里透脓，服透脓散；脓成则切开排脓。本病类今之化脓性腮腺炎、下颌骨骨髓炎、齿槽脓肿等病。

[3]黄耳伤寒：病证名。《重订通俗伤寒论》第八章载："风温时毒，先犯

少阳，续感暴寒而发。乃太少两阳合病，状类伤寒，以其两耳发黄，故见形定名曰黄耳伤寒。"治宜荆防败毒散加减，或结合全身情况辨证施治。该病类似于今之耳源性颅内感染。

［4］赤膈伤寒：病证名。《松峰说疫》中记载："松峰曰：是皆疫症，实非伤寒也。凡胸膈赤肿疼痛，头痛身痛，发热恶寒，名赤膈伤寒，宜荆防败毒散（见捻颈瘟）。"临床症见恶寒发热，头身疼痛，前胸红肿疼痛。

【提要】本节论述时疫初起面部、颈项、耳旁、胸前红肿和周身红肿的辨证论治。

【精解】

1. 时毒病邪蕴结壅滞的致病特点

时毒病邪蕴结壅滞可导致局部红肿热痛，或溃疡，或斑疹等。此证诸肿多为风热时毒所致，又因所肿部位不同而分经辨治，如面肿、颈项肿为阳明经风热，耳旁肿为少阳风热。

（1）时面肿：《叶选医衡·温疫论》所说"大头瘟者，头面腮颊肿如瓜瓠是也；虾蟆瘟者，喉痹失音，颈节胀大是也"皆属时疫面肿，由风热毒邪侵袭阳明经所致，症见以耳垂为中心红肿，皮肤紧张，边缘不清，色红却不如大头瘟鲜亮，按之柔韧压痛，如痄腮。

（2）颈项肿：时疫颈项肿由阳明风热毒邪上攻头面所致，俗称捻头瘟、蛤蟆瘟。症见高热不退，颈项连两侧腮部以耳垂为中心肿胀，按之柔软疼痛，张口及咀嚼困难，烦躁，口渴，咽部红肿疼痛，尿少黄赤，嗜睡，项强，呕吐，甚则神昏、抽搐。

（3）耳旁肿：指黄耳伤寒，是因邪毒炽盛，走窜扩散，入于营血，扰乱神明，或引动肝风所致，以剧烈耳痛、头痛、呕吐、发热、头昏、项强等为主要表现，甚至危及生命。

（4）胸红肿：时疫胸前一片红肿是因为风热毒邪侵袭三阳经所致，俗名赤膈伤寒。症见前胸红肿，布满粟米样红疹。

（5）周身红肿：时疫周身红肿是由于风热毒邪溢于周身所致，类似血管炎性病变。

2. 治疗

治疗以清热解毒药中加用疏散风热药为主，如防风、葛根、牛蒡子、元参、赤芍、桔梗、柴胡等，阳明经郁热则增加白芷、石膏、葛根等阳明经药物，少阳经郁热则增加柴胡、川芎等，红肿明显的还需加入赤芍、当归尾、红花、生地黄等凉血化瘀之品。

3. 注意事项

时疫初起表邪实，用表散之药为主，清里之药为辅；病后邪留于里致肿，用清里药为主，表散药为辅。若面色黄发肿，责之于三焦水道不通，气化不利，应从水肿辨治。西医学认为，黄肿与钩虫病、血红蛋白缺少有关。此外，"痈脓发颐"是指毒热结聚于颐颔的急性化脓性疾病，注意与时疫面肿区别。《医宗金鉴》认为发颐："又名汗毒，发于颐颔之间，属足阳明胃经。"其特点是颐颔之间肿胀疼痛、张口受限、腮腺化脓、全身热象明显，注意与时疫颈项肿鉴别。

【医案举隅】

颈肿案

患者，男，12岁。

[病史] 患者因发热1月余前来就诊。患者自5岁起反复3次出现发热、颈部肿物伴疼痛，每次均反复高热2个多月不退。曾静滴大量各类抗生素，遍服中西药，效果不甚明显。曾2次住院治疗，全面筛查免疫系统、血液系统疾病，并做过骨髓穿刺，未发现明显异常，2次活检病理报告为组织细胞坏死性淋巴结炎。最后使用激素治疗才退热。本次为第4次发病，发病前患儿曾头痛、咳嗽，发病2天后开始发热，随之右侧颈部出现一蚕豆大小的肿物并伴有剧烈疼痛，体温波动在38～39℃之间。静脉滴注头孢曲松1周，又服头孢菌素等约2周，血常规检查示：白细胞计数 $3.5×10^9$/L，中性粒细胞计数 $4×10^9$/L，淋巴细胞 $5×10^9$/L。肿物未见缩小，但质地变硬，体温仍持续在38℃以上。因不愿接受激素治疗遂来就诊。刻下，患儿形体消瘦，面色淡白，唇色红，右侧颈部可见一淋巴结蚕豆样大，疼痛拒按，质地硬，体温38.7℃，舌色红绛，苔黄厚微腻。患儿现食欲差，大便困难。

[方药] 蝉蜕10克，僵蚕10克，全蝎5克，蜈蚣2条，土茯苓30克，败酱草20克，野菊花20克，生石膏30克，芦根30克，赤芍20克，牡丹皮15克，生大黄3克，三棱3克，莪术3克。服5剂。

二诊： 服药5天后，体温略有下降，在37～38℃之间，食欲仍差伴恶心。

[方药] 上方加漏芦10克，路路通15克，制乳香、没药各3克。继服7剂。

三诊： 患儿3天前体温降至正常水平，现体温36.2℃，恶心消失，舌红苔厚，颈部淋巴结疼痛减轻。

[方药] 一诊方去蝉蜕、僵蚕、野菊花、生石膏、芦根、赤芍、牡丹皮，三棱、莪术加至5克，另加炮甲珠10克、二丑各3克、厚朴3克、桃仁5克、

黄连3克、生姜3片。

四诊： 右颈部肿大的淋巴结消失，已无疼痛，舌红苔黄，食欲略有好转，但食量小，大便顺畅。

[方药] 以升阳益胃汤加减。党参10克，黄芪15克，云苓20克，炒白术10克，陈皮10克，清半夏5克，黄连5克，青黛10克（包煎），连翘10克，酒大黄2克，荆芥5克，生姜3片。服14剂。

服后，诸症消失，至今未发。

赵昱，陈良，王霞. 仝小林治疗反复发作性坏死性淋巴结炎临床经验[J]. 中国社区医师，2005，（17）：35-36.

按语： 本案患儿初诊时热毒炽盛，病在气营，为气营两燔之候，表现为唇色深红、舌色红绛，药用蝉蜕、僵蚕、大黄，取意为升降散去片姜黄。升降散源于杨栗山的《寒温条辨》，多用于疫病初起。蝉蜕、僵蚕向上升散热邪，大黄向下导泄热邪，三药合用使热邪有出路，故退热作用较好。因疫病初起常伴见周身疼痛，故原方用片姜黄走四肢而止痛，而本案患儿没有周身疼痛的症状，故去而不用；全蝎、蜈蚣用意为以毒攻毒；而土茯苓、败酱草、野菊花三药均具有解毒的作用；生石膏、芦根、赤芍、牡丹皮合用为清气凉营之意，芦根为治疗瘟病初起，清卫分及气分热的要药，在《温疫治例》中芦根方为首选方；三棱、莪术用于破积散结，消散积聚，有利于退热。

患儿二诊时虽体温略有下降，但余热毒尚重，故加漏芦解毒、路路通散结，因局部疼痛明显加制乳香、没药活血止痛。三诊时患儿体温已降至正常水平，恶心消失，但舌红苔黄厚，食欲差，局部仍微有疼痛，故加炮甲珠增攻坚散结之力；二丑、厚朴、桃仁合用意在改善胃肠动力，行气化瘀通腑；患儿食欲差，用黄连、生姜辛开苦降，增加食欲。另外，不同中药在改善胃肠动力方面作用点也有所不同，如枳壳主要作用于食道与胃，枳实主要作用于胃，二丑、榔片作用于小肠，大黄、芒硝作用于大肠。老人和儿童脾虚胃滞往往并存，治疗上应益气健脾与降气通腑共用。

发黄

【原文】时疫发黄有四：一宿食，二蓄水[1]，三蓄血[2]，四郁热。当疫证初转在表时，胸膈痞闷，目珠黄，面鼻正中黄，宿食壅于胃脘也，于表药中加山楂、神曲、麦芽、莱菔子。传里时，小便不利，腹满而响，面、目、身俱黄，蓄水也，四苓散加栀子、茵陈。胸腹有软痛处，小便自利，大便黑而发黄者，蓄血也，桃仁承气汤。热在下焦，大小便俱不利而发黄者，郁热也，茵陈蒿汤。

凡发黄必以二便为辨。二便调，属上焦；小便不利属水；小便自利而大便黑润属血；大小便俱不利属热郁[3]，乃胃热移于膀胱，不必利其小便，但当通其大便，是以茵陈汤[4]有专功也。

发黄当辨其色。上焦宿食发黄，只在面目，不及周身；蓄水发黄，周于身，兼微黑而黯淡；瘀血发黄，亦兼微黑而润泽；郁热发黄，兼赤而鲜明。此即以黄辨黄之法也。

【注释】

[1] 蓄水：太阳腑证之一。指太阳邪热随经入腑，膀胱气化不利，水热互结所致小便不利之证。《伤寒论类方》载："小便不利而欲饮，此蓄水也，利水则愈。"主要证候有小便不利，少腹满微热，消渴，或水入则吐等。治宜通阳化气、利水解表，用五苓散。

[2] 蓄血：病证名。指瘀血内蓄的病证。《杂病源流犀烛·诸血源流》载："蓄血，瘀血郁结也……血结胸中，则属中部。苟蓄于此，其症必兼胸满、身黄、嗽水不欲咽……"可由外感热病导致，如《重订伤寒补天石·续集》载："蓄血者，瘀血蓄结于内也……凡伤寒有热，小腹硬满，小便反利者，蓄血证也。甚则喜怒如狂，屎黑，身黄。通用抵当丸、桃仁承气汤主之。若有外证不解者，先用桂枝汤解外，后用桃仁承气汤，下尽瘀血为愈。"

[3] 热郁：因诸邪久延不退，呈郁滞之势，郁则邪热愈盛。杂病热郁表现与外感病不同，如《杂病源流犀烛》卷十八载："不发热，常觉自蒸不能解，目蒙口渴，舌燥便赤，脉沉而数，是热郁，或昏瞀，或肌热，扪之烙手，皆是热郁。"治宜清热散郁，用火郁汤等方。

[4] 茵陈汤：出自《外台秘要》，由茵陈、黄芩、栀子、升麻、大黄、龙胆草、枳实、柴胡组成。主治黄疸，身面眼悉黄如金色，小便浓如煮黄柏汁者。具有疏肝理气、利湿退黄的功效。

【提要】本节论述了时疫发黄的辨治。

【精解】

1. 瘟疫发黄的病因和辨治

瘟疫发黄的病因有积食、蓄水、蓄血、郁热。

时疫在表，以目珠黄、面鼻正中黄为主，兼见胸膈痞闷，为胃脘食积所致。《肘后备急方》中描述谷疸："谷疸者，食毕头旋，心怫郁不安而发黄，由失饥大食，胃气冲熏所致。"食积化热生痰，痰聚湿蒸，溢于肌肤则面目生黄。

目珠黄可由阳明经热邪不得泄，上攻目内眦所致，如《素问·风论》云："风气与阳明入胃，循脉而上至目内眦，其人肥则风气不得外泄，则为热中而目黄。"《素问·风论》也曾记载："脾风之状，多汗恶风，身体怠惰，四肢不欲动，色薄微黄，不嗜食，诊在鼻上，其色黄。"可见目珠黄、鼻黄皆可指向阳明食积蒸热，治宜在解表药中加入消食药，如山楂、神曲、麦芽、莱菔子等。

时疫入里，出现黄疸症状的病因有三：蓄水、蓄血和郁热。若面、目、身俱黄，兼见小便不利、腹满而肠鸣或振水音，为蓄水所致，还可见水饮停蓄，正津不布，津液不得上荣于口腔导致的口渴欲饮水，若三焦气化不利，膀胱水停，则小腹满胀，小便不利。治宜化气行水，使湿热从小便去。四苓散由五苓散去桂枝组成，无桂枝助湿生热之嫌，加栀子、茵陈使湿热从小便而解，茵陈是利湿退黄要药。

发黄而伴有胸腹痛、小便自利、大便黑，为病位在下焦，属蓄血发黄。胸腹软痛说明血结不甚严重；热瘀互结易扰及心神，可伴见烦躁、如狂、发狂等神志异常的症状；大便色黑而小便自利，为肠中瘀血而病不在膀胱。《伤寒论》治疗蓄血发黄，轻则抵当汤，重则桃核承气汤。治宜清热退黄，凉血散瘀，用桃仁承气汤。桃仁承气汤为桃核承气汤减去桂枝、甘草，防其助气生热，增加牡丹皮、赤芍、当归，活血力量更强。

发黄而大小便俱不利，多为脾胃湿热郁滞，脾不运湿，胃不通降，邪阻气机所致，严重者会导致危重症。如《温病条辨·上焦篇》载："脾郁发黄，黄极则诸窍为闭，秽浊塞窍者死。"治以茵陈蒿汤，攻下湿热郁滞。

发黄一证，亦可见湿热与瘀血并行，脾胃与肝胆同病，湿邪内证是黄疸之因，瘀血阻络是黄疸之本，气血同病，如《金匮要略》中所说："脾色必黄，瘀热以行。"故治黄疸可酌情加用活血化瘀药物。

2. 时疫发黄诊断及辨证要点

诊断当注意观察二便以辨病位的三焦所在，及病因在气、在血、在水，还是在热郁。如发黄二便调，为上焦气化不利，治疗当注重宣透疫邪而黄自除；小便不利为膀胱蓄水，三焦气化失司；小便自利而大便黑润为下焦蓄血；大小便俱不利属中焦热郁，但通大便泻郁热即可，用茵陈蒿汤。

古人对发黄认识较丰富，《金匮要略》即提出黄疸分为谷疸、酒疸、女劳疸、黑疸。黄疸还有阴黄阳黄之辨，晦暗如烟熏，由寒湿导致的是阴黄，鲜黄如橘皮，由湿热所致的是阳黄。阳黄湿热证可见身重、胸闷、脘痞、腹胀、苔腻、便溏等表现，在表则可见发热恶风、头痛皮肤瘙痒、面部浮肿。时疫见发黄，治疗重在清解疫邪，同时可借鉴发黄的因机认知，辨别疫邪性质及兼夹，以指导治疗。

【医案举隅】

大剂量茵陈蒿汤加减治疗病毒性肝炎黄疸验案

邓某，男，23 岁，2005 年 3 月 12 日就诊。

[病史] 患者因"身目尿黄 2 周，乏力纳差 1 周"入院，有慢性乙型肝炎病史，平常未定期检查及治疗。2 周前，家人发现患者皮肤、目睛发黄，患者自觉小便黄，但未予重视。1 周前，患者自觉乏力、纳差，进食量仅为平常的 1/3，厌油腻，遂到当地医院就诊，查肝功能：丙氨酸转氨酶（ALT）723U/L，谷草转氨酶（AST）564U/L，总胆红素（TBIL）534μmol/L，在当地医院予维生素静脉滴注治疗，症状无明显改善，为求进一步诊治，收入我院肝病科。入院后患者身目黄染，色鲜明，尿如浓茶样，乏力，纳差，睡眠佳，大便秘结，舌暗红、边有瘀点，苔黄腻，脉弦滑。查肝功能：丙氨酸转氨酶（ALT）683U/L，谷草转氨酶（AST）484U/L，总胆红素（TBIL）726μmol/L。乙肝两对半检查：大三阳；乙型肝炎病毒 DNA 定量：$6.5×10^6$；凝血三项：凝血酶原时间（PT）16.8s，抗凝血酶（AT）94%，活化部分凝血活酶时间（APTT）37s。

[诊断] 西医诊断：病毒性肝炎（乙型慢性重度）。中医诊断：黄疸，阳黄（热重于湿）。

[治法] 给予丹参针静脉滴注活血，甘利欣、古拉定静脉滴注护肝，茵三硫口服护肝退黄，同时予以清热利湿、活血退黄中药。

[方药] 用大剂量茵陈蒿汤加减。茵陈 50 克，大黄 10 克，炒栀子 30 克，赤芍 30 克，虎杖 15 克，白芍 10 克，白术 10 克，枳壳 15 克，山楂 15 克，丹参 15 克，益母草 15 克，甘草 5 克。常法煎服。

口服 1 周，患者诸症改善，胃纳好转，黄疸减轻，复查肝功能：ALT 396U/L，AST 225U/L，TBIL 542μmol/L。效不更方，上方加减继续治疗 3 周后，患者症状基本消失，复查肝功能：ALT 67U/L，AST 48U/L，TBIL 85μmol/L。病情稳定，好转出院。

萧焕明，蔡高术，谢玉宝. 池晓玲运用经方治疗黄疸验案举隅 [J]. 江苏中医药，2010，42（02）：46-48.

按语：患者有慢性乙型肝炎病史，身目黄染、色鲜明、尿如浓茶样、乏力、纳差、睡眠佳、大便秘结、舌暗红、边有瘀点、苔黄腻都是湿热瘀滞，脾虚失运，肝胆熏蒸，胆汁外溢，肠热燥结的表现。茵陈蒿汤首见于张仲景《伤寒杂病论》，是中医临床治疗阳黄和谷疸的经典传统方剂。方中栀子利三焦，清湿热，大黄主下瘀血、留饮、宿食，荡涤肠胃，推陈致新，茵陈经霜雪能大清虚热。药理研究证实，茵陈蒿能降低奥狄氏括约肌紧张度，显著促进胆汁流量；栀子能抑制肝细胞炎症病变，促进肝细胞再生，活跃肝内微循环。再加益母草、白术利水，枳壳行气，虎杖、山楂凉血散瘀，赤白芍、甘草养血敛阴，柔肝止痛。

发疹

【原文】时疫发疹[1]，热邪从皮毛出也，与汗同机，以疏散清热为主。然与他证发疹不同。他证或无里热，此则未有不里热者，虽以疏散为要，而见烦渴、舌苔黄则硝、黄仍须兼用；他证发疹，疹散而病即愈，此则有屡发而病不衰者；他病发疹不过一二日为期，此则为期不定。治法必视里邪解否，为用药之准则，不可以疹之一证为据也。

【注释】

[1]疹：指突出皮肤，形如粟米，抚之碍手，压之褪色的细碎疹点。

【提要】本节论述时疫发疹和杂病发疹的区别。

【精解】中医认为发热疾病中见疹多为太阴肺的风热邪气波及营分血络，外发于皮肤所致，虽提示邪热较重，但也是邪气外透的表现。如章虚谷所说，"热闭营中，故多成斑疹。斑从肌肉而出，属胃；疹从血络而出，属经"。故治以疏散清热为主，代表方为银翘散去豆豉加细生地丹皮大青叶倍玄参方，可清透热邪。故一般外感热病发疹病程较短，疹散即邪透而病向愈。

时疫发疹亦治以疏散清透，但疫邪多邪热较重，以里热证多见，如兼见身热烦躁、口渴欲饮冷、潮热谵语、大便不通、手足濈然汗出、脉洪数等，故治疗上当兼清泄里热疫毒，在透疹的药物中加入芒硝、大黄等，如叶天士主张："若加烦躁，大便不通，金汁亦可加入，老年或平素有寒者，以人中黄代之，急急透斑为要。"时疫热毒不清，疹之热源不除，则发疹可反复出现，且发无定期，故时疫见疹不可只治疹，其治疗之本在清解疫毒病邪。如《王孟英医案》载：溽暑之令，瘄疹盛行，幼儿瘄痐出而汛至，病势较重，脉滑而数，舌绛大渴，面赤失音，不食便泻。孟英认为此为发散太过，火盛风炽，气血两燔。气分之邪，由泻而略泄其焰；营分之热，由汛（指洒扫、清扫驱除）而稍解其焚。与西洋参、石膏、知母、麦冬、犀角、生地黄、连翘、甘草、石斛、牡丹皮、桑叶、竹叶，大剂投之，3日而愈。后以养阴善后，遂渐安。其余或轻或重，正孟英一以清解而痊。

【医案举隅】

麻毒内陷验案

阮某，女，7岁，1959年1月19日初诊。

[病史]患者麻疹出现3天，疹形不透，高热烦躁，呛咳憋气，咽喉疼痛，小便不利，大便不通，腹内不适但不硬满，脉滑数，舌质黯红而干，苔黄腻。

[诊断]此为麻毒内陷，肺气郁闭，因服寒凉药过早，冰伏其毒所致。

[治法]脉尚滑数者易治，法宜宣肺透毒为主，佐以生津泄热之品。

[方药]苇根五钱，金银花三钱，连翘三钱，牛蒡子一钱五分，天花粉三钱，桑白皮二钱，生甘草八分，黄芩一钱，生石膏四钱，竹叶二钱，通草一钱。

二诊：疹形已透，热略降，仍烦不寐，余症同前，脉舌亦无变化。

[治法]因余热尚甚，热郁津伤，拟养阴生津，兼清余热。

[方药]玉竹二钱，麦冬二钱，天花粉三钱，瓜蒌仁三钱，玄参二钱，川贝母一钱，竹叶二钱，生石膏四钱，芦根五钱，桑白皮二钱，炒莱菔子二钱，生知母一钱。

三诊：前方连服2剂，热退津生，微汗出，咳减有痰，咽痛消失，能安睡，小便畅利，大便仍未通，脉细数，舌苔减少。

[治法]清燥养阴。

[方药]前方纳蜂蜜二两续服。

四诊：大便已通，体温正常，唯饮食不佳，尚有微烦，脉沉滑微数，舌苔转秽腻，中心黄。

[诊断]此属余毒未尽，内伏湿热互结，壅遏肺胃。

[治法]改用调和肺胃，清泄湿热。

[方药]冬瓜仁四钱，杏仁二钱，薏苡仁四钱，苇根五钱，滑石三钱，天花粉二钱，桑白皮二钱，黄芩一钱，山茵陈二钱，麦芽二钱，通草一钱。

连服2剂，诸症消失，口和知味，二便畅通，脉象缓和，恢复正常。

中国中医研究院. 蒲辅周医案［M］. 北京：人民卫生出版社，2005：126-127.

按语：《医宗金鉴》记载："凡麻疹出，贵透彻，宜先用表发，使毒尽达于肌表。若过用寒凉，冰伏毒热，则必不能出透，多致毒气内攻，喘闷而毙。"本例亦是麻疹初起使用寒凉药过早，失于宣透，疹毒不得外达，以致内陷，肺气郁闭而见高热烦躁、呛咳、憋气喉痛等症，采用清宣透毒为主，佐以生津泄热之品。服后疹透热减，但里热未行，继用养阴清热、生津润便和养阴清燥法，使内陷疹毒逐渐清解，但内伏湿热互结，转清湿热并调和肺胃而愈。如原文所言，"治法必视里邪解否，为用药之准则，不可以疹之一证为据也"。

发斑

【原文】时疫发斑[1]，邪热出于经脉也，虽不及战汗，亦有外解之机，治以凉血清热为主，白虎化斑汤[2]、吴氏举斑汤、犀角地黄汤选用。此亦与他证发斑有异，他证发斑，斑消则愈，此总不以斑之消否为轻重，而惟以里证为主。每每斑出而谵妄如故，或斑出数日已消而昏沉如故，必待里热全清，二便清利而后愈。故治斑药味可为辅，不可为主。发斑、发疹，热皆在经而不在胃，凡遇烦躁而不渴，目赤而舌白，即是将发斑疹之候，预以清凉、解表、透毒之药治之，使邪易出、易净。

以上时疫表证，皆关乎里，不似他证，表里两不相关。故前列各条，皆冠以时疫二字，以明非他病之见证，不可以治他病之法治之，亦不可以此法治他病，总凭气、色、神、脉、舌苔辨之，百不失一。是五者，为辨时疫之大纲，实亦辨时疫之细目也。

【注释】

[1]斑：指发于体表皮肤之红色或紫红、淡红、黑色、棕褐色之斑点，点大相连则成片状，扪之不碍手。多伴有发热、口渴、烦躁，甚则神识昏蒙、谵语等，脉多浮数，舌绛、舌面少津。治以清热凉血、化斑解毒。可见于斑疹伤寒、流行性脑脊髓膜炎及其他多种传染性热病，如菌血症等。

[2]白虎化斑汤：出自《张氏医通》，组成为生石膏、知母、生甘草、蝉蜕、麻黄、生大黄、黄芩、连翘、黑参、竹叶。

【提要】本节论述时疫发斑的辨证论治和时疫表证与杂病表证的区别。

【精解】

1.时疫发斑的辨证论治

热病中发斑的病机多为阳明经热毒内迫血分，外发肌肉所致。如陆子贤所说："斑为阳明热毒，疹为太阴风热。"又叶天士说，斑疹"宜见不宜见多"，均表明斑疹皆为邪气外透的表现，只是邪气外解之程度不如战汗。治宜凉血化斑、清热解毒，如白虎化斑汤、吴氏举斑汤、犀角地黄汤等。

时疫里热毒盛为基本特征，时疫发斑的治疗重心当在治疫而非治斑，里热清则二便清利，里温热疫毒不除，斑出病亦不减。若斑疹悉数透发或斑透发消散多日仍然出现身热不退、烦躁谵语、二便不通、脉伏，或斑疹甫出即隐，甚则痉厥、昏沉等症状，是邪热炽盛，阴液亏损的表现。

戴氏认为，"烦躁而不渴，目赤而舌白"是将发斑疹之候。邪热波及营血，劫烁阴津，扰神窜络而致烦躁明显；邪热在经不在胃，故不渴；肺经热盛，上攻于头面，使白睛红热；里热不甚故舌苔白。治以清凉、解表、因势利导、透毒外出，截断病势发展。

2. 斑、疹的区别

叶天士《温热论》中言："凡斑疹初见，须用纸燃照看。胸背两胁，点大而在皮肤之上者为斑，或云头隐隐，或琐碎小粒者为疹。"从形态上区分，斑发于肌肉，平铺于皮下，不高出于皮肤，拂之不碍手，压之不褪色，初起形如粟米，后如豆粒，继而连接融合成片，斑斑如锦纹；疹发于体表，突出于皮肤，拂之碍手，压之褪色，形如粟米。

从病因病机上区分，《温热论》明言"斑属血者恒多，疹属气者不少"，两者都是热邪外出或者温病误汗所产生。但斑为阳明热毒，阳明气分胃热炽盛，窜入血分，热迫血行，热伤血络，使血不循经，溢出脉外，瘀滞于皮下肌腠之间；疹为太阴风热，风热邪气侵袭手太阴肺卫，窜入营分，热邪郁阻气机，热迫血络，形成丘疹。

从治法来看，斑宜清化，勿提透，疹宜透发，勿补气。斑为血热出血所致，越是升提透发，越会迫血外出，甚至惊厥昏聩；疹为风热毒邪，如果用补益气血的药物，则助邪生火。化斑多用犀角地黄汤、黄连解毒汤、化斑汤、清瘟败毒饮等凉血解毒的方剂，透疹多用银翘散去豆豉加细生地丹皮大青叶倍玄参方、清心凉膈散等轻清透热的方剂。

3. 斑、疹的顺逆

斑疹的出现，说明热邪内迫营血，病情严重，但是有向外透发，热邪向外寻找出路的征象。辨斑疹顺逆当先辨颜色，病情越重颜色越深，病情轻则颜色浅，雷少逸总结为"红轻、紫重、黑危"。红活荣润为顺证，晦暗如烟熏为逆证。再辨形态，松泛洋溢，散于肌表为顺证，紧束有根，如履透针为逆证。后辨疏密分布，斑疹量少，稀疏均匀，先胸腹后四肢为顺证，分布稠密，融合成片，先四肢后胸腹为逆证。最后结合全身症状表现，斑疹透发后，热势降低，脉静身凉，神清气爽为顺证，热势不降反升，脉急疾，烦躁不安，甚则神昏谵语，斑疹隐隐为逆证。

【医案举隅】

肾综合征型出血热病案

杨某，男，8岁，2016年12月3日初诊。

［病史］家长代诉：发热4天，出疹2天。患儿于4天前起病，突然发热，头痛，咽痛，2天前颈部开始出疹，1天前红疹遍布全身，疹色鲜艳而红，求治于中医。刻诊：高热（39.8℃）目赤，咽痛呕恶，全身红色斑疹，状如涂丹，两颊潮红，环唇苍白，脉浮而数，舌赤如杨梅。实验室检查：流行性出血热免疫球蛋白M（IgM）抗体：弱阳性；异常白细胞形态检测：异型淋巴细胞占6%，晚幼粒细胞2%，单核细胞百分比21%，淋巴细胞百分比29%，中性粒细胞百分比42%；T细胞亚群CD8$^+$T淋巴细胞42.57%；呼吸道九项肺炎支原体IgM抗体弱阳性，副流感病毒IgM抗体阳性。

［诊断］西医诊断：猩红热病。中医证断：卫分热毒未解，温病初犯营血。

［治法］辛凉透邪，凉血解毒。

［方药］银翘散去豆豉加细生地丹皮大青叶倍玄参方加减。处方：金银花12克，连翘12克，大青叶12克，芦根12克，淡竹叶12克，荆芥6克，薄荷6克，牡丹皮6克，桔梗9克，牛蒡子6克，赤芍9克，生地黄9克，甘草3克。以上诸药水煎服。

二诊：连服2剂，患者诸症悉减，继服1剂，热退疹消，余症消失。惟唇红舌赤，脉细而数。

［诊断］此属营热未尽，阴津亏耗之证。

［治法］养阴清热，凉血解毒。

［方药］玄参9克，生地黄9克，连翘9克，板蓝根9克，牛蒡子9克，金银花12克，甘草3克。

此方连服3剂而痊愈。

李复培. 已故名医徐慧灵治疗猩红热的经验［J］. 成都中医学院学报，1993，（04）：35-36.

按语：肾综合征型出血热即猩红热，患者杨梅舌是血分热毒炽盛的表现，是猩红热的代表舌象。患者身热、目赤、咽痛、脉浮是邪热稽留手太阴肺卫的表现，斑疹密布如涂丹是气营两燔的表现。银翘散去豆豉加细生地丹皮大青叶倍玄参方出自吴鞠通《温病条辨》，"太阴温病，不可发汗，发汗而汗不出者，必发斑疹。汗出过多者，必神昏谵语。发斑者，化斑汤主之，发疹者，银翘散去豆豉，加细生地、丹皮、大青叶，倍元参主之"。银翘散疏散卫分热邪，生地黄清营养阴，牡丹皮、玄参凉营活血清虚热。现代药理研究表明，银翘散去豆豉加细生地丹皮大青叶倍玄参方具有抗菌、抗病毒、消炎、解热、利尿、降低毛细血管通透性和脆性等广泛的药理作用。

以上所述时疫表证皆兼有里证，其病机不似一般外感病，表证之后方见里证，表证里证各自分明。故时疫治法与他病不同，当以气、色、神、脉、舌苔为依据进行辨证而后论治。气味、面及体肤色、神态、脉象、舌象这五方面是辨识时疫的抓手，故为大纲，同时这五方面还是具体的诊法，也是细则。

里证

烦躁

【原文】烦乃心烦，情思不定，神不安而形如故；躁则形扰[1]，扬手掷足，形不宁而神复乱。烦轻而躁重也。在他证有谓烦属心，躁属肾者；烦属阳，躁属阴者。在时疫总属郁热。热浅在上，则见烦躁之形；热深在下，则渐近昏沉而不烦躁。是时疫初起，可即烦躁之轻重，辨病势传变之轻重，不烦躁则非时疫，设气、色、神、脉、舌苔有时疫确据，亦属但表不里之轻证。

凡初起憎寒发热而烦躁者，邪在半表半里，三消饮、九味羌活汤、六神通解散选用。隆冬寒甚，汗难出者，大青龙汤、葳蕤汤可借用。舌苔已黄，渴而喜饮，身热汗出而烦躁者，邪入于胃也，白虎、黄芩、三承气、小陷胸、三黄泻心、凉膈散选用。舌苔已黑，烦躁渐近昏沉者，邪入心包也，犀角地黄汤加羚羊角、黄连解毒汤选用。屡经汗、下、清凉，表里俱无阻滞而烦躁者，阴液伤也，生脉散、六味地黄汤、吴氏诸养荣汤选用。或用汗解、清利、滋润诸法不应而烦躁加甚者，当细验舌苔。若黄黑苔中夹一块白润，是为夹水。或平素胸有痰饮；或未病之先，曾饮冷物；或初烦躁时，过饮冷水，恣啖凉物；或用清凉太早，皆能停饮于胸膈、胃脘之间。寒饮拂郁其疫热，外不能达表，内不能传胃，故烦躁转甚。验舌之后，更细按胸胁，满痛而软，漉漉有声，再细察其脉，右寸关或弦紧，或缓，皆停水确据。当以苍术、半夏、莱菔、厚朴先消其水气，然后治其烦躁，无不应者。不论舌苔有无黄黑，但烦躁而兼小便不利者，虽无水气在胸胁，而少腹略有满痛处，即当以导赤散、泻心汤、四苓汤、猪苓汤、益元散利其小便，所谓心邪不从心泻，而从小肠泻也。

【注释】

[1] 扰：即扰动不宁。

【提要】本节论述温疫烦躁的证治。

【精解】

1. 温疫烦躁辨证

温疫可见诸多神志异常的症状，如烦躁不安、神志昏蒙、神志如狂、神昏谵语、昏愦不语、神志呆钝等。本节论述温疫中烦躁一证。"烦""躁"二者含义不同，"烦"多偏向于神志不安，但无肢体异常，"躁"不仅有神志的不安，还伴有四肢躯体的躁动不安。故"烦""躁"有程度之别，"躁"比"烦"更加严重。烦躁在其他病证中可有阴阳脏腑不同辨证，如《伤寒六书》中言："（烦躁）有阴阳虚实之别。心热则烦，阳实阴虚，肾热则躁，阴实阳虚。"但戴氏针对温疫中"温邪"的特点，指出温疫中烦躁的病机多在于郁热，少有阴阳之分，切不可轻易将温疫之躁辨为阴证，而行姜、附之剂，反使阴液更伤。烦躁多见于温病中早期，热势较浅之时；随着病情发展，热势深入，烦躁可逐渐加重，伴见神志不清、胡言乱语等症；若邪入极深，则可出现昏沉之证，但见神志丧失，不省人事，再无烦躁症见，属危急重症。温疫常见烦躁症状，可以通过烦躁症状轻重判断病势变化。烦躁于时疫初起即可出现，其他外感病初起不见烦躁症状。若气、色、神、脉、舌苔多症合参确为温疫之证而未见烦躁，表明此时尚属在表之轻证而无里邪，可见烦躁是里有热邪的诊断要点。

2. 温疫烦躁临证治疗

对于温疫烦躁的治疗，戴氏总结了"汗法""清利法""滋润法"等常法和烦躁兼见水饮、小便不利等变法。

凡是温疫兼见恶寒发热、头身疼痛等表证与烦躁、口渴等里证者，可知是表里同病，可选用三消饮、九味羌活汤、六神通解散等进行治疗。戴氏所言

"半表半里"，根据其描述的病证与处方可以推断，此处并非指吴又可《温疫论》中所述半表半里、邪伏膜原之证。因其症状为憎寒发热而烦躁，而无寒热往来、胸满脘痞、苔厚等邪伏膜原之症，选方除三消饮外均无透达膜原之功，而三方均为表里同治之方，故应理解为邪自膜原而出，出表入里之表里同病之证。临床上三者当鉴别使用，若既见发热恶寒等表证，又见口渴烦躁等里证，并见手足沉重、脘痞满胀、舌上白苔厚腻而见黄之半表半里证者，多选用三消饮治疗，即吴又可所言"此治疫之全剂，以毒邪表里分传，膜原尚有余结者宜之"；若是风寒湿邪兼具，头身疼痛，肢体酸楚重，又兼见里热者，多用九味羌活汤治疗；若是表证明显，恶寒发热无汗、身热、脉洪大者，多选用六神通解散治疗。

而对于隆冬之日，表闭无汗，邪气无出路，又见烦躁口渴等里热证者，则可以选用大青龙汤、葳蕤汤进行治疗。大青龙汤开表清热力强，表闭里热均重者可选用此方；葳蕤汤兼有滋阴之功，若兼见阴弱，咽干口燥明显者可选此方。

凡是表现为舌苔黄、口渴喜饮、身热汗出而烦躁的，均为疫邪内传于胃，应用清利之法，根据具体病证分析，选用白虎汤、黄芩汤、承气汤、小陷胸汤、三黄泻心汤、凉膈散等进行治疗。大热、大渴、大汗、脉洪大者，可用白虎汤；太阳少阳合病，除口渴、汗出、烦躁外，伴见口苦、腹痛、下利、脉弦等症者，可用黄芩汤；伴见阳明腑实，大便不通者，根据痞满燥实四症轻重，选用三承气汤；痰热结胸，胸闷脘痞，按之则痛，咳痰黄稠者，可用小陷胸汤；伴见心下痞满、按之濡软、脉关上浮者，可用泻心汤治疗；若见中上二焦郁热，面赤唇焦、胸膈烦躁、口舌生疮、谵语狂妄，或咽痛吐衄、便秘溲赤，或大便不畅、舌红苔黄、脉滑数者，则选用凉膈散进行治疗。

凡是舌苔由黄转黑，热势深入，烦躁症状渐渐转变为神志不清者，是邪入心包，蒙蔽心窍，心神失用的表现，可选用犀角地黄汤加羚羊角或黄连解毒汤等方剂治疗。若见身热谵语、惊厥抽搐，或是热伤血络，发斑出血，或是蓄血瘀热，喜忘如狂、漱水不欲咽、舌绛苔少脉细者，可用犀角地黄汤加羚羊角；若是大热烦躁发狂、口燥咽干、吐血、衄血、发斑严重、舌红有苔、脉数有力者，可用黄连解毒汤治疗。应注意的是，戴氏虽未具体详论，但因本证有窍闭神志不清的症状，应注意增加化痰开窍药或服用安宫牛黄丸进行治疗。

凡是多次使用汗法、清利法等，虽见烦躁，但其他症状及舌脉均无表里之邪阻滞之象，反见脉细苔少等，则可判断为阴液受伤，可选用生脉散、六味地黄汤、吴氏诸养荣汤进行治疗。若汗出短气、神疲乏力、烦躁失眠、脉细弱者，可以使用生脉散治疗；伴见头晕耳鸣、腰膝酸软、骨蒸潮热、盗汗遗精、舌红苔少者，可选六味地黄汤治疗；吴氏《温疫论》中有柴胡养荣汤、清燥养荣汤、人参养荣汤等方，治疗诸阴枯血燥之病证，可根据是否有妇人病、气虚症状、腑实证等选用不同养荣汤治疗。

如果患者平素胸中有痰饮，或是未发温疫之前过量饮冷，或是初发病时大量饮冷水、食冷物，或是医生过早用寒凉之药，均会导致水饮内停，寒饮将温疫之邪热郁闭体内，不能使邪热传表、传胃。此时运用汗法、清利法、滋润法等均没有相应疗效，反而会导致烦躁加重。若见此情景，则应该仔细观察患者舌苔，根据黄黑苔中是否有白润之处，判断是否有水饮内停。除此之外，还需要通过胸胁触诊及脉诊进行确认，若胸胁部满痛而软，按之有漉漉水声，脉右寸关或弦紧，或缓，则可确定是水饮内停之证。戴氏认为此时应使用理气、燥湿、化水之药，先化水饮，再治邪热，可选用苍术、半夏、莱菔子、厚朴等药治其水饮，再用前法，则烦躁可解。吴鞠通在《温病条辨》中言："脉洪滑，面赤，身热，头晕，不恶寒，但恶热，舌上黄滑苔，渴欲凉饮，饮不解渴，得水则呕，按之胸下痛，小便短，大便闭者，阳明暑温，水结在胸也，小陷胸汤加枳实主之。"此为暑温"水结在胸"之证治，可与本文互参，临床若见温疫水停之证，与此症状相同者，亦可参考使用。

若症见烦躁、小便不利、少腹满痛，舌苔或黄黑或白，则为温疫心火内盛。戴氏认为此证应当从小肠泻心之火，则烦躁自除，可选用导赤散、泻心汤、四苓汤、猪苓汤、益元散进行治疗。若见烦热口渴、口舌生疮、意欲冷饮，可用导赤散治疗；若见小便不通，伴大便水泻，则可使用四苓汤治疗；若小便不利、发热、口渴欲饮、心烦不眠，则可使用猪苓汤治疗；若是夏秋感受暑湿，伴见心烦失眠，则可使用益元散治疗；泻心汤不在泻心而在泻胃，亦无利小便之功，此处戴氏选用此方，应是取其除满之功，气机调畅，则小便自利，烦躁自除，故若见心下痞满，按之濡软，关脉浮，则可使用泻心汤治疗，不必拘泥于利小便之用。

戴氏将烦躁置于里证之首，且论述详尽，因机证治、病情演化均有详述，可见烦躁症状作为温疫里证之重要性。烦躁症状常常可贯穿温疫病的整个过程，亦可变化为谵狂、昏沉等症状，对于温疫病发展变化具有很好的判断作用，且烦躁症状亦常为患者之所苦，故临床上应予以重视。

【医案举隅】

瘟疫案

马某，男，30岁。

［病史］1920年3月，患瘟疫病已七八日，延余诊视，见其张目仰卧，烦躁谵语，头汗如洗，问其所苦不能答，脉象沉伏欲绝，四肢厥逆，遍身肤冷。唇焦齿枯，舌干苔黑，起刺如铁钉，口臭气粗。以手试之，则口气蒸手。查其前服之方，系以羌活、紫苏、荆芥、薄荷、山楂、神曲、枳实、厚朴、栀子、黄连、升麻、麻黄及葛根等药连进4剂，辛散发表过甚，真阴被劫，疫邪内壅与阳明燥气相合，复感少阴君火，热化太过，逼其真阴外越，遂成此热深厥深阳极似阴之证，苟不急为扑灭，待至真阴灼尽，必殆无救。

［方药］大黄26克（泡水兑入），生石膏30克，枳实15克，厚朴15克，芒硝10克，知母12克，生地黄60克，黄连10克。

二诊：服1剂，病情如故。服2剂后大便始通，脉息沉而虚数，但仍神识朦胧，问不能答。

三诊：照方再服2剂，连下恶臭酱黑粪便，臭不可当，其后口津略生。

四诊：又照原方再服2剂，大便始渐转黄而溏，舌钉渐软，惟舌中部黑苔钉刺尚硬，唇齿稍润，略识人事，始知其证索饮而渴，进食稀粥少许。

［方药］照前方去枳实、厚朴，加天冬、麦冬各15克，沙参20克，生地黄12克，甘草6克，将大黄分量减半。

五诊：连进4剂后，人事清醒，津液回生，苔皮渐退而唇舌已润，唯仍喜冷饮。

［方药］继以生脉散加味，连服3剂而愈。

人参15克，麦冬15克，当归10克，生地黄15克，杭芍15克，五味子3克，生石膏10克，黄连5克，甘草6克。

吴佩衡. 吴佩衡医案［M］. 北京：人民军医出版社，2009：11-12.

按语： 此阳明急下之证，患者已严重昏聩，不省人事，不能询及渴饮与否，如症见壮热面赤、口气蒸手、唇舌焦躁、鼻如烟熏等，则实热证情已具，即当急下，切勿迟疑，以免贻误病机，证变难挽，故以大承气汤急下，白虎汤中石膏、知母合黄连清气分之邪热，生地黄清热养阴。温热邪气最易伤阴，阳明温病后期气阴两伤，故后采用益气养阴生津之品以助气液之恢复，稍加清热药以除余邪，乃叶天士"恐炉烟虽熄，灰中有火矣"之意也。

呕

【原文】吴又可曰：时疫有始终能食者，邪不传胃也，慎勿绝其饮食，此不呕者也。愚尝见时疫初起未发热时，表证未见，有先作呕数日者，此疫邪先犯太阴。当辨其口气，无臭气而不黏者，属太阴寒证；有臭气黏厚者，属太阴疫证。此为先里而后表，不可遽用清凉，闭遏邪气，致使不能透达传化。虽四肢有时厥逆，脉有时沉伏，亦不可用温热，致增呕证。甚有舌紫昏沉者，惟当宣其胃气，藿香正气散最宜。若已发热而呕者，吴氏达原饮加半夏。兼三阳表证加羌活、葛根、柴胡。若呕而烦渴，身热而不恶寒者，邪在阳明也，白虎汤、黄芩汤，并加半夏。若呕而舌黄，胸中有满痛处，桔皮半夏汤加枳实、山楂、麦芽、川贝。贝母力缓，用至五钱或一两，乃能舒郁散结。若呕而舌黄，心下脐上有满痛拒按者，大柴胡汤。若呕而舌黄或黑，少腹有满痛拒按，当视其前后何部不利。大便不利调胃承气汤；小便不利四苓加木通，或益元散，利之则愈。寒热已解，二便通利，胸腹无滞而呕不止者，余热在胃也，竹叶石膏汤。屡经清、下，呕不止而舌无苔，多汗、心悸、萎倦者，中气伤也，大半夏汤或六君子汤加白蔻。屡经清、下，倦怠异常，四肢渐冷者，乃清下太过而中寒也，理中汤甚至加附子。然此为治药之法，非治疫之法也，宜详察之。

【提要】本节论述温疫呕证的证治。

【精解】开篇戴氏引吴氏《温疫论·论食》之言，意在说明本文所论之呕兼有不能食之症状，且二者均有太阴受病之病机。

1. 疾病初期

若温疫初期，表证未见而出现呕吐，多是温疫之邪先犯太阴。此处所论太阴，应是从《伤寒论》之足太阴，即如戴氏序中所言"其书本伤寒立论，而互为区别之书，非专论瘟疫之书"。而后人所谓太阴温病，则是来源于吴鞠通《温病条辨》，对举《伤寒论》，以"温邪上受，首先犯肺"为据，将温病初感概括为"凡病温者，始于上焦，在手太阴"，与本条"太阴疫证"应做区分。本证需与伤寒太阴病相鉴别，戴氏将本证与伤寒太阴病分别称为"太阴疫证"与"太阴寒证"。戴氏认为，二者可以通过患者口气进行初步鉴别，若是口中无臭气且不黏的，则为"太阴寒证"；若是口中有臭气且黏腻的，则多是湿热之邪内侵，应是"太阴疫证"。其中，太阴寒证为伤寒论太阴病之本证，即《伤寒论·辨太阴病脉证并治》中所言"自利不渴者，属太阴，以其藏有寒故也，当温之，宜服四逆辈"。《伤寒论·辨太阴病脉证并治》中总论太阴病之症状为"太阴之为病，腹满而吐，食不下，自利益甚，时腹自痛"。若是"脏中有寒"，寒湿内盛，寒气凝滞，气血不通，不通则痛，自然可见腹满下利，时腹自痛。但若是湿热温疫之邪内侵，则无阴寒之证，但见呕吐、食不下，伴有口中黏腻臭气，此即戴氏所言"太阴疫证"。

本证为湿热之邪内闭，后渐渐发为表证，即表现为初期但呕不热，而后表证渐出，故病情初发，不应立刻用寒凉药物，否则会使湿热之邪郁闭更重，不能外透于表。湿性黏滞，痹阻气血，气机闭塞，血脉不通，可见四肢厥逆、脉有时沉伏等症状。此时不能草率认为是阴寒之证，即用温热之剂，应根据口中是否有黏腻臭气或其他湿热之象，进一步确定是否为太阴疫证。若患者为太阴疫病，即使病情发展表现为舌紫、神志昏沉等症，也不能轻易判断为热入心包证而用大量清凉之药。此多为湿热闭阻，只需使用藿香正气散开宣胃气，湿从胃去则病证自除，若妄用凉药，则郁闭更重，病证难愈。

2. 疾病进展

如果患者从单纯的呕证，渐渐出现发热，则是邪已外透于半表半里，可用达原饮加半夏进行治疗。若邪气外透兼见三阳表证，则可依证加入羌活、葛根、柴胡解其表。此为吴又可达原饮方后按语中的"三阳加法"，如《温疫论》中言"凡疫邪游溢诸经，当随经引用，以助升泄，如胁痛、耳聋、寒热、呕而口苦，此邪热溢于少阳经也，本方加柴胡一钱；如腰背项痛，此邪热溢于太阳经也，本方加羌活一钱；如目痛、眉棱骨痛、眼眶痛、鼻干不眠，此邪热溢于阳明经也，本方加干葛一钱"。

凡是见到呕吐伴有烦渴、发热不恶寒的，可以判断是邪入于胃，为阳明里证，可使用白虎汤、黄芩汤治疗，并加入半夏止呕。邪已尽入阳明，大热、大渴、大汗出、脉洪大者，用白虎汤；若兼少阳之热，并见脘腹胀痛、下利者，则宗《金匮要略》"干呕而利"，用黄芩汤。

若见呕证伴有胸脘满痛、舌苔黄，则用橘皮半夏汤加枳实、山楂、麦芽、川贝母治疗。此为气机郁滞之食积证，一般除上述症状外，还可能见呕吐酸腐、大便不下、吞咽困难等。此方中之贝母，意在疏郁散结，贝母治郁，先秦即有之，《诗经·国风·载驰》有云"陟彼阿丘，言采其蝱"，蝱就是贝母，言其可治郁结。用贝母疏郁散结用量宜大，用至15～30克方能体现其功效，因浙贝疏散结力强，且川贝母价格昂贵，故本证多可用浙贝母代替。此处戴氏所指胸中满痛之证，可能与西医学贲门失弛缓症类似，代表症状是吞咽困难、胸骨后疼痛、食管反流等，临床可以参考治疗。

若呕证伴有心下脐上部位满痛拒按、心中郁闷烦乱、舌苔黄者，为少阳阳明合病，应用大柴胡汤治疗。

如果是呕证伴见少腹满痛拒按、舌苔黄或黑的，应当分辨其少腹满痛是由于大便不利还是小便不利导致的。若患者大便不利，则可使用调胃承气汤；若小便不利，则可使用四苓散加木通或者益元散进行治疗。二便通利后，则呕证自愈。《温疫论》中言："疫邪留于心胸，胃口热甚，皆令呕不止，下之呕当去，今反呕者，此属胃气虚寒，少进粥饮，便欲吞酸者，宜半夏藿香汤，一服呕立止，谷食渐加。"吴氏之文亦论呕证，为呕证胃口热，下之不去者，选用半夏藿香汤，可与本文互参。

3. 疾病预后

若患者经解表清里之后，上述发热恶寒、二便不通、胸腹满痛等症状均消失，但仍见呕不止，是因为胃中仍有余热，应当运用竹叶石膏汤清热养阴治疗。若是用药不慎，多次清、下邪气，虽邪气已除，但中气内伤，表现为多汗、心悸、萎倦、呕不止而无苔者，此属胃气受损，当益气止呕，可用大半夏汤或者六君子汤加白蔻仁治疗。若是多次清、下邪气后，阳气受伤，中焦虚寒，表现为倦怠异常、四肢渐冷者，可用理中汤治疗，若是伤及肾阳，腰膝酸冷、四肢厥冷者，则可加入附子温补肾阳。戴氏指出上述"屡用清、下"后两证，均是治疗药邪伤正的方法，而非治疗温疫的方法，故在使用时应注意中病即止，不宜多用，不能忘其疫病之本。若过用温补之药，则不仅疫毒难去，还易伤阴液，得不偿失，故临床运用中应仔细分辨二者之别。

【医案举隅】

呕吐案

吴（三六）壮年形伟，脉小濡，恶闻秽气，食入呕哕。缘阳气微弱，浊阴类聚，口鼻受污浊异气，先入募原，募原是胃络分布，上逆而为呕吐。此病理标者，用芳香辟秽，扶正气治本，以温上通阳（阳虚吸受秽浊气）。

藿香　草果　公丁香　茯苓　厚朴　砂仁壳　广皮　荜茇

叶天士. 临证指南医案［M］. 北京：人民卫生出版社，2006：171-172.

按语： 本案为邪阻膜原，胃气上逆之呕吐。叶氏言阳气微弱之意，是指此人阳气微微偏弱，使浊阴之邪有可乘之机，入于膜原。因膜原是胃络分布，故使胃气上逆而呕。治此病用芳香辟秽之品，温阳化邪，透达膜原，则诸证可愈。

咳

【原文】咳者，疫邪夹他邪干肺也。有初起在表，夹风邪干肺者，脉兼浮，咳多痰沫，必兼鼻鸣、自汗、洒淅恶寒，于透表诸方中加前胡、桔梗、苏子、杏仁、淡豉。有夹水干肺者，不论表里，脉必兼缓，咳必多清痰，兼舌白、心悸、胸满，或呕，或吞酸，于表里药中加桑皮、半夏、茯苓、川贝母、莱菔子。有疫热传里，燥火熏肺者，脉必数，咳必无痰，有痰亦难出而咽痛，于里药中加花粉、黄芩、川贝、蒌仁。有病后阴伤肺燥者，脉必涩，咳必无力，舌必赤而无苔，吴氏清燥养荣汤加麦冬、元参、知母、贝母。有屡经汗、下，或平素阴虚，肾气上逆者，咳必兼上气，颧必时赤，足膝必清萎，脉必散，六味加枸杞、五味、牛膝。

疫邪兼咳者少，即有之，亦非大有关系之证，宜以病之表里大势为主，加治咳药于本方疗之。

【提要】本节论述温疫咳证的证治。

【精解】对于温疫咳证，戴氏认为多为疫邪夹杂他邪干肺所致，需仔细分辨病位表里及所夹邪气不同，从而采取不同的治法。

温疫初起，邪在于表而兼夹风邪干肺，表现为鼻鸣、自汗、恶寒重发热轻等症，应选用透表的方药，再加入前胡、桔梗、苏子、杏仁、淡豆豉治疗。吴鞠通《温病条辨》载："太阴风温、温热、温疫、冬温，初起恶风寒者，桂枝汤主之。"故透表方可选用桂枝汤为主方，取其解肌之意，以"温病忌汗，最喜解肌"是也，而前胡、桔梗、苏子、杏仁、淡豆豉诸药，除宣肺化痰止咳作用外，亦有发表之功，正合叶天士治咳"宣辛则通，微苦则降"之论。若是温疫兼水湿停肺，不论是否有表证，均表现为痰清稀、脉缓的症状，兼有心悸、胸闷、舌苔白，或是呕，或是吞酸，应在解表清里的同时加入桑白皮、半夏、茯苓、川贝母、莱菔子进行治疗。戴氏未言"表里药"选用何方，但此处见表证兼咳痰清稀、心悸胸满等症，万不可妄用小青龙汤一类大辛大热剂，当顾其温疫之实，依证选用藿朴夏苓汤、三仁汤、达原饮等方，戴氏选桑皮、半夏、茯苓、川贝母、莱菔子等诸药之意亦是如此，使化水之外不助邪热，其意简而精巧，值得细细琢磨。

若是温疫之邪内传于里，燥热灼肺，则见咳而无痰，或是咽痛、痰难咳出，脉一般为数脉，应在清里的同时加入天花粉、黄芩、川贝母、瓜蒌仁治疗。虽见干咳无痰，但脉数有力，示阴液未伤，是气分大热、火热灼津之象，故清里药物可选用麻杏石甘汤、白虎汤、黄芩汤等，戴氏加入天花粉、黄芩、川贝母、瓜蒌仁诸药，除清热止咳外，亦有生津润燥之意。若热病后期，真阴受伤，干咳无力，见舌红无苔、脉涩者，可使用吴又可的清燥养荣汤加麦冬、玄参、知母、贝母进行治疗。多次汗、下，或是平素肾阴亏虚，肾不纳气者，多表现为咳嗽上气、颧红、足膝痿软无力、脉散，应选用六味地黄丸加枸杞、五味子、牛膝进行治疗。

本节最后戴氏再次指出，咳嗽与疫邪本身关系不大，多为夹杂他邪干肺所致，故治疗时的常法是先根据温疫发展、表里虚实之大势，选用治疫之主方，再根据咳嗽辨证针对性用药即可。

在临床上，应辩证地看待戴氏"疫邪兼咳者少"之论，而非言疫邪不引起咳嗽。咳证病机复杂，如《素问·咳论》所言，"五脏六腑皆令人咳，非独肺也"。疫病中，病机关键为疫邪为患，咳证非证之根本，当以清除疫邪为主，兼治咳。新型冠状病毒感染，某些有肺部影像异常表现而不呈现咳嗽症状，治法也有化湿、解毒、利水、化瘀、消痰、攻下等不同，意即驱邪为要。

【医案举隅】

咳嗽案

旧有痰饮咳嗽，触受风温之邪，由皮毛而上干肺系，蕴郁阳明。饮邪得温气之熏蒸，变为胶浊之痰，互阻上焦，太阴清肃无权，以致气喘大发，喉有锯声，咳痰不出，发热畏风，舌苔腻黄，脉象浮弦而滑。阅前方降气化痰，似亦近理，然邪不外达，痰浊胶固益甚，颇虑壅闭之险。书云：喘之为病，在肺为实，在肾为虚。此肺实之喘也，急拟麻杏石甘汤加味，清开温邪，肃肺涤痰，冀望热退气平为幸。

蜜炙麻黄四分　光杏仁三钱　生石膏三钱，打　生甘草五分　炙白苏子二钱　旋覆花五钱，包　竹沥半夏三钱　水炙远志一钱　炙兜铃一钱　海浮石三钱　象贝母三钱　冬瓜子三钱　活芦根一尺，去节　淡竹沥一两，冲服

前投麻杏石甘汤加味，已服两剂，气喘已平，身热亦退，佳象也。惟咳嗽痰多，胸闷不思饮食，苔薄黄，脉滑数不靖，温邪已得外达，痰浊留恋上焦，肺胃肃降失司，适值经临，少腹隐痛，挟宿瘀也。

今制小其剂，佐入和营祛瘀之品。

炙白苏子二钱　光杏仁三钱　象贝母三钱　水炙桑叶皮各二钱　竹沥半夏二钱　水炙远志一钱　旋覆花五钱，包　海浮石三钱　炙兜铃一钱　紫丹参二钱　茺蔚子三钱　冬瓜子三钱　干芦根一两，去节

丁甘仁. 丁甘仁医案［M］. 北京：中国医药科技出版社，2020，121-122.

按语：此案为丁甘仁医案。本案患者素有痰饮咳嗽，又外感风温，继发为哮喘病。首诊因哮喘严重，考虑肺中壅塞，急用清开温邪、肃肺涤痰之法。二诊气喘、身热均平，仍有咳嗽痰多，伴有胸闷、不思饮食、苔薄黄、脉滑数不靖、少腹急痛等症。丁老认为是温邪已得外达，痰浊留恋上焦，兼有宿瘀。故去清开温邪之剂，减诸药，佐入丹参、茺蔚子等和营祛瘀之品。本案中咳与温热之邪无必然关系，感邪前即有咳嗽，邪退后咳仍不解，恰合戴氏"疫邪兼咳者少，即有之，亦非大有关系之证"之言。现代研究显示，麻杏石甘汤有抗变

态反应、镇咳平喘、增强机体免疫功能、抗病毒、抑菌等功效，为治疗咳嗽喘哮之要方。

渴

【原文】渴乃热象，时疫为热证而有不渴者。盖初起湿热相兼，为蒸气，热未胜湿，则郁闷、心烦而不渴。热已大盛，在经而不在胃，则烦躁、身热而不渴。在下而不在上，则燥结而不渴。在血分不在气分，则昏沉而不渴。疫邪初从太阴发者，胸腹满、呕而不渴。此外，无有不渴者矣。

初起在表，发热、头痛、舌白而渴，脉必不浮、不沉而数，六神通解散加石膏、葛根，或九味羌活汤加石膏、葛根。半表半里，口苦咽干，目胀而渴，脉必数，小柴胡汤加花粉、知母，或亦加石膏，或达原饮加石膏、葛根。邪已入胃，作渴、身热、自汗，舌现黄苔，或酱色，或黑燥，当察其胸、胁、少腹，按之无痛处而渴者，为有热无结，脉必洪，宜白虎汤。按之有痛处，为有热有结，痛在心下，脉必滑大，关上尤甚，小陷胸汤。在脐上及当脐，关中脉必滑大，小承气汤。在脐下，尺中脉必滑大，调胃承气汤。心下至少腹俱痛，寸、关、尺必皆滑大，大承气汤。痛在左胁不可按，左关脉必弦，或涩、或芤，桃仁承气汤。痛在右胁不可按，右关脉必弦，或滑、或迟，十枣汤。渴而小便不利，少腹不可按，尺脉必数，四苓散、猪苓汤、六一散。汗、下后，身热已除而渴不止，余邪未尽也，宜将前所用药再作小剂以利之。屡经汗、下，渴而舌上无苔，胸腹无满痛，心悸而烦，脉虚细，或浮散、或涩，亡阴也，六味合生脉为主。

渴与烦躁同机，而渴轻于躁。渴有喜饮，而又有喜热饮、冷饮之分。在他证不喜饮及喜热饮，则为真寒假热。在时疫喜热饮，多发斑疹；不喜饮，热在血分。真寒假热，百不一见也。

时疫初起，以渴为机括[1]，渴甚则热甚，渴微则热微。在末路，尤以渴为有余邪，不渴为无余邪也。

【注释】

[1] 机括：弩上发矢的机件，犹机关，是机械发动的部分。喻指治事的权柄或事物的关键。

【提要】本节论述温疫渴证的证治。

【精解】本节开篇首句即为本节高度概括。其一判断病势，渴重热亦重、渴轻热亦轻。其二论治疗之法，治热之理即是治渴之理。其三论辨渴证之关键，温疫辨渴重在辨不渴。

温疫不渴有五：①湿热之邪外侵，湿重热轻，湿气熏蒸，则口不渴，伴见郁闷、心烦。②热邪内盛，在经而不在胃，表现为烦躁、身热、不渴。但前文言"渴为热象"，此处又言"热已大盛"而不渴，有自相矛盾之嫌，故此处所言"不渴"应是指相较于邪热入胃之白虎汤证的大渴而言，是不甚渴而非不渴，临床上参照本书"烦躁"，可依据其他症状选用栀子豉汤、黄连解毒汤等方治疗。③热在肠腑不在胃，因肠腑在胃之下故言"在下"，见大便干结而不渴。④热在血分，热蒸津液，上承于口，则见神志昏沉而不渴。⑤邪初发自足太阴脾，表现为胸腹满、呕而不渴，如《伤寒论》中言"自利不渴者，属太阴"。除此之外，见热证必有口渴，仅是程度之别，若无口渴，则应非热证。

温疫初起，邪在于表，表现为发热、头痛、舌苔白、脉不浮不沉而数，兼渴者，可用六神通解散加石膏、葛根，或者用九味羌活汤加石膏、葛根进行治疗。若是恶寒、体痛、无汗者，则选用六神通解散；若外感风寒湿邪，肢体酸楚疼痛者，则选用九味羌活汤；石膏辛甘大寒，清里热而生津液，葛根甘辛而凉，于清热之中又能鼓舞脾胃清阳之气上升，而有生津止渴之效，且二者亦有发表之功效，选石膏、葛根加入有兼顾之妙。

邪气内传，入半表半里，表现为口苦咽干、目胀而渴、脉数者，可用小柴胡汤加天花粉、知母，或加石膏，或是用达原饮加石膏、葛根进行治疗。见少阳证，舌边红苔黄者，则选小柴胡汤；湿热疫邪伏于膜原，舌苔厚者，则用达原饮。

邪气内传入胃，表现为口渴、身热、自汗、舌苔黄，或色酱，或黑燥，则应进一步检查患者胸胁部、少腹等处有无压痛，以分辨是否有热结在内。若是按之无痛处而口渴，则是有热而无结滞，可用白虎汤治疗；若是按之痛者，是热结在里，需用清下之法。通过疼痛位置不同选择不同方药治疗。若痛在心下胃脘，伴见脉滑大者，可用调胃承气汤；若心下至少腹俱痛，三脉俱滑大者，可用大承气汤。《素问·刺禁论》言："肝生于左，肺藏于右。"若痛在左胁，痛不可按，见左关脉弦，或涩，或扎，是气血瘀滞之象，肝不疏泄，肝中瘀血，故左胁偏痛，当用桃仁承气汤；若痛在右胁，痛不可按，右关脉弦，或滑，或迟，是水停胸肺之象，应当用十枣汤治疗，即《金匮要略》所言"脉偏弦者饮也"。

若见口渴兼小便不利，少腹痛，痛不可按，尺脉数者，是热在膀胱也，可用四苓散、猪苓汤、六一散治疗。兼见大便溏者，则用四苓散；心烦、尿赤、涩痛者，则用猪苓汤治疗；感受暑热邪气，发热、倦怠、小便不利者，选用六一散治疗。

经过汗、下之后，若前述诸证均愈，唯有口渴一症，应是胃中仍有余热未尽，此时应当将前方减量服用，以求少伤正气，或用竹叶石膏汤进行治疗。若是屡经汗、下，真阴受伤，胸腹无满痛，表现为心悸而烦、舌上无苔、脉虚细，或浮散，或涩，当用六味地黄丸合生脉散治疗。

渴证有喜热饮、喜冷饮之分，若非温疫，则口渴不喜饮或喜热饮，为真寒假热之象。但在温疫病中，若口渴不喜饮或喜热饮，多是热在血分、热瘀互阻之象，常发斑疹，极少见到真寒假热的情况。

渴与烦躁均是热象，烦躁相较于口渴，其热更甚。二者常常伴随温疫发病全程，可作为温疫中热邪轻重、病势发展的判断症状。在温疫初期，口渴是重要的诊断标准之一，并可依据此判断邪热强弱；温疫发展过程中，热势渐深，则烦躁明显，可根据烦躁轻重判断病势发展；热病后期，诸证尽除，口渴往往最后消除，可通过口渴与否判断余邪有无。口渴、烦躁两个症状结合，即可将温疫病势判断十之八九，可以说是温疫病里热证中最关键、最核心的两个症状，故临床中应引起重视。

【医案举隅】

温病案

某 初九日：面赤目赤，舌苔满布，至重之温热病，脉反缓而弦，外热反不盛，口反不渴，肢微厥。所谓阳证阴脉，乃本身阳气不能十分充满，不肯化解耳。兹与化邪法。

荆芥穗二钱　郁金二钱　藿梗二钱　豆豉钱半　银花二钱　连翘心钱半　青蒿一钱　桔梗钱半　薄荷八分　杏仁泥二钱

今晚一帖，明早一帖。

十一日，温病未有不渴而燥者，今舌苔布满而不渴，虽黄而滑，脉缓甚，势不壮，盖夹湿之故也。议照湿温例，治用苦辛寒法。

生苍术三钱　广皮二钱　郁金三钱　黄连一钱　蔻仁一钱　连翘三钱　银花二钱　藿香二钱　天花粉三钱　炒黄芩一钱

今晚一帖，明早一帖，各两杯，两帖而安。

吴鞠通.吴鞠通医案［M］.上海：上海浦江教育出版社，2013：59.

按语：此吴鞠通医案。患者来诊，面赤目赤、舌苔满布，是热盛弥漫之象，但脉象反缓而弦、体表温度不高、口不渴、四肢少冷。吴鞠通言此时应是阳气不能充满，邪气不化，故虽热盛，不能早用苦寒重剂，而是选用透表化邪的方法，用银翘散加减治疗。2日后，病邪仍不解，知是温热之邪夹湿之缘故，故加入苍术、藿香、陈皮、黄芩、黄连等药，苦辛寒共去湿热，则2剂后病愈。湿为阴邪，湿性重浊，故宜开宣苦燥之法。但湿热常共见，故本案中吴氏开宣在前，苦寒在后，一防邪气闭郁，二畏阳气受伤，前后有序则4剂病解。

口苦

【原文】热邪在中、上二焦则口苦，非特时疫为然，即感风寒口苦，亦属少阳热证。如时疫当恶寒、发热，表证正盛时，见口苦，即于发表诸药中倍加清热之品，轻则黄芩，重则知母，再重则石膏。不但三阳表证如此，即三阴里证手足冷，恶寒，呕利，胸、腹满，不渴，症状似乎纯冷无热，而一兼口苦，即当于温燥药中加利热之品。如用半夏、苍术、草果、厚朴，必加木通、苓、泽，甚至加知母、黄芩，本吴氏达原之义。

口苦为热证的据，每遇症状模糊，寒热莫辨，必借此以决之。至舌苔黄黑干燥，烦躁，热渴，闭结，又清下之不可或[1]缓者矣。

【注释】

[1] 或：稍微。

【提要】本节论述温疫口苦的证治。

【精解】口苦一症，在温疫与伤寒中均可见。在时疫病中，热邪犯中上二焦则见口苦；在伤寒病中，少阳热证则见口苦。二者虽对于口苦认识的角度不同，但其理同源，如《素问·痿论》言："肝气热，则胆泄口苦。"此处所言之肝为气分之肝，属于中上二焦，非后世吴鞠通《温病条辨》中"中焦病不治，即传下焦，肝与肾也"中所论之肝。

清代著名温病学家叶天士言肝"体阴而用阳"，吴氏所言之肝即为肝之体，是营血分之肝，与肾同属下焦，而《素问》所言之"肝气热"为肝之用，是气分之肝，与心、胃同属中上二焦，伤寒病中亦是如此，少阳热证即是肝胆气分之热，与时疫中上二焦之热名异而实同。若时疫病初起表证明显，患者恶寒发热，兼见口苦者，应当在发表药中加倍使用清热药，口苦轻者可用黄芩，稍重可用知母，再重可用石膏。若兼见三阴里证，表现为手足冷、恶寒、呕吐下利、胸腹满、不渴等症状，虽然未见其他热证，但只要兼见口苦，则应当在温燥药中加入清热之药。此处戴氏所言"三阴里证"，根据其表现与用药推测，应偏指"太阴"而非三阴，此处需进行辨别。在治疗时，针对太阴时疫兼见口苦，戴氏认为可以仿吴又可达原饮之意，选用半夏、苍术、草果、厚朴等温燥之品，加入木通、猪苓、泽泻等清利泄热之品，若热重则加知母、黄芩清热。

如果患者症状模糊，寒热难以分辨时，可以通过口苦判断患者是否有热证。若热结在里，阴液已伤，表现为烦躁、热渴、大便不通、口苦、舌苔黄黑干燥者，即使表证未解，依然应当早用清下之法，而不能有一刻耽误。戴氏认为，时疫见热结津伤，当下则下，不应有所顾虑，即杨璿在《伤寒温疫条辨》中所说"伤寒下不厌迟，温病下不嫌早"。

【医案举隅】
湿热兼感案
李某，男，60岁。

[病史] 患者素质薄弱，痼疾高血压，经常失眠，精神容易紧张。近感冒发热5天，曾在某院用解热剂及青霉素治疗，热势盛衰不定（37.8～39℃），汗多不清。特别表现在热势上升无一定时间，1天数次发作，热升时先有形寒，热降时大汗恶风。伴见头痛，咳痰不爽作恶，食呆口苦，口干不欲饮，便秘，小溲短赤。诊查：脉象弦紧而数，舌苔厚腻中黄。

[诊断] 病由风邪引起，但肠胃湿热亦重。

[治法] 依据寒热往来、食呆口苦、便秘溲赤等症状，当从少阳、阳明治疗。

[方药] 柴胡4.5克，前胡6克，黄芩4.5克，半夏6克，青蒿4.5克，菊花4.5克，杏仁9克，桔梗3克，枳壳4.5克，赤苓9克。

周德生，刘利娟.黄帝内经临证精华［M］.太原：山西科学技术出版社，2018：24-25.

按语：此为秦伯未病案。此病极为复杂，主要是体虚而内外因错杂为病，不能不随机应变。处方采用伤寒法，结合败毒散，不能单纯地看作小柴胡汤，这是处方用药变化之所在。柴胡、前胡外散风邪，青蒿、黄芩内清湿热，柴前、枳桔升降泄邪，加杏仁宣肺气，气化则湿化。

口甘

【原文】口苦、口甘同为热证，苦为燥热，在上、中二焦，多渴，属三阳；甘为湿热，在中、下二焦，多不渴，属三阴。盖脾胃属土，稼穑作甘，土邪下涉肾位，水土相蒸，甘味上溢于口，多兼呕吐。人每误认胃寒，而用温中之剂，不知湿热在于下焦，土能克水，温燥太过，肾水告竭，总不见热渴诸证，惟目不见物，渐至昏沉而死。

口甘一证，在诸证初起，犹可用温燥开导之品，而亦不宜过剂。在时疫必以清热为主，消痰为辅，或胸中停饮太甚，亦不过加苍术、半夏而已，如二陈去甘草加姜汁炒山栀、姜汁炒黄连、竹茹、黄芩等类，为口甘要药，乌梅更妙，酸能胜甘，盖五行克制，自然之理也。或四苓散加山栀亦得，然必以时疫之大势，为用药之权衡，斯可矣。

【提要】本节论述温疫口甘的证治。

【精解】口甘、口苦同为热证，在临床上可以进行对比区分。口苦为燥热，火性炎上，热在中、上二焦，表现为口渴，属于三阳证；口甘为湿热，湿性重浊，热在中、下二焦，湿阻气机，故多不表现为口渴，或口渴不欲饮，属于三阴证。戴氏认为，之所以表现口甘，是因为脾胃属土，土爱稼穑，而生甘味，脾胃湿热侵袭肾水，水热相蒸，肾水携甘味上泛于口，表现为口甘。因此，口甘也常兼有呕吐的表现，而呕吐常常被一些医生认为是胃寒不纳食的表现，从而使用理中汤一类温中剂进行治疗，却没有关注湿热在下焦亦可导致呕吐，若再使用温燥药物，则会暗耗肝肾之阴液。临床常见不到热渴等症状，但会表现为目糊，严重者可发展为神志昏沉，甚至死亡。口甘为湿热，在中下二焦，故无热渴表现；肝开窍于目，五脏六腑之精皆上注于目，肝肾阴精受伤，故目不见物；严重者真阴枯竭，不能养神，故见神志昏沉而死。

时疫初起见口甘，可用温燥开导之品，但不宜过用，而是要把握温疫热邪致病的特点，无论是有痰或是胸中有停饮，均应以清热为主，消痰化饮为辅，可以使用苍术、半夏一类的药物治疗，如二陈汤去甘草加姜汁炒山栀、姜汁炒黄连、竹茹、黄芩等，均是治疗口甘的要药。另外，乌梅味酸，酸能胜甘，五行相克，亦可用于治疗口甘。此处应注意，乌梅味酸，有收敛之性，而无清热利湿之功，口甘为脾津外泄之象，故言酸能胜甘，虽能胜甘却不能治其湿热之本，故临床上若用乌梅，往往需要与清热燥湿之药共同使用，方可获效。若见小便不利者，也可用清利治法，使用四苓散加山栀治疗，但无论用什么治法，都必须以治疫为主，一方面要注意热邪是否得清，一方面要慎用温燥之药，以防助热伤阴。

《素问·奇病论》中言："有病口甘者，此五气之溢也，名曰脾瘅。夫五味入口，藏于胃，脾为之行其精气，津液在脾，故令人口甘也，此肥美之所发也，此人必数食甘美而多肥也，肥者令人内热，甘者令人中满，故其气上溢，转为消渴。"《黄帝内经》中认为口甘的病机是体胖过食甘美，而生内热中满，气津上溢，导致口甘，甚至消渴。戴氏对于口甘的认识见解独到，以五行中土水关系来解释口甘，其一是肾主水，点明了口甘与湿的关系，其二是土能克水，虽湿热生于脾胃，却能下伤肾中阴液，故应注意保护阴津，这在时疫病中尤为重要。

【医案举隅】

暑湿伤气案

［病史］西池余　暑湿伤气，潮热，溺赤，大便如酱，脉濡细数，舌心焦黄，口甜。宜清利，防变。

［方药］晚蚕沙三钱　仙半夏钱半　光杏仁三钱　苦丁茶钱半　连翘二钱　赤苓钱半　大腹皮三钱　淡竹叶钱半　大豆卷三钱　炒黄芩钱半　原滑石四钱　荷叶一圈

二帖。

二诊：潮热已退，脉左濡，右细，舌黄燥，口甜，溲溺赤，大便闭。宜泻心汤加减，防变。

［方药］仙半夏钱半　炒黄芩钱半　广郁金三钱　省头草三钱　炒川连六分　炒枳实二钱　厚朴一钱　通草钱半　生白芍钱半　光杏仁三钱　赤苓三钱

二帖。

三诊：舌转嫩黄尚腻，脉两手弦细，口尚甜。系脾瘅，胃钝。宜泻心汤加减。

［方药］仙半夏钱半　焦神曲三钱　炒谷芽三钱　新会皮钱半　炒川连六分　杏仁三钱　赤苓三钱　滑石四钱　炒枳实钱半　蔻壳钱半　省头草三钱

清煎，三帖。

四诊：舌色犹黄，胃气不振，脉濡，左弦细，便结，心泛。宜养胃清利，最怕变端。

［方药］遍金钗三钱　瓜蒌皮三钱　藿梗二钱　鸡内金三钱　省头草三钱　光杏仁三钱　谷芽四钱　淡竹叶一钱　原滑石四钱　陈皮钱半　晚蚕沙三钱

五诊：舌色未清，大便稍下，饥不欲食，顷六脉虚细，胃逆恶心。湿热犹存，仍遵前法加减，不致变端无虑。

［方药］遍金钗三钱　柏子仁三钱　瓜蒌皮三钱　通草钱半　省头草三钱　合欢皮三钱　藿梗二钱　蕤仁钱半　鸡内金三钱　白茯神四钱　炒谷芽四钱

介按：暑而兼湿，痼结不解，最为淹缠难愈之症。治疗之际，务须辨明暑多与湿多之异，盖因过用清凉以治暑，则湿愈留恋，过用温燥以利湿，则化热劫津。故此案历经四诊，而尚虑变端，实因湿热胶结，一时难以分化。至于方法，尚属步骤井然。惟钗斛一味，虽是滋养胃液之妙品，但湿热尚存，用得太早，须防有恋邪之患。口甘一证，古人名曰脾瘅，因五味入口，必藏于胃，赖脾脏为之行其精气，津液在脾，故令口甘。其人必素食甘美多肥之品，肥则令人内热，甘则令人中满，其气上溢，转为消渴。《内经》谓治之以兰，除陈气也，后人均以佩兰治之，但佩兰之功效，不如建兰叶之生津止渴，以除胃中陈积蓄热之气为愈也。

邵兰荪. 重订邵兰荪医案［M］. 北京：中国中医药出版社，2019：8-9.

按语：夏季炎热，天暑下逼，地湿上蒸，暑湿二邪相合，如油入面，难分难解，是故暑湿致病，淹缠难愈。暑为阳邪，湿为阴邪，阴阳治法有别，故治暑湿病重点在于厘清暑邪、湿邪孰轻孰重，方能正确用药施方。本案患者感受暑湿之邪，其证为热重于湿，湿热上泛故见口甘，治以清热解暑利湿；二诊湿渐化热，有燥热内结之象，故治以清热解暑利湿，破气行滞；其后三诊，湿热反复，缠绵难愈，后期损伤胃气而见中气痿顿之象，是故湿热邪气在治疗时不仅要关注湿热邪气本身，还要行气开胃健脾，气化湿亦化，中气健则湿得运。患者经历五诊，邵氏对此病证治详细，据证用方，处变不惊，思路清晰，为治湿热口甘之良案，方后按语对钗斛使用以及口甘治疗进行讨论，有一定临床参考价值。

唇燥

【原文】唇燥者，阳明热也。时疫见此，当辨其色。深赤为大热，宜清、下。淡白为亡津液，宜滋润。色如常，为津液不流通，热在经脉，宜葛根。

【提要】本节论述温疫唇燥的证治。

【精解】《素问·六节藏象论》言："脾、胃、大肠、小肠、三焦、膀胱者，仓廪之本，营之居也，名曰器，能化糟粕，转味而入出者也，其华在唇四白，其充在肌，其味甘，其色黄，此至阴之类，通于土气。"唇为足阳明胃之华，故曰唇燥为阳明热。在时疫病中，唇色对于唇燥的治疗有一定的辨证意义。凡是见唇色深赤者，可以判断是大热之象，应当用清、下之法，可以根据具体症状选用白虎汤、承气汤、清营汤等方。若唇色淡白，则为亡津液，应当用滋润的方法，可选用增液汤等方治疗。唇色如常者，为津液不通所致，是经脉有热的表现，应当用葛根进行治疗。

本节论述唇燥证三种唇色不同的治疗方法，前两条均仅述治法，唯有第三条单列葛根一味，可见戴天章对于葛根治疗热在经脉、津液不通之唇燥的认可。《神农本草经》言葛根"主消渴，身太热，呕吐，诸痹，起阴气，解诸毒"，张元素言葛根"通行足阳明经"。葛根既能清热，又可生津，又能通行阳明经脉，故此处以葛根治疗。

【医案举隅】

时疫误表案

患者，女，4岁。

［病史］患者体质素弱，患痰饮哮喘咳嗽多年，屡服滋阴清肺之药罔效，余拟以小青龙汤加附子及四逆二陈加麻辛汤等治之，服十多剂病愈后而复健康。数年后，于1920年3月感染时疫。初起发热而渴、头体痛。某医以九味羌活汤加麻黄、桂枝1剂，服后，则汗出而昏厥。延余诊视，脉沉伏欲绝，肢厥肤冷，唇焦齿枯、口不能张，问其所苦，不能答。

［诊断］此系瘟疫误表过汗伤阴，疫邪传入阳明之腑，复感少阴君火，热化太过，亢阳灼阴，真阴欲绝，邪热内逼致使真阴外越，遂成阳极似阴之证。

［方药］急予清热养阴生津之剂，方用生脉散煎汁，频频喂服。米洋参10克，麦门冬26克，北五味子6克，生甘草6克。

药汤下咽后数刻，脉来沉数，肢厥渐回，口气仍蒸手。邪热未溃仍照前方加生石膏50克，生地黄40克，知母、贝母各30克。

二诊：是晚再诊视，脉来洪数，人事稍清，视其苔黄黑而生芒刺，壮热渴喜冷饮，小便短赤，大便燥结不通。

［诊断］《黄帝内经》云："热深者厥亦深也。"今得前二方以济之，促其真阴内回，阳热始通，故反呈现壮热、烦渴、饮冷等症，示邪热内炽不退，燥结阳明，真阴仍有涸竭之虞。

［治法］主以凉下救真阴。

［方药］拟白虎承气汤加味1剂。生石膏26克，知母16克，沙参16克，生大黄10克（泡水兑入），枳实13克，厚朴13克，芒硝6克，生甘草6克，黄连5克，生地黄6克。

服1剂后，大便始通，苔刺渐软，身热稍退。又服2剂，热退六七，口津稍回，仍渴喜冷饮。续服第3剂，乃下黑燥粪，恶臭已极，热退七八，已不见渴，稍进稀粥。又照此方去枳、朴，加天冬、麦冬各40克，连进2剂后，脉静身凉，津液满口，唯尚喜冷饮，仍照原方去芒硝，并将石膏、大黄减半，加入当归16克，杭芍13克，连进4剂而愈。继以四物汤加党参、黄芪，调理10余日而康复。

吴佩衡. 吴佩衡医案［M］. 北京：人民军医出版社，2009：13-14.

按语： 本案患者感受疫邪后，误用辛温发汗药，导致邪热内陷而成阳极似阴危笃之证，当先稍稍恢复正气，否则正气一亡，命难救矣。用药后，肢厥渐回，热邪仍在，继以寒凉清热解毒，连进凉下9剂，始将疫毒邪火扑灭净尽，转危为安。本证燥热合邪，消灼真阴，津液涸竭，危在旦夕。如不用釜底抽薪之法，连用大凉大下之剂，万难奏效。诚言有是病，用是药。如方药对证，石膏、大黄亦妙药也。是故温热病万不可妄投辛温发散药以火济火，助热伤阴。温热病燥热内结者，下不厌早，当机立断治以承气辈通腑泄热，否则阳明燥热损伤下焦真阴则危矣。

齿燥

【原文】 时疫齿燥有三。轻浅者为阳明经热，前板齿燥，身热目疼，鼻干不得卧，此将发斑疹及衄血之先兆，葛根为主，黄芩、知母、石膏为辅。重者为胃腑燥热，通口皆燥，甚则黑如煤炭，三承气、三黄石膏选用。至重者为阴火煎熬，亡血太甚，肾水涸竭，当峻补其阴，知母、黄柏、生地、元参、天冬、麦冬、丹皮，每味两许，大作汤液，加童便、金汁，昼夜兼进。若药轻治缓，则不及矣。

【提要】 本节论述温疫齿燥的证治。

【精解】 时疫齿燥按程度分类可以分为三种情况。

（1）最轻浅的，即阳明经热，表现为牙齿前半部分干燥、身热目痛、鼻干、烦躁、不得卧，这是将发斑疹与衄血的前兆，应及早治疗，选用葛根为主药，黄芩、知母、石膏为辅药。陆子贤言："斑为阳明热毒，疹为太阴风热。"此处所言发斑疹与衄血，应是阳明经热，波及血分，血溢脉外，故见斑疹，郁热上行，故见衄血，而非营血分热盛之斑疹与衄血，应无神志不清，即如叶天士所言："斑疹皆是邪气外露之象，发出宜神情清爽，为外解里和之意。"

（2）较重者，即胃腑燥热，表现为通口皆燥，甚至是通口乌黑如煤炭，可以使用三承气汤与三黄石膏汤治疗。若是大便不通，可根据症状选用大承气汤、小承气汤、调胃承气汤治疗；若里热炽盛，壮热烦渴、神昏谵语，而表证未解者，应当选用三黄石膏汤治疗。

（3）最严重的，是为阴火煎熬，肾阴枯竭，此时牙齿燥如枯骨、舌短缩、光燥无苔，病情危重，正如叶天士所言："若如枯骨色者，肾液枯也，为难治。"应当峻补真阴，药用知母、黄柏、生地黄、元参、天冬、麦冬、牡丹皮，每味药一两左右，取大量水煎煮，再加入童便和金汁，日夜不停服用。此处诸药均用一两，可见药力之重，再加童便、金汁助清热泻火解毒之力，表明戴氏对于时疫重症的治疗，主张重症用重剂，且无论时疫见何症状，均不忘清热之大法，临床上应注意。

【医案举隅】

肾亏温病案

毛　少阴不藏，温邪深入。喘促汗出，渴不多饮，舌辛似缩，症非轻小。拟用复脉汤，为邪少虚多之治，去姜。

又　舌绛汗泄，齿燥痰腻。热劫津液，最防痉厥。复脉汤去姜、桂。

叶天士. 临证指南医案［M］. 北京：人民卫生出版社，2006：353.

按语： 此为叶天士医案。本案患者少阴肾虚，又温邪深入，故选用复脉汤去干姜治疗；复诊发现患者舌绛汗大出、牙齿干枯，应是真阴被伤，故再去桂枝。温热病最畏伤阴，需小心谨慎，叶氏此处，唯有邪少虚多，方用复脉汤，但仍需去姜，复诊见有津伤之象，更去桂枝，可见对于温热病用热药之谨慎。

鼻孔干

【原文】时疫鼻孔干有四。风热则鼻鸣，荆、防、葛根、薄荷为主。阳明经热则烦躁，葛根、石膏为主。胃热腑证则大渴、舌黄，三黄石膏为主。亡津液肺燥，麦冬、生地、五味为主。

大抵风热、经热者，十之五六；腑热、亡液者，十之二三。非谓热深而鼻孔反不干也，以烦、渴、大热证见，则不觉鼻孔之干与否耳。

【提要】本节论述温疫鼻孔干的证治。

【精解】时疫病鼻孔干有四种情况：①风热侵于表，表现为鼻鸣者，可用荆芥、防风、葛根、薄荷为主药。②邪热侵于经，即阳明经热表现为烦躁者，则可用葛根、石膏为主药。③胃腑热盛表现为大渴、舌苔黄者，可用三黄石膏汤为主方。④津枯肺燥者，可以使用麦冬、生地黄、五味子作为主药治疗。肺开窍于鼻，阳明之脉起于鼻，故鼻孔干四种情况均与肺、胃有关。四者有深浅之别，风热热在皮毛之间，阳明经热热在经络之中，胃腑热盛热在腑，津枯肺燥热在脏。戴氏指出在临床时疫病中，风热、经热见鼻孔干者占十之五六，而腑热、亡津液见鼻孔干者仅有十之二三。其原因为前者热势轻浅，诸证不明显，故患者常注意到鼻孔干的症状；而后者热势深入，患者只觉烦躁、大渴、大热等症状，反而不觉鼻孔干燥。

此处体现了戴氏对于临床的细致观察，绝非纸上谈兵。临床上对于不同症状，医者也要有不同的处理方式和重视程度。此处戴氏用言精简，用鼻孔干与烦渴、大热等症比较，说明鼻孔干一证多非患者所苦，故临床上也无须特殊处理，而应重视温疫的治疗，时疫热除则鼻孔干自愈。

【医案举隅】

春温时疫案

文贵者，善为族文学，岐原出入子母者也，寓长兴邸中，病发热，昼夜不止，口渴，齿燥，鼻干，舌苔黄厚，不得眠。服药不效。予适至雉城，岐原邀诊之。脉俱洪数，呕恶，胸膈痞懑，小水短而赤，大便下皆清水。予以石膏七钱、知母五钱，甘草一钱，软柴胡五钱，葛根三钱，黄芩二钱，枳壳、竹茹、桔梗各一钱，连进三帖，呕恶止，胸膈宽，热仍未退，无汗，泻未止也。时有问予者，谓胡不用柴苓汤而退热止泻也。服石膏故益泻耳。予戏之曰：予乃三脚猫耶，能认此为何症用柴苓汤也？仍以柴胡、石膏各七钱为君，葛根、知母各五钱为臣，黄芩、甘草各一钱为佐，生姜五片，速进二帖，汗则津津然出，热退泻止，口不渴而眠矣。

予因他往，留药三帖而嘱之曰：胃气初回，势必思食，宜谨慎不可多进，若多则余热复作，必成食复，治将费手也。慎之！慎之！后五日，果以食不慎而复病。予又至，热较前为重，且加懊憹，夜谵语如见鬼状，口大渴，齿燥，舌焦黑有芒刺，势甚危急，以前方加枳实、栀子各三钱，淡豆豉二钱，煎饮之，二帖懊憹止，余症犹然，夜更甚，前方减去豆豉，加黄连、麦冬、生地、白芍，一日二帖，舌以井水生姜擦去黑苔，用蜜调玄明粉涂之而胎去矣。服三日，始得微汗，诸症尽减，再四叮咛慎饮食，调理半月而痊。岐原问曰：人始皆认此症为漏底伤寒，谓叔不用柴苓汤退热止泻，而用石膏为非，乃竟以石膏收功，何也？予曰：此问甚善。盖医贵认症，此症乃少阳、阳明合病也，柴胡、白虎汤、葛根为二经对症之药，服之可解肌热，止口渴。若柴苓汤为太阳、少阳合病之剂，内有五苓散，乃太阳经之里药，症非太阳，曷敢用之？且其内有人参、白术、肉桂，皆助热发燥之味，误投则必发斑。其齿燥舌干而焦黑，又何敢用茯苓、泽泻、猪苓利之，使益亡其津液耶？古人谓：以伤寒为大病，不察症而误投，则生死立见。《伤寒论》有言，不得汗，不得下，不得利小便，是谓三禁。故曰：少阳、阳明不从标本，从乎中治。小柴胡、白虎汤中治剂也。人徒见其大便作泻为漏底，不察泻皆清水无糟粕者，为热极所致，症乃春温时疫也。但为发散，使清气上升而微有汗，泻当自止。此泻岂五苓散所能止哉？止则误事。岐原曰：夜重如见鬼者，何以故？予曰：热入血室故也。

岐原曰：男子亦有血室乎？予曰：血室男妇同之，冲任二脉为血之海，二脉附于阳明，今病乃阳明之热，遗入血海也。故加生地、白芍而效。余治伤寒，用柴葛解肌汤及柴胡白虎汤而热不解者，加此二味，则热无不退，汗无不出矣。且下午与夜又阴分主事，欲解血海之热，必投此二味以收其功，此亦予一得之愚也。岐原曰：善。愿记之，以诏后来。

孙一奎. 孙文垣医案［M］. 北京：中国医药科技出版社，2019：152-153.

按语：本案为孙文垣治疗温病之案，案中自有发明。本案亮点有二：①患者症见大便如水、小便不利，不用柴苓汤治疗，反而用柴胡、石膏、葛根、知母一类，旁人不解，孙氏认为此人口渴、齿燥、鼻干，应是"春温时疫"，大便如水是热极之象，故不可用五苓散，畏其亡津液之弊。②患者夜间不得眠，如见鬼状，孙氏言此为热入血室之象，男子亦有血室，治疗时可以加入生地黄、白芍两药，能解血海之热。本案中孙氏对于伤寒、时疫区分清晰，对于血室的认识独到，值得细细品味。

耳聋

【原文】耳聋者，少阳邪热挟痰上壅也。时疫耳聋者多，盖邪之传变，出表入里，必干少阳，又时疫属热，热气上升，挟痰涎浊气上壅隧道，故耳聋也。治法以疫邪大势为主，见于初起传表时，于表药中加荆、防、川芎；见于入里时，于里药中加黄芩、知母。屡经汗、下，耳聋不愈，不可急治，养阴调胃为主。须待粥食如常，二便调匀，始由渐而愈也。

【提要】本节论述温疫耳聋的证治。

【精解】《灵枢》言足少阳经循行"上抵头角，下耳后""其支者，从耳后入耳中，出走耳前"，故后人认为耳聋耳鸣多与少阳有关。少阳主生发之气，寄相火，故耳聋属少阳者，多为邪热上扰，起病多急骤，多属"暴聋"。另外，耳聋与肾和脾胃密切相关。肾气通于耳，肾精亏虚，耳失所养，则可引起耳聋，多病情发展缓慢，持续时间较长，属于"渐聋"。脾胃为气机升降之枢纽，主升清降浊，耳为清窍，若脾胃不足，痰湿中阻，清阳不升，亦可导致耳聋，同样属"渐聋"。

温邪外侵，易与相火勾结，故本条所论耳聋主要为少阳耳聋。时疫病多为热证，又多有邪气表里传变，而少阳为表里之枢，火热上升，夹痰涎浊气上壅耳道，故发耳聋。其治法亦是以治疫为主，兼顾耳聋。若是温疫初起在表之耳聋者，可以在发表药中加入荆芥、防风、川芎等药。其一助发表之力，又有散少阳郁热之功；其二升清阳，利耳窍；其三取风药胜痰涎浊气之效。若是邪气内传入里所致耳聋，则当清里，在里药中加入黄芩、知母等药。黄芩入少阳经，善清少阳里热，还有清热燥湿之功；知母入肾经，善清相火，亦能坚阴润燥，防止火热下传于肾。

若患者屡经汗、下后，耳聋迁延不愈，应与前证相区分，不可用攻伐之药，此时当兼见纳呆、乏力、口渴、二便不调等症状，应当以养阴调胃治之，而非清热化痰诸法，即戴氏所言"不可急治"，需调脾胃直至患者纳食正常、二便调畅，病情才可逐渐向好。此处戴氏提示津液速亏，里气不和时也可出现暂时耳聋，临床杂病辨识可参考。

戴氏未提及肾虚耳聋的情况，是因时疫病相对于其他很多慢性病，病程较短，肾虚少见。但若温热之邪久治不愈，伤及肾阴，亦会出现肾虚耳聋，即《临证指南医案·耳部》邹时乘评曰："肾窍开耳，胆络脉亦附于耳，凡本虚失聪治在肾，邪干窍闭治在胆，乃定例也。"本证多伴见腰膝酸软、颧红盗汗等肾虚证，临床上亦需注意。

【医案举隅】

时疫耳聋案

鲍子五保，时疫，耳聋，体有热，口干，大便五日不行，人事不清。竹叶、黄芩、柴胡、半夏曲、甘草、枳壳、天花粉、知母，煎服，而热渴更甚，大便行而泻，手挛缩不能伸，且发呃，或又咳嗽。改以柴胡、石膏、竹茹、人参、甘草、麦冬、半夏曲、橘红、黄芩、黄连，一帖而呃止泻除，诸症悉罢而安睡矣。

孙一奎. 孙文垣医案［M］. 北京：中国医药科技出版社，2019：176-177.

按语：此为孙文垣医案。本案为时疫病见耳聋，当责之于少阳，故孙氏以柴胡、黄芩为先，又以半夏曲、枳壳为后，再兼天花粉、知母、竹叶，全方以清热为主，治疫为先，佐以生津止渴，邪热一去，耳聋自愈。复诊时疫邪未溃，邪热暴张，传胃逆肺，故加石膏、竹茹、黄连增强清热和胃之力，佐以人参、麦冬养阴益气，诸证皆除。

鼻如烟煤

【原文】时疫鼻如烟煤者，邪热烁肺也，由鼻孔干而来，急当清下，少缓则肺胃枯绝矣。三承气合白虎；或三黄石膏加青黛；或小陷胸加犀角；或犀角大青汤，视其兼证，择而用之。

【提要】本节论述温疫鼻如烟煤的证治。

【精解】温疫鼻孔干一证进一步发展，热势加深，邪热灼肺，即可导致鼻头色黑如烟煤。见本证，则可知是热势已深，应当立刻使用清下的方法治疗，若稍有怠慢则有肺胃阴液枯竭之患。可以根据其兼证选用三承气汤合白虎汤，或三黄石膏汤加青黛，或是小陷胸汤加犀角，或是犀角大青汤等。

从戴氏用药看，时疫鼻如烟煤者肺所受邪热来自于阳明，为气分热盛证或气血同病证。若是阳明热盛，大热、大渴、大汗出，或有大便不通等症状者，应选用三承气汤合白虎汤治疗，此处意在攻下邪热，非针对燥结。如《温疫论》中"通舌变黑生刺，鼻如烟煤，此邪毒最重，复瘀到胃，急投大承气汤""鼻孔煤黑，疫毒在胃，下之无辞"等，均是如此。若是内热已炽，导致表气郁滞，憎寒壮热，可用三黄石膏汤加青黛治疗。若是心下痞满，按之则痛，又有血热证者，可用小陷胸汤加犀角治疗。若是血分热盛，心烦大热、谵语烦乱、斑疹满布者，可用犀角大青汤治疗。犀角、青黛、大青叶皆为凉血解毒之品。青黛咸寒，《神农本草经疏》载："青黛……解毒除热，固其所长，古方多有用之于诸血证者，使非血分实热……用之非宜。"大青叶苦寒，功用与青黛相近，清热凉血，解毒，主治流行性乙型脑炎、流行性感冒、流行性腮腺炎、上呼吸道感染、肺炎、急性肝炎、热病发斑、丹毒、疔疮肿毒、蛇咬伤。《本草正义》载："蓝草，味苦气寒，为清热解毒之上品，专主温邪热病，实热蕴结，及痈疡肿毒诸证，可以服食，可以外敷，其用甚广。又能杀虫，疗诸虫毒螫者，盖百虫之毒，皆由湿热凝结而成，故凡清热之品，即为解毒杀虫之品。又凡苦寒之物，其性多燥，苟有热盛津枯之病，苦寒在所顾忌，而蓝之鲜者，大寒胜热而不燥，尤为清火队中驯良品也。"蓝草，即指大青叶。根据戴氏之言不难看出，鼻如烟煤一证为急重之症，临证重点是取急攻之法。

【医案举隅】

瘟疫真阴将竭案

张某，男，30岁。

［病史］1924年3月，患者感瘟疫之邪而病，服前医之方香苏散合升麻葛

根汤加羌活、枳壳、白芷、防风、黄芩等2剂未效。病已八九日，延余诊视，壮热烦渴饮冷，谵语烦躁，大便不通，小便短赤，脉来洪数，舌苔黄而生芒刺，唇赤而焦，鼻如烟煤而干燥。

［诊断］此系瘟疫邪气传里入腑之证，邪热内甚，形成亢阳灼阴，真阴涸竭。

［治法］急当釜底抽薪，凉下以救真阴。

［方药］拟白虎合承气汤加减治之。生石膏30克，知母13克，生甘草6克，白粳米13克，麦冬16克，生大黄（泡水兑入）13克，芒硝10克，厚朴（炒）13克，枳实（炒、捣碎）12克，生地黄13克。

吴佩衡. 吴佩衡医案［M］. 北京：人民军医出版社，2009：16-17.

按语：此为吴佩衡医案。本案患者患时疫病八九日，治之无效而发大烦热、谵语、大便不通、鼻如烟煤等症，一派热极之象。吴氏见此证，知是真阴将竭之象，应当急证急攻，用白虎汤合承气汤加减治疗。前医见时疫病却以香苏散等温燥药物治疗，犯治时疫病之大忌，重伤阴津，故病情急转直下。患者病危后，用急下之法攻下则病情得解，若此时仍用缓药清热养阴，难免有生命之忧。

鼻孔扇张

【原文】鼻孔扇张有三。一痰壅于肺，气出入有声，喘咳、胸满、不渴，宜瓜蒌、贝母、桑皮、苏子泻肺，肺气通自愈。一郁热于肺，气出入多热，有微表束其郁热，古人独主越婢汤，盖散其外束，清其内郁也，用于时疫中，以葛根易麻黄，或葛根黄芩黄连汤亦可。一肾气虚而上逆，气出入皆微，多死。此证必得之屡经汗、下，或兼多汗、心悸、耳聋，急宜大剂六味合生脉散加牛膝、枸杞，或可百救一二。

【提要】本节论述温疫鼻孔扇张的证治。

【精解】鼻孔扇张，为肺气机不利的外在表现，非鼻之病。肺主气，开窍于鼻，肾主纳气，故鼻孔扇张与肺肾关系最为密切。古人言"鼻扇，肺绝也"，很多危重证候中均有鼻扇的表现，但是林慎庵言"鼻扇有虚实、新久之分，不可概为肺绝"，故在实际应用中还应仔细区分。若是正气将脱，则急治之；若是实证，则缓治之。

戴氏认为温疫病见鼻孔扇张症状有三种情况。①痰气壅滞于肺脏：患者表现为呼吸有声、咳喘、胸满闷、口不渴等症状，治疗选用瓜蒌、贝母、桑白皮、苏子等药物清泄肺气，肺气得畅，则诸证自愈。②肺中郁热：患者表现为呼吸气热，又有表邪外束，可以选用越婢汤治疗。越婢汤内含麻黄、石膏等药，既能发散表邪，又能清内里郁热，为古人治疗此类疾病的代表方剂。在时疫病中，可以选用葛根代替其中的麻黄，葛根芩连汤亦可选用。麻黄辛温之品，不适于时疫病热郁证，以甘、辛、凉的葛根易麻黄，既能解肌发表，又能生津止渴。葛根芩连汤此处非为肺热下移大肠而下利不止证所设，葛根解肌清热，黄芩、黄连可清肺胃肠三焦之热，可用于郁热在肺的鼻孔扇张的治疗。③肾气亏虚，肾不纳气，气机上逆：此时患者表现为呼吸轻浅微弱，是肾气将脱之危候，常常有生命危险。戴氏认为，这种情况常常是因为医生治疗失宜，多次使用汗、下之法，导致患者阴液大伤，累及肾中真阴，还可能兼有多汗、心悸、耳聋等症状。此时可以使用六味地黄汤合生脉散加牛膝、枸杞治疗，各个药物用量宜大，服药宜早，即便如此，能够救治的希望依然只有百分之一二。

"鼻扇，肺绝也"，故临床若见鼻扇一证，常常预示着正气大亏、病情加重，此时单纯使用汤药的方法可能很难见效，即戴氏言"或可百救一二"之意，故在现代应用中应配合西医学的方法尽早治疗。

【医案举隅】

麻疹案

[病史] 麻疹见点一日而骤隐，神昏气粗，鼻扇口张，身热不扬。是由感冒风寒，邪毒内攻，清窍闭塞，势甚危笃。急宜宣窍达邪，以挽救之。

[方药] 至宝丹一粒（先用鲜石菖蒲三钱煎汤，化丹送服），麻黄八分，苦桔梗八分，荆芥钱半，牛蒡子二钱，薄荷八分（后入），光杏仁三钱，葱白四寸（后入）。一剂。

二诊：神志已清，疹点又见，身热较高，鼻扇渐止，咳呛频作，略有烦躁。险象虽减，邪尚未达。还宜宣化透表。

[方药] 麻黄八分，光杏仁三钱，牛蒡子三钱，浮萍草二钱，荆芥钱半，蝉衣八分，葛根一钱，焦山栀三钱，鲜茅根四钱。一剂。

三诊：麻疹密布，身热尚高，咳呛烦躁。再拟宣化，免留遗毒。

[方药] 牛蒡子二钱，前胡钱半，光杏仁三钱，象贝三钱，连翘二钱，焦山栀三钱，蝉衣八分，辰灯心三分，鲜茅根四钱（去心）。一剂。

四诊：疹点已透，身热较减，惟咳呛甚剧。

[方药] 前方去牛蒡子，加白薇、青蒿各钱半，一剂。

五诊：体温逐渐下降，麻疹将次回隐。咳呛尚甚，乃肺热未清。治当肃化余邪。

［方药］白薇一钱，青蒿子钱半，焦山栀三钱，桑叶钱半，象贝三钱，天竺黄二钱，辰灯心三分，川通草五分，鲜茅根四钱（去心）。一剂。

六诊：麻疹次第回隐，身热已大减，烦躁亦宁，惟大便三日不解，肺胃余热未尽。治宜清肃。

［方药］黄芩一钱，焦山栀三钱，白薇二钱，白前二钱，象贝三钱，全瓜蒌三钱，银花二钱，细生地四钱，桑叶一钱，鲜竹叶一片。一剂。

七诊：身热已退，麻疹已回，咳呛虽作，不足为虑。且大便已解，腑气亦通。再拟清化。

［方药］川石斛三钱（先煎），银花二钱，生甘草六分，黄芩钱半，焦山栀三钱，象贝三钱，旋覆花三钱（包），碧玉散三钱（包），鲜竹叶十片。一剂。

上海市中医文献研究馆.临床心得选集（第二辑）［M］.上海：上海科学技术出版社，1966：85-87.

按语：此为张慕岐病案。麻疹发时，最忌风冷外感，感则毒陷麻回，致内闭神昏。如本例见疹仅 1 日，由于护侍不慎，风寒乘袭而内陷，幸急用至宝丹宣窍开闭，又佐以麻黄、杏仁等辛温透达，乃得疹点重布，化险为夷。唯此为麻疹未透内陷之治法。如麻疹已透而感邪内隐者，虽亦需芳香开泄，但不宜辛温解表，只予清热解毒可矣。内陷虽同，治有分别。此处初诊之鼻扇即属于邪气内陷、肺气郁闭的表现，故至宝丹之基础上以麻黄、杏仁、桔梗等宣肺以透邪外出，二诊时肺气郁闭之势稍减，邪有外出之势，故疹点又见，咳呛频作，鼻扇亦渐止。

咽干

【原文】咽干者，邪热淫于膈上也。在伤寒为少阳热证，时疫亦然，宜黄芩，甚则佐以花粉、知母。

【提要】本节论述温疫咽干的证治。

【精解】戴氏认为，温疫咽干的原因是邪热聚于膈上。参《伤寒论》263条伤寒少阳证提纲证"口苦，咽干，目眩"，故治疗时应当以清少阳热为主。相对伤寒病，时疫病虽然病因不同，但基本病机相似，也可以用清少阳的方法治疗，选用黄芩一味。若是邪热伤阴者，可用天花粉，除清热外还有生津止渴之功。咽干严重，甚至咽痛者，可选用知母治疗。知母除能清热养阴，还能入少阴肾经，足少阴经循行过咽，咽干、咽痛与少阴经病变关系密切，故选用此药。

【医案举隅】

风温肺热病案

患者，女，56岁，2018年1月13日初诊。

［病史］患者3天前因发热、咳嗽、头痛于急诊查胸部X片，示：右肺结节，左肺上叶舌段炎性病变。血常规提示中性粒细胞增高，予静脉滴注左氧氟沙星，但仍有发热。刻下症见：发热，体温37.8℃，头痛，咳嗽，咳白黏痰，量较多，无流涕，微恶寒，关节疼，口干苦。舌淡暗苔薄，脉浮滑小数。查体：双肺未闻及干湿啰音。

［诊断］西医诊断：社区获得性肺炎。中医诊断：风温肺热病（三阳合病）。

［治法］透表清里，解肌退热。

［方药］予柴葛解肌汤加减。柴胡24克，黄芩10克，清半夏15克，生姜15克，大枣10克，葛根15克，羌活6克，白芍10克，桔梗10克，白芷6克，生石膏（先煎）45克，陈皮10克，炙甘草6克。4剂，1天1剂，水煎，频服。

二诊（2018年1月18日）：诉服药1剂热退，4剂服完纳食增，已无关节疼，唯仍有咳嗽，痰色白，质黏，量少，微口苦，口不渴，舌尖红苔薄，脉细滑。

［方药］小柴胡合栀子豉汤。柴胡12克，黄芩10克，清半夏10克，党参10克，生姜10克，大枣10克，炒栀子10克，淡豆豉10克，炙甘草6克。5剂，1天1剂，水煎，分2次服。

复诊时咳嗽也明显好转。

魏鹏草，张立山，黄茂. 透邪外达法在肺系疾病中的应用［J］. 中华中医药杂志，2023，38（02）：687-690.

按语：本例患者症见头痛、恶寒、关节疼，为太阳表邪未解，口干苦、痰黏、脉浮滑小数，为热邪侵犯少阳阳明，故断为三阳合病，选用柴葛解肌汤透表清里，解肌退热。其中柴胡和少阳之表，葛根，白芷透阳明之表，羌活解太阳之表，生石膏、黄芩清里热，白芍、炙甘草顾护阴液，生姜、大枣调和营卫，桔梗开提肺气，助邪气外透，另加陈皮、清半夏化痰止咳。此外，方中亦含小柴胡汤和解枢机之意，使表里气机畅达，热邪外透，竟获1剂热退之功。二诊时予小柴胡汤合栀子豉汤以和解枢机，宣发郁热。

咽痛

【原文】时疫咽痛，为热淫于肺。当视其咽中有结、无结：无结者微红，以桔梗、花粉、黄芩、元参治之；有结者红肿，当加牛蒡、赤芍消其肿；结甚则起紫泡、白泡，是为乳蛾，必以针刺去恶血，再服清热之药方妙。

时疫中常有急喉风、急喉痹二险证，旦发夕死，不可不察也。急喉风，咽痛而喘，乃痰邪夹热，上壅于肺。古方用胆矾吐其痰涎恶血，或皂角膏吐之，治之稍缓，则气闭而死。急喉痹即乳蛾速长，闭塞喉咙，亦以刺去恶血为主，甚或用刀大开其脓血。此虽见于时疫中，必其人平素贪厚味，多怒郁，肝火妄动，有以致之也。

【提要】本节论述温疫咽痛的证治。

【精解】咽部为气之通道，与肺相连，亦为水谷之通道，与胃相连，另足少阴肾经循行于喉咙，故咽部与肺、脾胃、肾都有关。而戴氏认为，在时疫病中见咽痛症状，应当责之于热邪灼肺，可以根据咽喉中有结、无结进行分证论治。咽喉中仅见轻微红肿，可以选用桔梗、花粉、黄芩、玄参治疗。若咽中红肿隆起为有结者，应当使用牛蒡子、赤芍清热消肿。热毒所致结滞重者，可表现为咽喉中白疱、紫疱，此为乳蛾病，当合用外治法，针刺破血疱，放出恶血，再用清热的方剂治疗，才能起效。另外，时疫病中经常见急喉风、急喉痹两种危证，若治疗不及时，可阻塞呼吸道，危及生命，古人有"走马看喉风"之说，可见其传变之急速。急喉风病，表现为咽痛喘憋，常常因痰邪夹热邪上壅于肺所致，古方常用胆矾或者皂角膏催吐，使患者吐出痰涎恶血则愈，如果治疗稍有不及时，则常常因窒息而死。喉痹为乳蛾脓肿闭塞喉咙，应当用针刺放出恶血治疗，或者用刀划开乳蛾，放出脓血。待生命之忧得解，才可循脏腑经络治疗。时疫病中见此，多是患者平素喜食肥腻厚味，郁怒无常，肝火妄动而生痰涎恶血所致。

【医案举隅】

疫喉案

灵　乙丑六月二十六日

舌苔边白中浊，喉肿而痛，头晕，身热，脉数。疬气所干，切戒谷食，急开关窍，用时时轻扬法。

桔梗八钱　人中黄三钱　薄荷三钱　荆芥穗三钱　元参一两　牛蒡子八钱　黄

芩三钱　黄连三钱　马勃二钱　板蓝根三钱　僵蚕三钱　连翘八钱　银花八钱　鲜荷叶半张去蒂

共为粗末，分八包，一时许服一包，芦根汤煎。

二十七日　舌浊甚，邪之传化甚缓。于前方内，加：黄芩二钱成五钱，黄连二钱成五钱。

二十八日　湿热厉气，相搏以成喉痹，舌苔重浊色暗，必得湿气宣化，而后热可以解。盖无形之邪热，每借有形之秽浊以为依附故也，因前法而小变之。

桔梗八钱　人中黄二钱　黄芩五钱　黄连五钱　马勃五钱　牛蒡子五钱　僵蚕三钱　连翘八钱　银花八钱　通草三钱　荆芥二钱　杏仁五钱　薄荷三钱　滑石一两　犀角三钱

共为粗末，分十包，一时许服一包。每服鲜荷叶边二钱、芦根三钱，同煎，去渣服。

二十九日　喉痛虽止，舌浊未除，脉仍微数，则其中之湿可知。按：《灵枢经》五脏温病，以舌苔专属之肺，故药方一以宣通肺气为主，盖气化则湿化，而火亦无依矣。

桔梗三钱　人中黄八分　连翘二钱　银花二钱　黄连钱半　黄芩二钱　马勃八分　通草一钱　杏仁泥一钱　滑石三钱　芦根一枝　荷叶半张

今晚一帖，明早一帖。

吴鞠通. 吴鞠通医案［M］.上海：上海浦江教育出版社，2013：204-205.

按语： 本案为时疫舌苔边白中浊，喉肿而痛之病。舌苔中浊为湿痰，喉咙肿痛为热毒，是湿热毒邪同病，吴氏知其因过食肥甘厚味而病，故嘱戒谷食，而用清热化湿、散结消肿之法治疗。后喉中肿痛渐渐消失，而舌苔未化，是湿不能去，故又加清热利湿、宣统肺气之药。湿热同病，热本易清而湿性难化，湿热相合，病情缠绵，且变化复杂，故应根据症状变化，随时更改方药，才能使湿热得清。

舌燥

【原文】舌乃心苗，肾窍通其本，脾脉络其下。时疫舌燥，由火炎土燥，中宫堵截，肾水不能上交心火，须察其苔之有无，与色之深浅施治。白苔而燥，疫邪在表，痰已结于膈上，吴氏达原饮加石膏、川贝、蒌仁、大黄。此吴氏名白砂苔，热极不变黄色，下之即黄，不可缓也。黄苔而燥，疫邪传胃，小承气、小陷胸、大柴胡选用。酱色苔而燥，疫邪入胃，深及中下二焦，调胃承气汤。黑苔而燥，疫邪入胃至深，伤及下焦，大承气汤。燥成块裂，或生芒刺，热更甚也，大承气倍其分两，大黄须两许方妙。各燥苔，下之渐减，不即尽净，为药已中病，力未到耳，当再下之，有下至三五次、十余次而后愈者。若屡下而燥苔愈长，不可更下，当察其腹中。若揉按作响者，痰水结于中焦，脾胃受困，津液不能上潮，改用平胃、二陈温燥之剂即愈。又肾阴竭涸，愈下愈亡其阴，燥苔不回，目无神，耳聋，心悸，腰萎，再下必死，宜六味地黄汤合生脉散。至无苔而燥，须辨其色。正赤或深紫，热归心包，血分热极，石膏、知母、黄连、犀角、羚羊角、牛黄为主。鲜红亡阴，二冬、生地、元参、知母、阿胶、人参为主。大抵舌无苔则胃无物，可清润，不可攻下。

【提要】本节论述温疫舌燥的证治。

【精解】舌为心之苗，在体脾所主，在经络上与心、肾、脾关系密切，故与神志异常、痰湿阻滞、肾气盈亏皆有关，舌苔还可反映胃中邪气。时疫病中，舌燥多是因为热邪外袭，火炎土燥，大伤胃中津液所致，亦可因中宫阴损而进一步损及肾阴，肾水不能上交心火导致。因此，舌苔的有无、苔色及舌色诊察是用药的依据。

若见苔白而燥，则为表邪未解，里邪已盛，痰结膈上，可以选用达原饮加石膏、川贝、瓜蒌仁、大黄进行治疗。《温疫论》中提到："舌上白苔，干硬如砂皮，一名水晶苔，乃自白苔之时，津液干燥，邪虽入胃，不能变黄，宜急下之。"此处苔色虽白，仍属急重证，故戴氏言"下之即黄，不可缓也"。此处的白苔与其他条文所言白苔，虽均未言苔之厚薄，但可推断戴氏所言"白苔"应是白而厚燥，而非薄白苔，即如《温疫论》所言"邪微苔亦微，邪气盛，苔如积粉，满布其舌"。

若是苔黄而燥，是邪气传胃，阳明腑实的表现，可以使用小承气汤、小陷胸汤、大柴胡汤等方剂。若是苔色红褐如酱，则是邪气更甚，深入中下二焦，可选用调胃承气汤。若见苔黑而燥，则是疫邪最深，入胃至深，下焦已伤，应当选用大承气汤。若是燥裂成块，或又芒刺，热势更甚，可以使用大承气汤倍量，大黄应当用至一两（30克）左右，方能见效。

由上述各证可见，舌燥多是热结在里，应通过舌苔颜色和状态判断热结轻重，根据热势轻重选方用药，热势越重，用药也越重。如戴氏前文"三辨舌"中言"风寒在表，舌多无苔，即有白苔，亦薄而滑；渐传入里，方由白而黄，由黄而燥，由燥而黑"，舌苔由白转黄，再转黑的过程，即是热势加深的过程。

用下法通下之后则燥苔减轻，即使短期不能完全恢复，亦是方证相合之表现，只需守方不变再下多次，则可痊愈。若下后燥苔未减反增，则不能继续攻下，否则徒伤阴液，应当结合腹部触诊做进一步判断。若见腹部揉按有水声者，则是痰水结于中焦，脾胃气机不畅，津液不能上承于口舌之间，可以选用和胃化湿之法，用平胃散、二陈汤等药即可治愈。若是肾阴枯竭，屡用下法则犯虚虚实实之误，舌苔不能复生，反而出现了双目无神、耳聋、心悸、腰酸乏力等症状，若再妄用下法，则有肾阴亡脱之弊，可用六味地黄汤合生脉散治疗。

在病情后期，津液已伤，无苔而燥者，应当仔细观察舌体颜色进一步分析判断。若是舌色深红或者紫红者，是热入心包，血分热盛之象，以石膏、知母、黄连、犀角、羚羊角、牛黄为主药，气血同治。若是舌色鲜红，则是阴液大伤，应当使用天冬、麦冬、生地黄、玄参、知母、阿胶、人参等，重在养阴。

戴氏指出，舌苔有无可以作为判断胃内有物无物的标准，若无苔则是胃中无物，只能够使用清润的方法，而不能攻下。"无苔"之意有二：①舌苔正常，无舌苔增厚的情况。②舌体光滑无苔，是阴伤的表现，戴氏所述即为此意。故在各条中见到"无苔"时，其具体含义应根据上下文加以区分。

【医案举隅】

邪入心包案

陆（六九）高年热病，八九日，舌燥烦渴，谵语，邪入心胞络中，深怕液涸神昏。当滋清去邪，兼进牛黄丸，驱热利窍（热邪入心包）。

竹叶心　鲜生地　连翘心　元参　犀角　石菖蒲

叶天士.临证指南医案［M］.北京：人民卫生出版社，2006：210.

按语：此为叶天士病案。患者年高，温热病八九日，热邪入于心包络，扰神耗液，故见舌燥烦渴、谵语。患者年高气衰，恐温热邪气直入下焦，若是病情耽误，夜深则有阴竭之患，应当立刻用药。故用清营汤加减，其中竹叶、连翘用心以清心包，合菖蒲兼服安宫牛黄丸清热豁痰开窍。舌燥是津伤之象，又是年高患病，畏其阴竭之患，更当急治。

舌强 附舌萎

【原文】时疫舌本强硬，为热而兼痰，宜清下无疑，须加清痰之药。兼白苔者，膈间未经煎熬，其痰尚湿，佐以半夏，大柴胡汤是也。兼黄苔者，已经煎熬，其痰渐燥，佐以川贝、瓜蒌，小陷胸汤是也。兼黑苔者，热极，痰亦为火，佐以牛黄方效。若无痰，舌色正赤、深紫裂燥而强者，热毒蕴于心包也，三黄石膏汤加犀角、牛黄，急清其热。

舌强虽与舌燥相类，而燥属胃，主热；强属心，主痰。又舌萎软而枯小与舌强硬而不缩有异，乃虚脱已极，大补及滋润或百救一二。若屡经汗、下、清热消痰，而舌强者，又当与舌萎同治。

【提要】本节论述温疫舌强的证治。

【精解】舌强与舌燥同属一类，均是火热灼津之象。区别在于，舌强属于心之病，主因责之于痰，在时疫则是热邪炼液成痰；而舌燥是胃之病，主因责之于热，在时疫则是火热伤津，不能上承。时疫见舌强硬，则知是热而兼痰所致，痰阻经络则舌强不利，宜用清下的方法，再加清痰之药。舌强与舌燥不同，舌燥有胃中有物无物之别、有热结水结之别，治疗时必须排除之后方可用下法。但见舌强，必是有实邪阻滞，当用下法无疑，故戴氏言"宜清下无疑"，说明大多数情况下，舌强均可用下法治疗。治疗时需要区分舌萎与舌强，二者均有舌体活动不利表现，但舌萎表现为舌体萎软枯小，而舌强表现为僵硬不缩。二者在治疗和预后上也大不相同。舌萎多为虚脱已极，必须用大补滋润的方法才能挽救百分之一二，不能用攻下的方法。若时疫治疗过用汗、下、清热消痰，则可因阴液大伤而导致舌强，当参考舌萎治法。

舌强病证辨证与舌燥相类，可通过舌苔颜色判断热势轻重。若见舌苔白者，是膈间胃脘未经火热煎熬，以痰为主，用半夏为佐，选用大柴胡汤治疗。若见黄苔者，是火热已经煎熬其津液，此时应慎用半夏之热，而选用川贝、瓜蒌之类清润之品，可用小陷胸汤进行治疗。若是舌苔黑者，是热极之象，痰火互结胸中，痰扰心包，应用清热重剂，佐以牛黄等药。若见舌强无痰，舌色深红或紫红燥裂者，属于热毒蕴于心包，应选用清热解毒之品，如三黄石膏汤加犀角、牛黄等。总而言之，治疗舌燥、舌强的关键，其一在于区分热势深浅，其二在于区分痰结、热结轻重，其三在于危急重症的辨识。戴氏对于舌象辨别条理清晰，有很强的临床指导意义。

【医案举隅】

中风案

右　营阴不足，肝火风上旋。由头痛而至口眼㖞斜，舌强言謇。脉细弦数。此风火蒸痰，袭入少阳阳明之络。拟化痰平肝泄热。

冬桑叶一钱　远志肉三分　白僵蚕三钱　池菊花一钱五分　粉丹皮一钱五分　黑山栀三钱　石菖蒲三分　煨天麻一钱五分　钩钩三钱　松罗茶一钱　青果三枚

张乃修. 张聿青医案［M］. 北京：人民卫生出版社，2006：284.

按语：此为张聿青病案。本案为中风案，患者舌强语言不利，虽非时疫病证，但其风火痰之病机相类。患者营阴不足，肝火上旋，风火痰瘀阻于脑窍，治疗宜用化痰平肝泄热之法，则病情可解。在其他病中见舌强，多以祛风为主；而在时疫病中，仍应以清热化痰为主，缘时疫致病，水液运化不及，痰湿内生，得肝风上旋之助则易阻塞清窍，故应当把握时疫病的特点论治。

舌卷短

【原文】时疫之舌，一见黄苔便当下，失下则由黄而变酱色、变燥、变黑、变生芒刺；再失下，则变卷、变短，为下证至急之际，宜大下屡下方和，缓则不救。

【提要】本节论述温疫舌卷短的辨治。

【精解】舌卷短为舌苔焦黑芒刺的进一步发展，可见于热结深重的急下证。时疫邪热内炽为病机特点，见黄苔即可用清下之法，若热势更深，舌苔逐渐变为酱色、干燥、甚至变黑、生芒刺，再失下可见舌卷短之象。故清代杨璿《伤寒温疫条辨·卷四》中明确指出："伤寒下不厌迟，温病下不嫌早。"时疫病从内而发，见黄苔则是内热已盛，下之无误；伤寒邪自外发，若表邪未解而攻里，则反助邪盛，临床应注意区分。

舌卷短与舌强二者表现相似，均为舌体僵硬、言语不利，但舌卷短为舌伸不长，舌体内卷，而舌强为舌伸不能运用，舌体无内卷，临床可以区分。后人认为，舌卷可为热病伤阴之象，而舌强多为脑络受损中风之象，温热病风痰火相兼亦可见，如《察舌辨症新法》言："短者，舌伸不长之谓也，属虚。舌短囊缩者，属热。舌短而囊不缩者，属虚。强者，不能运用，言语不清之谓也。则脑筋功用有损失之因，当察其所因之故，得其故，方有治法。"

【医案举隅】

疫疹案

正红旗护军活隆武者，乃太仆寺员外郎华公胞侄也，系予世好。丙午夏，出疹本轻，尊人畏予用药过峻，惧不敢邀，及至舌卷囊缩，方邀予治。诊其脉，细数有力；观其色，气壮神昂，非死候也。及验其舌，其黑如煤，其坚如铁，敲之嘎嘎有声。因问曰：前医何以不药？尊人曰：彼云满舌皆黑，前人列于不治。予曰：水来克火，焉有苔厚如甲哉？按此起病之初，舌苔必白而厚，此火极水化之象，误以挟寒，妄肆温表，燔灼火焰，以致热毒阻于中焦，离不下降，坎不上升，热气熏蒸。由白而黄，由黄而死矣。治宜重清胃热，兼凉心肾，非大苦大寒不能挽回。即用大剂，重用犀、连，更加生地、知、柏、抑阳扶阴，连投四服，其苔整脱亦如舌大，后用三小剂而痊。

余霖. 疫疹一得［M］. 北京：人民卫生出版社，1956：50-51.

按语： 此为余师愚病案。本案患者疫病出疹，未及时治疗，直至舌卷囊缩，方才诊治。其他医者见满舌皆黑，坚硬如铁，都认为是水来克火、阳气暴脱之死证。实际上，此人非寒极之象，而是热极化水之象。余师愚见状，立刻用重剂清热药物，抑阳扶阴，患者方才得救。病情危急之时，寒热之辨更为重要，可以说是直接决定患者生死，故应诸证合参，仔细分辨。

胸满痛

【原文】 时疫胸满而不痛者，为邪未结，为无形之气，稀薄之痰。痛而不满者，为病在经络，有虚有实，有虚实相兼。满而痛者，为邪已结，须分痰、食、血以施治。

属无形之气者，按之不痛，时疫初起，邪在募原，多有此证，宜达原饮加枳、桔、木香、大腹皮以开豁之。属稀薄之痰者，时疫二三日，邪在半表半里，多有此证，宜达原饮加半夏、莱菔子，或小柴胡汤加莱菔子。

病在经络，痛而不满者，初起属实，于解表药中加延胡、乌药，舒其经络之气血。病久屡经汗、下多虚，于养气血药中倍当归。更有虚中夹实者，于解表清里药中加乳香、没药最妙。

满而痛不可按，邪已结矣。痰结者，牵引窜痛，兼呕，小陷胸汤、大柴胡汤，或二方合用，甚则大陷胸汤、大陷胸丸。食结者，硬痛成块，不可按，多在心下，宜平胃散加枳实，苏子、莱菔子、白芥子。亦有在膈上者，为危证，当吐之，宜瓜蒂散。此二者不可便下，须待其转动方可下之。盖结在上焦属气分，下之太急则气逆呕吐，外用按揉之法为妙。血结者不可按，按之软，脉芤、涩、弦，宜于解表清里药中加桃仁、红花、三七、归尾，甚则桃仁承气汤。时疫多实多热，至胸膈满痛，又属实邪，非虚证。惟是屡经攻下，胸痛更甚者，乃脾肾两虚，下气上逆，宜温理脾胃，以建中镇安之，甚则导火归元，纳气归肾皆可。然不多见，须消息[1]斟酌，不可轻试。

【注释】

[1] 消息：即斟酌。《隋书·礼仪志五》载："今之玉辂，参用旧典，消息取舍，裁其折中。"

116

【提要】本节论述温疫胸满痛的证治。

【精解】时疫病胸满痛分为三种情况：①胸满而不痛者，此为无形之痰气阻滞胸中。②痛而不满，这是病在经络气血之中，有虚实之分。③满痛相兼，此为邪气结滞有形，应当分证论治，可以分为痰、食、血进行施治。戴氏对于时疫病满痛诸证的论治非常重视。诸满痛在辨证治疗上有相似之处，均可分为但满不痛、但痛不满、痛满相兼三种，治疗大法不变，但不同位置相应脏腑经络有不同的特点，故具体细分有所不同。

1. 但满不痛

若时疫病初起，邪伏膜原之中，见胸满按之不痛者，属于无形之气致病，应当使用达原饮加枳实、桔梗、木香、大腹皮理气散结。若时疫二三日之后，邪在半表半里，多属于稀薄之痰致病，可以选用达原饮加半夏、莱菔子，或者小柴胡汤加莱菔子治疗。口干不欲饮，胸腹胀满者，可选用达原饮加半夏、莱菔子治疗；咽干、口苦、胁痛者，可选用小柴胡汤加莱菔子治疗。

2. 但痛不满

若但痛而不满者，属于病在经络，经络中的气血阻滞，不通而痛，而非脏腑受邪。此证在时疫病初起时多属于实证，可以在解表药中加入元胡索、乌药等药物，经络中气血得畅，而疼痛自除。如果患者时疫病日久，已屡次使用汗、下等方法治疗，则应在养气血药中加倍使用当归。若是虚中夹实者，可以在解表清里药中加入乳香、没药进行治疗。《医学衷中参西录》中言："乳香：气香窜，味淡，故善透窍以理气。没药：气则淡薄，味则辛而微酸，故善化瘀以理血……二药并用为宣通脏腑流通经络之要药。"乳香、没药二者为通经络之要药，因其善入经络而无大伤气血之过，故戴氏言其最妙。

3. 痛满相兼

若见患者胸满而痛不可按者，则是邪气已结滞成形，应当根据邪气类型分证论治。痰结于内者，多表现为胸部牵引窜痛，兼见呕吐，可以选用小陷胸汤、大柴胡汤，小陷胸汤合大柴胡汤，甚至可以用大陷胸汤、大陷胸丸等。兼见大便不通、口苦、咽干者，可以使用大柴胡汤。胸满痛甚，又见短气烦躁、大便秘结、舌上燥而渴、日晡小有潮热、苔黄腻、脉沉弦紧等症者，可选用大陷胸汤峻下逐水。若痰结位置偏上，兼有头项强直、汗出者，可以选用大陷胸丸治疗。

食结于胸者，满痛位置多在心下之处，硬痛结块，痛不可按，可以选用平胃散加枳实、苏子、莱菔子、白芥子进行治疗。或者满痛位置更高，则属于危证，当用吐法，宗法《黄帝内经》"其高者，因而越之"之法，选用瓜蒂散治疗。这两种食结于胸的情况，均是属于中上二焦，根据因势利导的原则，应当选用吐法或者理气散结之法治疗，而不能随意用攻下之法，因为此时食积未散，攻下无果反会使食结更重，需待食结散开，方可用下法清利。戴氏认为，若食结未解使用攻下的方法，会导致患者气逆呕吐，临床治疗时可在心下满处进行按摩，帮助食结消散。此方法在其他结滞中亦可选用，内治方法配合外部按摩，可以达到事半功倍的效果。

血结者，表现为痛不可按，按之柔软，其脉芤、涩、弦，应当在解表清里药中加入桃仁、红花、三七、当归尾等药，甚至使用桃仁承气汤治疗。

时疫病中胸满痛症状，多为实证，可选用攻下的方法治疗。若多次攻下之后，胸满痛非但没有缓解，反而加重者，可考虑是脾肾两虚，不能纳气，气机上逆于胸导致，使用温补脾胃、补肾纳气等方法，使中焦得安、引火归元。这种情况极其少见，临床需仔细斟酌，不能轻易使用温补的方法。

【医案举隅】

结胸案

罗某，男，古稀之年。

［病史］患者体素健，勤于躬耕。1973 年 10 月 1 日，大雨滂沱，田间遭淋，归来便感不适。翌日心下胀满，烘砖温熨，以求轻快，见食生厌，恶心呕吐，大便溏薄，一日二行，小便黄浊，口干口苦，舌苔黄腻，脉象滑数，皆一派湿热壅结之候。余以手诊腹，心下板硬疼痛。

［诊断］薛生白《湿热病篇》云："湿热证，始恶寒，后但热不寒，汗出，胸痞，舌白，口渴不思饮。"若结于心下，按之痛者，名小结胸。

［治法］清热利湿，通结下气。遵《素问·至真要大论》"燥胜湿，寒胜热""湿淫所胜，平以苦热，以苦燥之，以淡泄之"之法度。

［方药］拟小陷胸汤加味。

黄连 6 克，半夏 15 克，瓜蒌 15 克，枳实 10 克，厚朴 10 克，茯苓 10 克，泽泻 10 克，生姜 3 片，2 剂。

二诊：胀满大减，纳食增加，按压心下已不觉痛，板硬亦不似先前，舌苔白腻，脉滑不数。

［方药］原方加苍术 15 克，2 剂。

闫云科. 临证实验录［M］. 北京：中国中医药出版社，2005：72-73.

按语：此为闫云科病案。结胸一证，出自《伤寒论》，泛指邪气滞于胸胁、脘腹之病证，为湿热互结而成。本案湿重于热，湿为阴邪，得阳则化，故而喜温，烘砖温熨，不可以此视为中寒而用辛温。口干为湿热中阻，津液不能上承，不可误为阴虚而以滋润。二者之别，在思饮与否。

胁满痛

【原文】胁满痛与胸满痛同，而微有不同者，胸满痛有宿食为病，胁满痛无宿食为病，乃亦有因宿食在胸腹而满痛及胁者。时疫胁满痛，是痰、气、血三者为病，其中亦有满而不痛、痛而不满、满痛并作之分。其满而不痛者，募原之邪未经传变，宜达原饮，兼寒热往来者，大柴胡汤。痛而不满者，邪分布于少阳之经，宜小柴胡汤。满痛并作者，当分左右。左属血，小柴胡去人参，加延胡、归尾、红花、桃仁，甚者加莪术、三棱、三七、五灵脂。右属痰与气。痰，大柴胡倍半夏，加牡蛎、莱菔子，甚则白芥子、甘遂、大戟、芫花。气，加青皮、莱菔子、木香、大腹皮。痰与气痛，皆无常所而有聚散。痰散仍有所苦，气散则无所苦。若屡经汗、下、清利而胁痛更甚者，虚证也。气虚必呕利，养气为主；血虚必烦热，养血为主，此亦十中一二。

胁痛与胸腹痛不同。胸腹譬之冲衢[1]，塞不能久；胁则譬之僻巷，塞则难开，用药须明此意。时疫胁痛虽有痰、气、血之殊，而总不离乎热，黄芩是为主药。若别有热证者，黄连、山栀又所必需，他病胁痛，有寒、有热，不在此例。

【注释】

[1] 冲衢：四通八达的道路。

【提要】本节论述温疫胁满痛的证治。

【精解】胁满痛与胸满痛的病因病机和分证论治相类，但胸满痛有宿食致病者，而胁满痛无宿食致病，但胸满痛兼宿食者，可累及至胁部。胸部位于正中部位，是胃之所；胁部位于偏侧，为肝胆之位，故言"胁满痛无宿食为病"。时疫病胁满痛与胸满痛相同，有满而不痛、痛而不满、满痛并作之分，为痰、气、血三者致病，临床上可以互相参照。

若患者但满不痛，则是膜原之邪未经传变，可以选用达原饮进行治疗，若兼有往来寒热者，可以选用大柴胡汤治疗。

痛而不满者，是邪气分布于少阳经络之中，可以选用小柴胡汤治疗。此处亦可与胸满痛互参，在痛而不满时加入乳香、没药等活血行气之品。

满痛并作者，可以通过疼痛位置进一步辨证。满痛在左侧者，属于血分郁滞，可以用小柴胡汤去人参，加延胡索、当归尾、红花、桃仁，满痛严重者还可以加入莪术、三棱、三七、五灵脂等药。满痛在右侧者，属于痰气致病，因痰而满者，使用大柴胡汤倍半夏，加牡蛎、莱菔子，甚至白芥子、甘遂、大戟、芫花进行治疗。古人对于人体左右分布有独到的见解，如《素问·灵兰秘典论第八》中言"左右者，阴阳之通路"，指出左右有别，分走阴阳。气主动，属阳；血主藏，属阴。又《素问·刺禁论》言"肝生于左，肺藏于右"，故有了后人左血右气的理论。因气而满者，可以在治疗时疫的基础上加入青皮、莱菔子、木香、大腹皮等药物。痰与气致病，患者疼痛常无定处，时聚时散。因气而满痛者，常常表现为间歇性发作，气聚则满痛，气散则舒。因痰而满痛者，有形之邪难以速消，不适感可持续存在。

若是多次经过汗、下、清利等方法治疗后，胁痛不但没有缓解反而加重者，多属于虚证范畴。气虚者，多表现为呕吐、下利，治疗时以养气为主；血虚者，多表现为烦热，以养血为主。与胸满痛相同，胁满痛中虚证不过十之一二，故不可轻用补法。

胁痛与胸腹痛有很多不同。若二者进行比较，则可以将胸腹比作四通八达的大路，其中郁滞常常不能久居，而胁部是偏僻的小巷，若见郁滞则久久不解，用药时需要根据二者不同特点进行用药。胸中满痛，以通为和，多用清下之法；胁中满痛，郁滞更甚，开郁为重。时疫病胁痛虽然有痰、气、血的区别，但这些都是热证基础上的兼证，依然要以黄芩为主药。胁部为少阳经循行之所，而黄芩为清少阳里热之佳品，故选为主药。若见下利、心烦等其他热证，则需增加其他清热药物，如黄连、山栀等。在其他病中的胁痛证往往病因病机更为复杂，有寒有热，但在时疫病中均是热证。

【医案举隅】

胁痛案

方东垕，两胁痛，上壅至胸，发热，饮食不进。脉左手沉而弦数，乃积气也。右手滑，痰饮也。关脉濡弱，脾气不充也。据症或触于怒，故痛之暴耳。治当先去积热，消痰气，然后用补。瓜蒌仁六钱，枳壳、姜连、半夏各一钱半，白芥子一钱，牡蛎二钱，炙甘草五分，柴胡一钱五分，二帖，诸症尽去，饮食进矣。然恐其复发也。与当归龙荟丸使行之，以刈其根。服下果行两次。

孙一奎. 孙文垣医案［M］. 北京：中国医药科技出版社，2019：59.

按语：此为孙一奎病案。本案患者有痰饮，有积气，还兼有脾气不充。虚实夹杂之证，当视其缓急施方用药，本案以邪热内积，气机不畅，不通则痛之胁痛为重，故先治以清热化痰，行气导滞消积。柴胡、枳壳疏肝理气，合小陷胸汤、白芥子以清积热、消痰气，后以当归龙荟丸除根。待邪气尽除，方可用补，以防闭门留寇之患。

腹满痛

【原文】时疫腹满痛，属宿食为邪热所结者，十之七八；属气、血、痰、水者，十之二三。盖腹为胃与小肠之正界，非胸、胁、少腹之地可比。腹满而不痛者，属邪在气分，属水谷散漫而未燥结。气分脉多沉，或弦，水谷脉滑；气分通腹皆满，水谷满有分界；气分者，厚朴、大腹皮、青皮、陈皮、枳、桔为主，水谷者，半夏、山楂、麦芽、神曲、莱菔子、枳实为主。时疫为热证，腹满亦当清热，兼以顺气消食可也。若舌多黄苔，虽满而不痛，为邪已传胃，宜小承气汤下之。

痛而不满者，属邪在血分，属水谷燥结诸病、他病或有属冷者。时疫总属热证，痛不可按而无硬处者，于清里方中加赤芍。不可按而有硬处者，调胃承气汤。

满痛兼作为痞满在气，燥实在血，大实大热之证，大承气汤。诸病腹满痛或兼自利，当责之虚冷，时疫自利属热结旁流[1]，下之则止，不可疑为虚冷。若满痛而喜燥、喜温，或恶寒，手足冷，清利之益甚，或右关迟紧，此非本病，乃因烦渴、饮冷太过，或用清凉太过、太早之所致，又当以温燥为主，不可执一。然此亦治药弊，非治本病也。

【注释】

［1］热结旁流：出自《温疫论·大便》。指阳明腑实，肠燥屎内结而致时泄臭水之症，临床表现为下利清水，色纯青，气臭秽，脐腹疼痛，按之坚硬有块，口舌干燥，脉滑实。乃燥屎坚结于里，胃肠欲排不能，逼迫津液从燥屎旁流下所致。

【提要】本节论述温疫腹满痛的证治。

【精解】腹部正中即是胃与小肠的所在，故腹部与胸、胁、少腹等位置有很大不同，腹部与宿食关系最为密切。时疫腹满痛属于宿食与邪热互结的，占十分之七八，而属于气、血、痰、水者，占十分之二三。与胸胁相同，腹满痛可分为满而不痛、痛而不满、满痛兼作三种情况。

1. 满而不痛

腹满而不痛者，有邪在气分与宿食停滞水谷散漫而未燥结两种情况。若邪在气分者，表现为全腹胀满，脉多沉或弦，可以使用厚朴、大腹皮、青皮、陈皮、枳实、桔梗等理气之品治疗；宿食停滞水谷散漫而未燥结者，满有分界，脉多为滑，可以选用半夏、山楂、麦芽、神曲、莱菔子、枳实等消食化滞之品进行治疗。时疫病为热证，治疗腹满要以清热为先，兼以消食顺气，对于其他满痛诸证亦是如此，清热为治疫之本。若是见舌苔黄厚者，虽然满而不痛，但可知是邪气传胃，当用小承气汤清下治疗。对于时疫病的治疗，有宿食结滞者不一定用下法，而无宿食结滞者不一定不用下法，因时疫病多为实热，取下法为攻其邪热，给邪气以出路之法，而非单攻其宿食、燥屎等物，故常用小承气汤、大柴胡汤、小陷胸汤之类。

2. 痛而不满

痛而不满者，可能属于邪在血分或者属于水谷燥结。若仅腹痛而腹中无硬处者，此为血分证，可以在清里热方剂中加入赤芍治疗。若腹痛伴有腹中硬结者，是水谷燥结所致，则应用调胃承气汤攻下治疗。寒证中亦可见痛而不满，但时疫病中少见寒证。

3. 满痛兼作

满痛兼作者，为气分、血分同病，痞满应责之于气滞，燥实应责之于血滞。此为大实大热之证，可以使用大承气汤攻下。其他病中腹满痛兼有自利者，应是虚冷所致；而时疫病中自利，则属于热结旁流，下之则下利止，不可轻易与其他病证一样用温补的方法。若时疫病见腹满痛而喜温、喜燥、恶寒、手足冷、自利逐渐加重、右关尺脉紧等症状，皆是虚寒之象，不可继续教条地认为所有病证均是热证，本证可能因烦渴饮冷过多，或是清热太过所致，当用温热药物治疗。同时，需要明确的是，用温燥之药为治疗用药非治时疫之病，故诸寒证解除后，应停用温热药物，以祛时疫热邪为先。

【医案举隅】

腹满痛案

李某，男，25岁。

［病史］1921年3月，患者感时疫而病，发热12天不退，脉来洪数，舌苔黄黑而生芒刺，唇焦齿干，口气蒸手，值午后则热势更张，溅溅汗出，谵语烦躁，不能安卧。小便短赤，大便自病后10余日不通，从心下至少腹胀满，呻吟呼痛而拒按，仰卧难以转侧，食物不进，唯烦渴而喜冷饮。

［诊断］此际邪热亢甚，阴津枯涸，燥屎内结，阳明下证悉具。

［治法］当急下以救阴，缓则危殆。思及亢热已久，燥屎坚结，无阴液以润泽，如行舟之乏水，邪热燥结亦无所由出，宜予急下之剂兼以养阴生津之品以治之。

［方药］拟加味黄龙汤1剂。土人参30克，当归26克，生地黄16克（泡

水兑入），大黄16克（泡水兑入），芒硝10克（后放），枳实16克，厚朴16克，生石膏26克（碎，布包）。

当晚服后，患者欲便，但十分费力，难于解出，用力挣之，则燥屎一节，缓慢而出，长约尺许，坚硬不断，色酱黑。余亲视之，真坚硬如硬。

二诊：次晨诊视，其脉已较和缓，发热已退半，苔刺变软，口津稍润，腹中胀满大减，仍渴喜冷饮。

［方药］嘱照原方再服1剂。

三诊：第三日诊，色转黄而溏，斯时已脉静身凉，能进米粥。查其舌，见苔已退去其半，津液回生，但仍喜冷饮。

［诊断］此乃邪热始退，阴津尚未完全恢复。

［方药］拟生脉散加味养阴生津兼清余热。沙参26克，麦冬16克，五味子3克，甘草6克，生地黄16克，玄参13克，黄连5克。

服2剂后，继以六味地黄汤调理阴分，一二剂而愈。

处方：生地黄26克，粉丹10克，枣皮10克，淮山药13克，茯苓13克，泽泻10克。

吴佩衡. 吴佩衡医案［M］. 北京：人民军医出版社，2009：7-8.

按语： 此患初来即为阳明燥屎内结证，吴先生考虑到患者患此证已有时日，其阴液岂无亏损，是以治当通腑泄热兼以养阴生津。服后虽有形燥结已去，然无形余热尚存，正气亦大伤，阴液亏损尤甚，故又治以养阴生津兼以清热泻火，后续又据证调方而渐愈也。此患之证型变化是非常典型的温热病的演变过程，温热最善伤阴，容易与燥屎勾结而成阳明腑实证，通腑泄热之余不可忘记养阴生津以通水行舟，有形燥结虽去，无形余热尚存，又当治以养阴生津兼以清热泻火，总之，当时时顾护其阴液也。这也是伤寒阳明病和温病阳明病的区别，伤寒阳明病后期亦成亡阳证，而温病后期则易成亡阴证，需谨慎处之。

少腹满痛

【原文】时疫少腹满痛，为邪热结于下焦。下焦乃大肠膀胱及厥阴分界，与中焦异，亦有满而不痛、痛而不满、满痛兼作之不同。初起满而不痛者，湿胜气滞也，槟榔、厚朴、苍术为要药。痛而不满者，手不可近，热伤厥阴血分也。黄芩以清热，赤芍、归尾以活血，柴胡以升厥阴之气，若牵引阴器及两胯夹缝者，加秦艽即愈。满痛兼作者，不论初起、末后，当视其前后。在前小水不利，蓄水也，四苓、猪苓、益元等方选用。在后大便不利，有燥屎也，三承气选用。小便利而大便色黑者，蓄血也，抵当汤、桃仁承气汤选用。以大小便之通塞为辨，固矣，亦当细察其满痛而有硬块不可按者，属燥屎。满痛如鼓不可按而却无块者，属溺蓄脬中。满痛拒按而软者，属蓄血。以此辨之了然矣。外有时疫末路，满而不痛，痛而不满，喜温喜按者，为虚证，当细询来路。若屡经清、下太过，当消息温补以培养阴阳，不可执时疫为实邪热证而不变通也。然此亦十中一见耳。

上满痛诸证，乃时疫里证之大端，总属热邪内陷。在风、寒、暑、湿诸门，则寒、热、虚、实俱有。在时疫已经传变，见于烦渴、燥热既显之后。其为热证易辨，若见于未经传变之先，乃疫毒郁而未发，多不渴，多不发热，甚有手足反厥冷者。依风寒治，则当温；依时疫治，则当清。毫厘千里，反掌生死，当于气、色、神、脉、舌苔五者，细察而详辨之。

【提要】本节论述温疫少腹满痛的证治。

【精解】时疫病少腹满痛属于邪热结滞下焦所致，下焦为大肠膀胱与足厥阴肝经所处之位置，故与中焦胃脘所主不同，但仍可分为满而不痛、痛而不满、满痛兼作三类。

若是时疫病初起满而不痛者，是湿盛气滞的表现，可以选用槟榔、厚朴、苍术为主要药物治疗。因是湿性趋下，故常结于少腹。

若患者痛而不满，按之则痛者，是热伤厥阴血分，血脉凝滞，选用黄芩清热，配合赤芍、当归尾活血，再加柴胡升提厥阴之气治疗。若见牵引阴器及两胯间疼痛者，加秦艽即可治愈。《本草纲目》载："秦艽……手足不遂，黄疸，烦渴之病须之，取其去阳明之湿热也。阳明有湿，则身体酸疼烦热，有热，则日晡潮热骨蒸。"秦艽还擅长利小便，适用于本证的病位和病因。

若见满痛兼作者，无论发病在时疫病初起还是末期，都应继续观察患者二便情况，以做进一步诊断。因少腹之位为大肠、膀胱之所，故言二便之要。若见小便不利者，则属于蓄水证，可以选用四苓汤、猪苓汤、益元散等清热利水方剂进行治疗。少腹满痛见泄泻如水、小便不利者，可以使用四苓汤为主方；伴见心烦不寐、脉细数等阴虚表现者，可以选用猪苓汤进行治疗；若外感暑湿而小便不利者，则选用益元散治疗。若是大便不利者，是有燥屎在内，应当用三承气汤攻下治疗。若见小便通利，而大便色黑者，是太阳蓄血证，可参考《伤寒论》用抵挡汤、桃仁承气汤等方。虽然二便通利与否有很强的辨证意义，但不可仅按二便通塞一概而论，还应仔细观察少腹部的情况，才能辨证准确。若见少腹部满痛而有硬块者，则知是燥屎内结；若见少腹部如鼓而痛不可按，反腹中无结块者，可以推断是膀胱中有尿液潴留；若见满痛拒按而腹部柔软者，可以判断是蓄血证见。用这些方法判断，与二便状态合参，则可辨证更加准确。

时疫病末期，若见时而满，时而痛，喜温喜按者，则为虚证，需要继续判断虚证的病因。若患者屡经清、下法治疗，导致正气受伤，则应停止清下之法，反用补养的方法治疗。时疫病见虚证多为清热太过、药邪致病，见虚证者不过十分之一而已。但若临证确见虚寒证，依然要灵活变通，温补之品当用则用。

上述四种满痛证，是时疫病里证治疗中的重中之重，戴氏用最大篇幅详述满痛诸证，即是此意。时疫病中满痛诸证，均可以看作是热邪内陷所致。在其他病中，有风、寒、暑、湿等邪气致病，故有寒、热、虚、实诸证之辨。而时疫病中则均是热证为先，在邪气传变，患者烦渴、燥热表现出现之后，方见满痛诸证。此时患者热证明显，可以判断是时疫病热邪内陷。而在疫毒未发之时，患者热渴诸证均不明显，甚至还有手足厥冷的症状，此时若见少腹满痛，在伤寒中则应用温法祛寒，在时疫病中则应用清法祛热，二者大相径庭。故在症状不显时，对于阴阳的判断极为重要，如《素问·阴阳应象大论》中言"治病必求于本"。故戴氏认为，医者最应详细察辨气、色、神、舌、脉五者，若不能仔细判断，必会导致"差之毫厘，谬以千里"之过，反会害人性命。

【医案举隅】

瘀血腹胀案

余尝诊一周姓少女，住小南门，年约十八九，经事三月未行，面色萎黄，少腹微胀，证似干血劳初起。因嘱其吞服大黄䗪虫丸，每服三钱，日三次，尽月可愈。自是之后，遂不复来，意其瘥矣。越三月，忽一中年妇人扶一女子来请医。顾视此女，面颊以下几瘦不成人，背驼腹胀，两手自按，呻吟不绝。余怪而问之，病已至此，何不早治？妇泣而告曰：此吾女也，三月之前，曾就诊于先生，先生令服丸药，今腹胀加，四肢日削，背骨突出，经仍不行，故再求诊！余闻而骇然，深悔前药之误。然病已奄奄，尤不能不一尽心力。第察其情状，皮骨仅存，少腹胀硬，重按痛益甚。此瘀积内结，不攻其瘀，病焉能除？又虑其元气已伤，恐不胜攻，思先补之。然补能恋邪，尤为不可。于是决以抵当汤予之。

虻虫一钱　水蛭一钱　大黄五钱　桃仁五十粒

明日母女复偕来，知女下黑瘀甚多，胀减痛平。惟脉虚甚，不宜再下，乃以生地、黄芪、当归、潞党、川芎、白芍、陈皮、茺蔚子，活血行气，导其瘀积。一剂之后，遂不复来。后六年，值于途，已生子，年四五岁矣。

佐景按：丸药之效否，与其原料之是否道地，修合之是否如法，储藏之是否妥善，在在有关，故服大黄䗪虫丸而未效者，不能即谓此丸竟无用也。

曹颖甫. 经方实验录［M］. 北京：中国医药科技出版社，2019：161-162.

按语：此为曹颖甫病案。满痛之证，邪气为先。本案瘀结之深，反而越是元气受伤，越应尽早攻之，不应有所顾虑。

自利

【原文】时疫自利，皆热证也，其所利之物与内虚内冷者自别。冷利之色淡白，热利之色正黄，甚有深黄、酱色者；冷利稀薄，热利稠黏；虚冷利散而不臭，热利臭而多沫；虚冷易出，热证努圊[1]；冷利缓，热利暴注下迫而里急，此辨时疫热利与诸冷利之大概也。

时疫初起，有手足厥冷，恶寒，呕吐，腹痛自利者，全似太阴寒证。辨其为疫，只在口中秽气作黏，舌上白苔粗厚，小便黄，神情烦躁，即可知其非寒中太阴，是时疫发于太阴也。烦躁轻则藿香正气散，烦躁甚则用达原饮，一二服后即见三阳热证矣。此时若用温中药，转见四肢逆冷，手足青紫而死，不可不细察也。

时疫初起，头疼、发热而自利，九味羌活汤。传变太阳、少阳合病，身热、口苦、咽干、目眩而自利者，黄芩汤，兼呕加半夏。传里舌黄、谵妄而自利者，按其心下至少腹有硬痛处，与大承气汤；无硬痛处，小承气、小陷胸、大柴胡选用。此在下其热，不必以结为主，故虽无硬痛，亦主大黄。时疫自利而小便不利，腹满而无硬块，时作肠鸣者，热在小肠膀胱而蓄水也，四苓散、猪苓汤、益元散选用。

时疫自利受补者少，至屡经清、下无表里证，自利渐至清谷而脉微细者，则六君子汤、补中益气汤、理中汤，又所当酌用也。

【注释】

［1］圊：排除（污秽）。

【提要】本节论述里证热利与冷利的鉴别及时疫自利的证治。

【精解】

1. 时疫下利与虚寒内伤冷利的鉴别

温疫下利为热邪蕴结肠腑，大肠传导失司所致。内伤冷利为脾肾阳气虚衰，或伤于寒湿，失于温煦、固摄所致，故表现为粪色浅、粪质稀薄、气味轻微、大便易出，来势较缓。《素问·至真要大论》曰："诸呕吐酸，暴注下迫，皆属于热。"时疫热利，热邪壅滞肠道，粪色深，或黄，或如酱色、粪质黏稠、气味重，夹湿者大便排出不畅，热重者来势急，即暴注于下。

时疫初起下利，兼见手足厥冷、恶寒、呕吐、腹痛等，类似太阴寒证，鉴别要点为是否有口中白厚苔秽浊、小便黄、烦躁等里热症状。可从烦躁程度辨里热轻重，烦躁轻则热邪轻微，故用藿香正气散；烦躁重则热邪亦重，故用达原饮开达膜原。本已有热邪存内，若误用温中药，火上浇油，邪热蔽伏，格阴于外，则出现四肢厥冷、手足青紫的热厥危证。

2. 时疫下利传变及治疗

初起邪在太阳，头疼、发热而自利者，用九味羌活汤外解风寒湿邪，兼清里热；疫邪向内传变，太阳少阳合病，身热、口苦、咽干、目眩而自利者，尊仲景选用黄芩汤；邪气入流，阳明热结，舌黄、谵妄而自利者，则主用大黄清热通腑，心下至少腹有硬痛处，燥结重者用大承气，以热为主则用小承气汤、小陷胸汤、大柴胡汤等类以下其热。热入小肠膀胱，自利与小便不利兼见，腹满而无硬块，时作肠鸣者，则用利水之品，即"利小便以实大便"之意。时疫自利有实热蕴结肠腑，也有湿热夹杂滞肠者，湿热自利多有色黄如酱、胸脘痞闷、大便黏滞不爽等特点，白头翁汤、葛根芩连汤等清热燥湿方剂均可酌情选用。

时疫自利多不用补益之法，但外无表邪，内无积滞，久利后又致脾气受损，下利清谷而脉微细者，可斟酌使用六君子汤、补中益气汤、理中汤等培补中气。

【医案举隅】

一、倪少恒下利案

王某，男，30岁，1953年4月11日初诊。

［病史］患者病初恶寒，后则壮热不退，目赤舌绛，烦躁不安，便下赤痢，微带紫暗，腹中急痛，欲便不得，脉象洪实。

［治法］泄热解毒。

［方药］先投以黄芩汤：黄芩、白芍各12克，甘草3克，红枣3枚。

服药2剂，热退神安痛减，于13日改用红痢枣花汤，连服3剂获安。

邓鑫，胡久略，梁健. 临床仲景方剂学［M］. 北京：中医古籍出版社，2012：163.

按语：本案患者为表邪入里化热，少阳枢机不利，热邪下迫大肠，而见热证下利，便下赤痢，微带紫暗。少阳气机不舒，故腹中急痛，欲便不得。故用黄芩汤，此方可清少阳相火，防其克犯阳明，如《医林纂要探源》所说："太阳郁热，则上烁肺而下遗热大肠，故用黄芩以除肺肠之热……少阳郁热，则木乘土，故用芍药以泻相火而和太阴。"在此用黄芩汤可清胃肠实热兼疏利少阳气机，肠胃热邪得去，少阳气机得利，而病自去。

二、刘渡舟病案

王某，男，28岁。

［病史］患者初夏迎风取爽，而头痛身热，医用发汗解表药，热退身凉，头痛不发，以为病已愈。又3天，口中苦甚，且有呕意，而大便下利黏秽，日4～5次，腹中作痛，且有下坠感。切其脉弦数而滑，舌苔黄白相杂。

［诊断］辨为少阳胆热下注于肠而胃气不和之证。

［方药］黄芩10克，白芍10克，半夏10克，生姜10克，大枣7枚，甘草6克。

服3剂而病痊愈。

何清湖. 金匮要略与临床案例［M］. 太原：山西科学技术出版社，2019：484-485.

按语：本案以邪郁少阳为主。初起头痛发热，邪在太阳，表邪未解，传变入少阳，而见口苦、下利黏秽，故为热证。少阳有热邪，胆气郁滞，横犯肠胃，上逆于胃则呕吐，下迫于肠则下利。少阳疏泄不利，气机不畅，故有腹中疼痛下坠之感，予黄芩汤，加生姜、半夏以止呕。与戴氏所言"黄芩汤，兼呕加半夏"相合。

三、蒲辅周病案

梁某，男，28岁。

［病史］患者住院，诊断为流行性乙型脑炎。病已6天，曾连用清热、解毒、养阴之剂，而病势有增无减，体温高达40.3℃，脉象沉数有力，腹满微硬，哕声连续，目赤不闭，无汗，神昏谵语，烦躁不宁，四肢妄动，有欲狂之势，手足微厥。昨日已见下利纯青黑水。

［诊断］此属热邪羁于阳明，热结旁流之证。但未至大实满，且苔秽腻，色不老黄，未可与大承气汤。

［方药］用小承气汤微和之。

服后，哕止便通，汗出厥回，神清热退，改用生津益胃、续清余邪之剂以资恢复。

薛伯寿. 蒲辅周学术医疗经验·继承心悟［M］. 北京：人民卫生出版社，2000：169.

按语： 患者脉象沉数、高热烦躁、四肢微厥，为邪入阳明，里热炽盛之象。腹满微硬，乃阳明热结，又迫肠中津液外泄旁流，故泻下稀水。阳明热结，当辨热与结孰轻孰重，患者舌不老黄，虽有燥屎内结，但以实热为主，故不用大承气汤而以小承气汤和之，以大黄下其热。下之里通而表和，为通因通用之理。

四、喻嘉言病案

胡太夫人病，偶然肚腹不宁，泻下数行。医以痢疾药治之，其利转多。更引通因通用之法，用九蒸大黄丸三钱下之，遂扰动胃气，胀痛，全不思食，状如噤口。诊之，六脉皆沉而伏，应指模糊，曰：此非痢病，乃误治之证也，今但安其胃，不必治利而利自止，不必治胀痛而胀痛自除。遂以四君子汤为主，少加姜、蔻暖胃之药，二剂利果不作。但苦胃中胀痛不安，必欲加入行气之药，以冀胀消痛止而速得进食，固争曰：宁可缓于食，不可急于药。盖前因药误，引动胃气作楚，若再加行气，则胀痛必无纪极。即用橘皮和中，亦须炒而又炒，绝不惹动其气。凡五日，未得大便，亦听之，痛止胀消，食进便利，共七日全安。浑不见药之功，其实为无功之功也。

江瓘，魏之琇. 名医类案正续编［M］. 北京：中国医药科技出版社，2011：387-388.

按语： 本例病案即为戴氏所言"屡经清、下无表里证"者，脉沉而微弱。此为治痢误案，扰动胃气。大肠的传导有赖于胃气的和降，过用攻下之药，胃气下行无度，大肠传导失司，从而纳差与下利无度并见。故治当安其胃，以四君子汤补益中焦，加姜、蔻温胃，得以"不治利而利自止"。脾胃居于中焦，为气机升降之枢，胃气受损，气机不行，则胃中胀痛，因此虽胀痛亦不得妄用行气之药，只用橘皮和中，不可犯"虚虚之误"。

便血

【原文】 时疫便血，热邪深入也，先当辨其血色。鲜红者，清热为主，黄芩汤、三黄石膏汤、犀角地黄汤；血色紫黯成块下者，逐瘀为主，桃仁承气汤、抵当汤，须按腹、胁有痛处，用之为确。时疫便血，散晬夹涎水者，脾胃虚而脏腑伤也，归脾、补中、八珍可借用，并加乌梅。

时疫便血之后，多亡阴证，神昏耳聋，舌无苔而燥，身痛不可转侧之类皆是，生脉、六味加阿胶，峻补其阴，然多不救也。

【提要】本节论述里证时疫便血的证治。

【精解】时疫便血为外感温热邪气化燥化火，深入营血，损伤肠络所致。便血病势危急，治疗不当可由实转虚成亡阴证而危及生命，故必须急用清热凉血解毒之剂止血，如犀角地黄汤等。如薛生白所说："大进凉血解毒之剂，以救阴而泄邪，邪解而血自止矣。"此可以与戴氏所论互参。若邪热与血相搏，日久结为瘀血，可表现为便血紫黑色黯，夹杂血块，同时兼有少腹硬满疼痛、神志如狂，或烦躁、舌质紫暗有瘀斑、脉沉涩等，为下焦蓄血证，当用抵当汤等破血逐瘀。吴又可言："尽因失下，邪热久羁，无由以泄，血为热搏，留于经络，败为紫血，溢于肠胃，腐为黑血，便色如漆。"此与戴氏所言相符。血色鲜红或紫暗为实。若血色暗淡，夹杂涎水，为脾胃亏虚，失于统摄，则用补中益气汤、八珍汤等补中之剂，并用乌梅收敛止血。时疫便血不止，气随血脱，易出现亡阴证，出现身热骤退、汗出肢冷、面色苍白、神昏耳聋、舌无苔而燥、脉微欲绝等表现，宜生脉饮重用人参益气养阴固脱，或六味地黄汤加阿胶峻补其阴。

临床中，便血可与衄血、吐血、尿血、斑疹等其他血证伴随出现，治法皆以清热凉血解毒为主，可根据出血部位不同配伍针对性药物，如便血可加用槐米、地榆炭等。同时，根据夹杂瘀血、伤阴的程度不同，可配合使用活血、养阴药物。若血证与神昏谵妄并见，安宫牛黄丸等清心开窍之品也可斟酌使用。

【医案举隅】

便血案

蒋仲芳治徐万寿，年二十余，七月中下血不止，遍医不效。至十月初，屡次昏晕，事急矣。诊之右寸独得洪数，是必实热在肺，传于大肠也。用麦冬、花粉、桔梗、元参、黄芩、山栀、五味、沙参，服数剂而愈。近见一症，寒热微渴，胸满微烦，小便利，大便稀而少，状如鸡粪，其色黑。蒋谓大便黑者血之瘀，稀者中之寒。血瘀间寒，积在下焦，不得不下。遂用当归活血汤加熟大黄，温而行之，下尽黑物而愈。盖瘀血在下，兼热者多，兼寒者少。故古人未有陈案，此又出古法之外也。

江瓘，魏之琇.名医类案正续编［M］.太原：山西科学技术出版社，2013：448.

按语： 蒋仲芳医案所论与戴氏所论热盛便血和瘀血便血相符。患者7月下血不止，病延至10月仍右寸洪大，为肺热移肠，热邪炽盛，损伤肠络。此为实热在里，治以清热凉血解毒，用黄芩、元参、山栀等，热邪得清而血自止。近日大便黑而稀，为瘀血夹寒。寒主凝滞而成瘀，需温下法以祛除有形之瘀血。《伤寒六书》当归活血汤（当归、赤芍药、甘草、红花、桂心、干姜、枳壳、生地黄、人参、柴胡、桃仁泥，加生姜煎，入酒调服）温经化瘀，熟大黄缓和泻下，仍存解毒活血之功。

便脓血

【原文】时疫便脓血与便血有燥湿之分。便血属燥热，凉润为主；便脓血属湿热，清热兼分利为主。

时疫初起，头痛发热便脓血者，即古所谓疫痢是也。不必治脓血，但解其表，表解则便数自减，决不可早施清里攻下之药，即分利、清凉亦所当慎。盖邪方在表，清里邪则内陷深入，后极难治。且时疫一见便脓血，则烦渴之热势反缓，盖热随利减也。所以苦寒之品不可浪用，惟以仓廪汤为主，详见夹痢条下。时疫传变至半表半里便脓血者，柴葛解肌汤加苓、泽、木通、黄芩。时疫传变入里，烦、渴、谵妄悉具而便脓血者，黄芩汤、葛根芩连汤选用。兼里急后重，腹中拒按者，加槟榔、大黄。时疫屡经攻下而便脓血滑利者，当以养中、调气、养血为主，清热为佐。老人、虚人亦仿此例。

【提要】本节论述里证时疫便脓血与便血的区别及便脓血的证治。

【精解】

1. 时疫便脓血与便血的区别

时疫便脓血与便血不同，便血为燥气化火，灼伤血络，治之以清润为主，便脓血多为湿热蕴结肠道，肉腐成脓所致，治之当以清热兼分利为主。

2. 便脓血证治

便脓血的治疗依疾病不同阶段而有所不同。①时疫初起便脓血，伴头痛发热，即为疫痢，治当以解表为主，表解利自止，此治疗之要义。宜用仓廪汤逆流挽舟，切不可妄用苦寒攻下，以免表邪内陷。②邪至半表半里，以柴葛解肌汤辛凉解肌、清泄里热，再加茯苓、泽泻、木通分利，黄芩清热。柴葛解肌汤本为太阳风寒未解，郁而化热，渐次传入阳明，波及少阳的三阳合病而设，方以葛根、柴胡外透肌热，内清郁热，羌活、白芷辛散发表，透邪从表出，黄芩、石膏清泄里热。其中葛根配白芷、石膏，清透阳明之邪热，柴胡配黄芩，透解少阳之邪热，茯苓、泽泻、木通，利热中之湿。③邪热转盛入里，烦渴、躁扰、谵语俱见，用黄芩汤、葛根芩连汤等清热燥湿。里急后重、腹中拒按为气机阻滞，湿热壅滞，可兼见胸痞腹痛，若湿热蒸腐肠道脂膜，损伤肠络，可见便下脓血稠黏，脉象多为濡数之象，加槟榔畅达气机，大黄荡涤积滞。④屡经攻伐，正气亏耗，或老人、虚人，病机以气虚血弱为主，里热次之，故治疗主以调气养血，辅以清热。

【医案举隅】

痢疾案

郝某，男，36 岁，1989 年 9 月 5 日初诊。

[病史] 患者半月前因经营商务自北南下后，自感烦躁、咽痛、夜寐躁动不安、难以入眠。3 天前畏寒发热，食生猛海鲜即腹泻与剧烈腹痛；里急后重，大便中排出黏液脓血，日 3～4 次，肛门灼热。舌边尖略红，苔黄滑、腐腻且有白沫，根部垢腻板结，脉滑濡。体检：体温 38.9℃，下腹压痛，反跳阳性，肠鸣亢进。大便常规：红细胞（+++），白细胞（+++），脓球（++），吞噬细胞少许。

[诊断] 西医诊断：急性细菌性痢疾。中医诊断：时值秋令湿邪，自北方南下，水土不服，遂罹染湿热之邪，自卫分至气分，壅结交滞于肠胃。

[治法] 拟清热化湿，荡涤胃肠湿热毒邪。

[方药] 六一散（包煎）20 克，棉茵陈 30 克，淡黄芩 12 克，石菖蒲 6 克，川贝母 12 克，木通 5 克，藿香 15 克，射干 10 克，连翘 15 克，白豆蔻 6 克，薄荷（后下）6 克。

5 剂后，腹痛减轻，大便次数减少，夜卧得安，口苦已无。

二诊守甘露消毒丹全方加白头翁、川黄连、广木香、防风、石莲子，继服 5 剂而愈。

苏云放. 甘露消毒丹（汤）的临床应用 [J]. 浙江中医学院学报，1994（02）：25-26.

按语： 本例为外感湿热邪气，下利赤白脓血之验案。患者高热烦躁、肛门灼热、苔黄滑腐腻，为邪已入里，里热与湿邪并重之证，因邪热壅结肠胃而致便脓血。治以甘露消毒丹加减。甘露消毒丹是临床治疗湿温病的主要方剂之一，方由飞滑石、绵茵陈、淡黄芩、石菖蒲、川贝母、木通、藿香、射干、连翘、薄荷、白豆蔻组成。王孟英在《续名医类案》中提到"湿邪犹在气分，甘露消毒丹治之"，此方宣上、畅中、渗下，将气分湿热之邪通过三焦分消走泄而去，临床应用广泛，只要符合湿热内蕴，湿热并重的病机，无论上中下焦，均可用之。

大便闭

【原文】时疫属湿热，大便闭者少，间有闭者，乃平素胃阳强盛，多燥气也。夫本来阳盛，复受时疫，则湿热皆变为燥热，虽兼表证未得汗，可下。以时疫与伤寒不同，伤寒邪从表入，有表证未得汗，必不可攻里；时疫邪从内发，虽有表证，每每发表而不得汗，必待里气通而后表始得汗。所以时疫大便一闭，即有表证，亦当下之，不可逡巡也。若初起未经表散，则当用三消饮下之为当。有表证尚可下，则烦渴、谵妄，舌苔黄黑、燥烈、卷短，胸、腹硬痛诸证备见，更当分别轻重下之无疑。

又有大便闭而屡下不通者，则必有夹邪，当审之。有夹水者，水在肠中，则不下而自利；水在胃脘以上，则脉多弦、多缓，往往上呕而不下利，且舌白而心下按之作响，虽用承气不能下行，故下之不通，当先用半夏、茯苓、苍术消其水，而后下之，亦有可用大陷胸汤者，必胸上痛而手不可近，方为药与邪敌。有夹气者，气滞于胸膈之间，主上逆而不下降，胸腹串痛而脉沉，当先以苏子、莱菔子、木香、槟榔顺其气而后下之。

有气虚而屡下不通者，属老人、虚人，其脉必兼无力，其色必悴[1]，其肌肉必缓[2]，其神必散。若下证全具，当与大承气加人参，一服而宿垢顿下，或陶氏黄龙汤，或麻仁丸，参汤下，酌其里证之多寡用之。有血虚而屡下不通者，属妇人产后，痈疽溃后，或平素阴虚及亡血，其脉必兼涩，四物、六味、生脉及吴氏诸养荣方、麻仁丸选用，仍须蜜煎猪胆汁导之。

大凡时疫，大便一闭，即当下之。然须询其有无所苦，若无所苦，下尚可缓，有所苦而下之不通，又须察有无夹邪及虚也。当下者十之五，可缓者十之三，夹邪者十之一耳。时疫如此，他病则不然。古语云：伤寒下不厌迟，时疫下不厌早，诚哉！斯言也。

【注释】

[1] 悴：枯萎，憔悴。

[2] 缓：柔弱，无力。

【提要】本节论述里证时疫大便闭的证治。

【精解】

1．"下不厌早"

时疫属湿热者，大便多为黏滞不爽，大便燥结而闭者少。偶有大便闭者，也是因平素胃肠阳盛，即使感湿热疫邪也迅速化燥，胃肠燥热炽盛而大便不通。伤寒邪从皮毛而入，表证未罢，不可妄用攻下，否则使表邪深陷于里，应先解表邪或采用表里双解之法，此为伤寒之迟下；时疫邪从内发，里气得通而后表气方得行，表邪才可解，因此即使有表证也可用下法。下法并非只为肠中燥屎而设，及时攻下可清解肠腑郁热，釜底抽薪，使里之疫邪速溃，即吴又可在《温疫论》中所述："大凡客邪贵乎早逐，乘人气血未乱，肌肉未消，津液未耗，病人不至危殆，投剂不至掣肘，愈后亦易平复。"时疫大便一闭即可用下法，若已症见烦渴、谵妄、胸腹硬痛等明显里实热之象，则更应下之无疑，否则贻误病情，导致土燥水竭，肠络损伤等。清代顾晓澜在《吴门治验录》中说："温邪宜清里，有一分下证，即宜下之，故下不厌早。"亦同此理。

2．"屡下不通"

时疫大便闭而屡下不通者，当分虚实，实者又分夹水和夹气两种。夹水者需辨病位，若水在肠中，不下而自利，水在胃脘以上则呕、心下按之作响、苔白、脉弦或缓。此大便闭并非燥屎内结，而是水饮停聚致腑气不通，故治疗当用半夏、茯苓、苍术等燥湿行气利水之品，其后大便仍闭者，再用下法。若胸上痛而拒按，按之硬，或从心下至少腹硬满疼痛，手不可近，为水热互结之重证，用泻热逐水之大陷胸汤，方中大黄、芒硝、甘遂等攻下之力甚强。若气滞胸膈不能下降，胸脘痞满，按之疼痛，或胸腹窜痛，并大便不通者，先以苏子、莱菔子、木香、槟榔顺其气而后下之，若苔黄滑、脉滑数，也可以《温病条辨》小陷胸加枳实汤治疗。

屡下不通之气虚证可见于老人、虚弱之人，气虚无力推动所致，症见面色无华、肌肉痿软、神疲乏力等。若与燥结实证并见，可以黄龙汤、大承气汤加人参等攻补兼施，或单以参汤攻下，视其里实与气虚程度轻重斟酌使用。屡下不通之血虚证可见于妇人产后，或痈疽溃后，或平素阴虚亡血之人，脉必兼涩。阴亏者肠中津液不足，故大便闭，治当增液养阴、润肠通便，故采用四物汤、六味地黄汤、吴氏养荣汤、麻子仁丸、蜜煎导法等。若兼里热盛者，增液承气汤之类可以用之。

临床中，虽有"伤寒下不厌迟，温病下不厌早"之论，但需灵活看待。伤寒阳明与少阴中亦有急下存阴之法，温病中湿温初起也应慎用攻下以防湿遏难解。因此临床使用下法还应审时度势，以病机适宜为要。

【医案举隅】

新冠感染案

汪某，男，82岁，2020年2月18日就诊。

〔病史〕发热伴咳嗽2天。患者昨日凌晨无明显诱因开始出现畏寒，发热，体温最高37.5℃，伴咳嗽，以干咳为主，偶有少量白色黏液痰，偶流涕。自述口服复方感冒灵共3次，体温恢复正常，仍有间断咳嗽。查血常规：白细胞计数、中性粒细胞、C反应蛋白升高，淋巴细胞比例下降。肺部计算机断层扫描（CT）提示右肺感染性病变，多发磨玻璃密度影，慢性支气管炎改变，两肺多发结节，右侧为甚，两肺继发性结核（增生纤维化为主），右侧部分肋骨缺损，半胸膜增厚，钙化。平素大便偏硬，颈椎不适。刻下症：自觉偶尔发热，稍感畏寒，精神略差。舌淡，苔白厚腻，脉弦滑。

〔诊断〕西医诊断：新型冠状病毒肺炎；双肺继发性结核（陈旧性）并感染。中医诊断：瘟疫病（邪伏膜原证）。

〔治法〕开达膜原，辟秽化浊。

〔方药〕槟榔10克，草果10克，厚朴10克，赤芍20克，知母10克，黄芩10克，旋覆花15克，香附10克，茯苓20克，杏仁15克，白芥子15克，木通15克，猪苓15克，枳实15克，柴胡15克，滑石10克。4剂，水煎服。

二诊：第3天，患者发热38℃，伴有浓痰，且近2天大便未解。

〔方药〕停原方并投承气养荣汤加减。大黄15克，厚朴10克，枳实15克，玄明粉6克，当归10克，桃仁10克，莪术10克，生地黄10克，玄参15克，麦冬10克，白芍10克，天花粉20克。3剂，水煎服。

三诊：患者自述服第2剂后大便通畅，随后发热减退至37.2℃，舌淡红，苔薄白。

〔方药〕停方，续初诊原方并加减。槟榔5克，草果5克，厚朴10克，赤芍15克，白茅根20克，芦根20克，知母10克，黄芩10克，栀子10克，茯苓25克，杏仁15克，白芥子15克，木通15克，柴胡15克，枳实15克，荷叶30克，赤小豆15克，滑石10克。4剂，水煎服。

王昆秀，罗志辉，陈松，等. 基于"三消饮"立方思路对COVID-19主症特征和治疗思考［J］. 辽宁中医药大学学报，2022，24（02）：88-93.

按语：患者感受疫邪，四诊合参，诊为邪伏膜原证，初诊用达原饮加利湿降气之品以开达膜原、辟秽化浊。患者CT提示肺部感染严重，苔如积粉，当须急清燥痰，但虑患者年事已高，故初诊暂用枳实、厚朴等物略通腑气。次日症状加重，旋即更方，合承气养荣汤加减，重用大黄以早通腑，早通瘀，防止形成痰瘀互阻，截断病情转危。下后患者便畅热退，此所谓里气得通，表气方行，继续用原方加减以化浊利湿降气、宣畅气机。

小便不利

【原文】时疫初起在表时，头痛、发热、小便不利者，热入膀胱也，益元散主之，四苓散、猪苓汤皆可用。东垣云：小便不利而渴者，热在上焦，法当淡渗；小便不利而不渴者，热在下焦，法当苦寒。此可为据。

时疫传里，大便闭而小便不利者，当先通大便，大便通小便自利，此惟时疫为然，他病则否。时疫屡经汗、下，小便不利者，阴竭也，为难治，知母、黄柏、生地、麦冬之类治之，或生脉、六味皆可，然多至少腹如鼓而不救也。

凡小便不利，日久下关不通，必反于上。往往有呕吐、呃逆、涓[1]滴不能下咽，至汤药不进者。当用敷脐法：大田螺一枚，捣烂，入麝香三厘，敷脐上，帛束之即通，一见点滴即受汤药。古法有用葱熨及井底泥敷少腹者，俱可参用，但不宜于阴竭之虚人耳。

【注释】

[1] 涓：细小的水流，引申为细微。

【提要】本节论述里证时疫小便不利的证治。

【精解】时疫初起在表，症见头痛、发热、小便不利，此为热入膀胱，可用益元散、四苓散、猪苓汤等淡渗利湿之剂，李东垣之论可为凭据。对东垣之论，《张氏医通》注解："渴而不利，或黄或涩者，热在上焦气分也。小便者，膀胱所主，若肺热不能生水，是绝其寒水生化之源，宜清肺而滋化源，故当从肺分助其秋令，宜茯苓、泽泻、车前、木通之类淡味渗泄之药，水自生焉。如不渴而小便不通者，热在下焦血分，肾与膀胱受热，闭塞其流，须知、柏之类苦寒气味俱阴之药以除其热，稍兼肉桂辛温散结之阳药以泄其闭，若服淡渗之味，则阳无以化，而阴愈闭塞不通矣。"即热在上焦应清肺渗利以使金能生水；热在下焦则应清肾与膀胱之热以开启闭塞，可用苦寒坚阴之品。戴氏、东垣、《张氏医通》之论可以互参。也可理解为，渴提示上焦气化不利，应渗利行水，膀胱气化得行，则津液得布；不渴说明邪踞下焦，膀胱受火刑，需苦寒坚阴。

戴氏认为，时疫传里，大便闭而小便不利者，当先通大便，大便通小便自利。明代张介宾在《景岳全书·癃闭论治》中言："大小便俱不通者，必先通其大便，则小便自通矣。"与戴氏所论时疫传里后小大不同的证治相符。前后二阴同为肾所主，关系密切，用泻下之法清解里热，通畅下焦脏腑气机，而小便得通，此为开后窍以启前窍治法，在现代临床尿潴留的治疗中有重要意义。戴氏强调"此惟时疫为然，他病则否"。此法只适用于里实热证，且必须中病即止，否则屡经汗、下，阴液受劫而成小便不利者为难治。吴鞠通治阳明热盛阴伤之小便不利，采用冬地三黄汤，一以生化阴液，一以清解邪热，可以与戴氏所论用知母、黄柏、生地黄、麦冬之类互参，慎不可使用五苓散、八正散等淡渗利湿之品。少腹鼓凸可见于"大气下陷"的大虚证，阴竭而邪热独存于下焦，气因虚而重滞，故戴氏说："至少腹如鼓而不救。"

小便不通，气机不得下行则上逆，出现呕吐，汤药不进。可采用敷脐外治之法。戴氏所举乃古人大螺着少腹法，取大田螺性寒而善厘清。古人云："浊水之中，一着大螺，便能澄澈。"并用麝香以开窍，故有利小便之功。但此类敷脐法适用于热结实证，虚人不可妄用。

【医案举隅】

癃闭案

王某，女，78岁，2001年10月8日就诊。

[病史]患者小便点滴难通，腹胀难忍10多天。曾经西医治疗效果不佳，其女背至医院门诊，要求导尿缓解症状。患者口渴欲饮，但由于小便不通，大便不爽，腹胀难忍而水米均不敢进食2天。试治于中医。诊见：形体消瘦，痛苦病容，腹胀拒按，舌紫，苔黄燥，脉沉细。

[诊断]证属内实气滞，气不化水。内脏痹阻较甚，化机欲灭。"病机已迫，非大剂排荡不为功"。但年老体衰，不受攻伐。

[治法]行气开闭，化瘀导滞。

[方药]拟厚朴三物汤加味。厚朴、枳实、大黄、木通、连翘、天花粉、川明参各20克，滑石40克，石膏30克，石斛15克。1剂，水煎服，日服4次。恐年老体衰，不胜药力，嘱其少少与之。

二诊（10月10日）：其女来称，服药后二便均已通利，口渴大减，腹胀减轻，能进食半碗稀粥。

[方药]照前方再配1剂，以巩固疗效。

1个月后随访未复发。

钟相根，郑子安. 大国医系列 张仲景传世名方［M］. 北京：中国医药科技出版社，2013：142.

按语：此例即与戴氏所论"先通大便，大便通小便自利"相符。小便不通、腹胀满而痛，为里实气滞之证，方用厚朴三物汤，患者年高体弱，气虚阴亏，故少少与之，并配伍石斛滋阴养护胃气。行气除满，通腑通便，使下焦气机通畅，膀胱气化恢复正常，而癃闭得解。"开后窍以启前窍"治法，对临床有很强的指导意义。

小便黄赤黑

【原文】时疫未传变时，小便多如常。热一传入里则黄，热甚则赤，热入血分蓄血则黑。小便可验里热之有无、深浅、多寡，但不可以作专证。疫邪在表小便黄，即于解表中加清凉药。邪入里小便黄赤，虽手足逆冷，亦当攻里逐热。疫邪已退，表里俱和，小便黄赤未退，仍当清利余邪。惟小便黑者，当逐瘀清热为主，犀角地黄汤加大黄等类。有屡经汗、下，清凉太过，表里俱无热邪，而滑泻腹痛，小便黄赤者，当理脾升阳为主，亦治药非治病也。

【提要】本节论述里证时疫小便黄赤黑的证治。

【精解】温疫小便的变化多与里热的多寡密切相关，可作为诊断依据。

疫邪未传变时，里热不盛，阴液未伤，故小便如常。一旦向内传变，化生里热，煎熬阴液，则小便颜色加深。里热愈深，热邪愈盛，则阴液耗损愈重，因而小便颜色愈深，即戴氏所言"热一传入里则黄，热甚则赤，热入血分蓄血则黑"，同时尿量减少，排尿时可伴有灼痛等异常感觉。查验病情寒热，尤其是里热有无时，小便颜色较其他症状更为直观准确。如在霍乱的诊治中，《霍乱论·病情》谓"伤暑霍乱，甚或手足厥冷，少气，唇面爪甲皆青，腹痛自汗，六脉皆伏，而察其吐泻酸秽，泻下臭恶，小便黄赤热短，或吐泻皆系清水，而泻出如火……皆是热伏厥阴也，热极似阴"即为此理。但戴氏亦有言，不可以作专证，必须与舌脉及其他症状互参，才不至于武断论治，贻误病情。

疫邪在表，热势不重，则以解表为主，配伍清热药；邪传入里，热势加重，阴液损耗加重，小便黄赤，故当攻逐邪热以救阴液。邪热内伏，阳盛格阴，可出现手足逆冷、唇甲青紫等寒象，但不可误以为寒证而妄用温里剂，仍应以逐热之法治疗。疫邪已退，小便黄赤未退，说明仍有余热未净，治当清利余邪，竹叶石膏汤之类或可选用。小便黑，乃下焦蓄血，故应在清解里热同时加大黄等活血逐瘀。戴氏文末所言滑泻腹痛、小便黄赤，乃屡经汗下清热，脾阳受损，导致膀胱津液不足所致，非热邪所致，故不必清热，以理脾升阳为主要治法。此为治疗不当引起，故言"治药非治病也"。

【医案举隅】

瘟疫案

马某，男，30岁。

［病史］1920年3月，患者患瘟疫病已七八日，延余诊视。见其张目仰卧，烦躁谵语，头汗如洗。问其所苦不能答，脉象沉伏欲绝，四肢厥逆，遍身肤冷，唇焦齿枯，舌干苔黑，起刺如铁钉，口臭气粗。以手试之，则口气蒸手。小便短赤点滴，大便燥结已数日未通。

［诊断］查其服之方，系以羌活、紫苏、荆芥、薄荷、山楂、神曲、枳实、厚朴、栀子、黄连、升麻、麻黄及葛根等药连进4剂，辛散发表过甚，真阴被劫，疫邪内壅，与阳明燥气相合，复感少阴君火，热化太过，逼其真阴外越，遂成热深厥深，阳极似阴之证。苟不急为扑灭，待至真阴灼尽，必殆无救。

［方药］大黄26克（泡水兑入），生石膏30克，枳实15克，厚朴15克，芒硝10克，知母12克，生地黄60克，黄连10克。

服1剂，病情如故。服2剂后，大便始通，脉息沉而虚数，但仍神识朦胧，问不能答。照方再服2剂，连下恶臭酱黑粪便，臭不可当，其后口津略生。

又照原方再服2剂，大便始渐转黄而溏，舌钉渐软，惟舌中部黑苔钉刺尚硬，唇燥稍润，略省人事，始知其证，索饮而解其渴，进食稀粥少许。照前方去枳实、厚朴，加天冬、麦冬各15克，沙参20克，生地黄12克，甘草6克，将大黄分量减半。

连进4剂后，人事清醒，津液回生，苔皮渐退而唇舌已润，唯仍喜冷饮。继以生脉散加味，连服3剂而愈。人参15克，麦冬15克，当归10克，生地黄15克，杭芍15克，五味子3克，生石膏10克，黄连5克，甘草6克。

徐复霖，田维君，吴仕九.古今救误［M］.长沙：湖南科学技术出版社，1985：70-71.

按语： 此为阳明急下之证，热邪传变入里，与燥屎内结，热深厥深，煎熬真阴，故须急下存阴。此例患者热邪炽盛，逼迫真阴外越，四肢厥冷，遍身肤冷。但如戴氏所言："邪入里小便黄赤，虽手足逆冷，亦当攻里逐热。"患者虽四肢厥冷，但小便短赤且少，为热邪内盛之象，当峻下热结，攻逐邪热，不可迟疑，贻误病机。

小便多

【原文】时疫为湿热，小便多者甚少。传里之后，或有小便多者，乃胃土变为燥热也，急下之。屡经下后，小便多者，气虚也，益气升阳为主。亦有肾虚而小便多者，六味地黄汤加五味子。大抵未下之先，小便多者属燥热，小便必微黄，必烦热，渴而喜饮。既下之后，小便多者属虚。气虚则不喜饮，而寸脉不及尺，浮不及沉；阴虚则喜饮，而尺脉不及寸，沉不及浮，失治日久，则变消渴。时疫小便多者如此，若夫风寒小便多，则属阳虚，不在此例。

【提要】本节论述里证时疫小便多的证治。

【精解】时疫多为湿热邪气为患，湿邪阻滞膀胱气化，加之热邪煎灼，以小便短赤多见。戴氏所论"或有小便多者，乃胃土变为燥土也，急下之"与《伤寒论》中仲景所论脾约证机理大致相同。热邪传里，胃中燥热，脾不能为胃转运津液至肠道，胃热逼迫津液偏渗于膀胱，故小便频数、量多，热邪伤津，兼以津液偏渗，肠中津液枯涸，故大便干硬。此类患者肠腑气滞不明显，多无腹胀腹痛，无潮热谵语。《伤寒论》244 条称之为"小便数者，大便必硬，不更衣十日，无所苦也"。胃中燥热，煎熬阴液，故小便黄、口渴喜饮，热邪扰心而烦躁。应当急下以泻胃热，使邪热随燥屎而去，留存阴液，同时滋阴润燥，麻子仁丸可以用之，承气汤亦可斟酌选用。既下之后，热邪已去，仍小便多，则为虚证，屡屡泻下之后损伤正气，气虚失于固摄。又泻下损伤脾气，脾开窍在口，主涎，脾气亏虚不能统摄，因而多涎、口不渴、不喜饮，《伤寒论》396 条："大病瘥后，喜唾，久不了了，胸上有寒，当以丸药温之，宜理中丸"与此有相通之处。气虚治应益气升阳，若病久脾阳亏损严重当健脾温中。病在肾者，肾主唾，其脉循喉咙挟舌本，肾阴亏损，不能上承于口，故口干、舌燥、喜饮。肾开窍于二阴，司二便，与膀胱为表里，有开阖之权，肾气不固则小便多，即《黄帝内经》"诸厥固泄，皆属于下"之理，治当用六味地黄丸加五味子滋阴收敛。戴氏又以喜饮与否与脉象辨别气虚与阴虚，概气虚者，阴津亏损不甚，故不渴，阴虚者，阴津不足，故咳。而戴氏所举脉象实为阴阳脉法，寸为阳尺为阴，浮为阳沉为阴。气虚则脉沉而寸弱；阴虚生内热，故脉浮而寸相对较强。至于风寒小便清长，为阳虚不能温煦水液所致，应当注意与时疫小便多鉴别。

【医案举隅】

一、压力性尿失禁案

刘某，女，29岁。

［病史］患者产后小便失禁2个月。患者自述产后出现小便频数且站立行走时即有小便流出，无其他明显不适。经当地中西药治疗无效，于1991年3月5日至医院就诊。泌尿外科诊断为压力性尿失禁，建议保守治疗3个月，若无效则进行手术治疗，遂来中医科求治。患者体质中等，面色略显苍白虚肿，自汗，舌质偏红，苔微黄，脉细弱。诉大便二三日一行，质地干硬。思此尿失禁、频数，大便秘结，自汗，与脾约证相似。尿失禁乃系小便频数之甚者。

［方药］投麻子仁丸加味。麻子仁15克，杏仁12克，大黄8克，枳实10克，芍药12克，厚朴12克，金樱子12克，4剂。

二诊（3月12日）：谓服药后大便通畅，小便恢复正常。停药后大便又干结难下，小便也不能自控。

［方药］药证相符，嘱常服麻子仁丸，保持大便通畅，携药回家。

后托人来告，病愈2个月，未再复发。

刘志龙，黎崇裕. 100首经方方证要点［M］. 北京：中国中医药出版社，2015：226-227.

按语：患者大便干结不通，小便频数，符合脾约证的特点，也与戴氏所论"胃土变为燥土也"相符，治当下之，故方用麻子仁丸加减，泻胃热，养脾阴，润肠道，配伍金樱子以收涩。通过利小便来治疗泄泻的"利小便以实大便"已为人们熟知，但同时也有本医案中通过通利大便以收摄小便的"通后以缩前法"，在临床中也有重要意义。

二、遗尿案

患儿，女，8岁4个月，1987年8月2日初诊。

［病史］近两年来睡中遗尿，一夜三四次，甚则五六次，每因腹胀便秘而遗尿加重，曾服缩泉丸及桑螵蛸散数十帖，治疗罔效。平素小便臊臭，色黄量少，大便干燥，三四日一行，面赤唇红，舌苔薄黄，脉滑数。

［诊断］证属里热炽盛，大肠腑气失畅，肺气失宣，以致膀胱气化失职。

［方药］拟方通腑缩泉，大承气汤加味治之。厚朴10克，枳实10克，生大黄8克（后下），芒硝6克（冲服），桑螵蛸10克，益智仁10克，炙甘草6克。

服药一帖，大便畅通，解稀大便五六次，小便气味明显改善，色亦转清，当天夜间遗尿减至两次，原方继进一帖，遗尿已止。转投益气养阴剂，以善其后。随访半年，遗尿未作。

邓鑫，胡久略，梁健．临床仲景方剂学［M］．北京：中医古籍出版社，2012：86.

按语：此例亦为"通后以缩前"法的应用案例。本例之要点在于"每因腹胀便秘而遗尿加重"，说明遗尿与肠腑积滞关系密切。患者小便臊臭、色黄量少，面赤唇红，脉滑数，为里热炽盛之象，故采用承气汤泻下积热。气机通畅，膀胱气化恢复正常，而遗尿自止。

遗尿

【原文】时疫初起遗尿者，多属三阳合病。盖邪入于阳则阳实而阴虚，热盛于表，里为之不守，又神昏于上，不自知其下部之出入，故遗尿也。合之腹满身重，口不仁而面垢，谵语，仲景独主白虎汤。此证不可下，以邪全盛在表、在经，下之则表邪内陷，故额上少汗，手足逆冷。尤不可汗，以邪本属热，汗之则愈增其热，故心愦愦，反作谵语。惟以白虎汤清其浮越之热，若别兼燥结、硬痛者，可于本汤内加大黄下之。

【提要】本节论述里证时疫遗尿的证治。

【精解】本节所论与张仲景《伤寒论》219条所论内容相似，可以互参。"三阳合病，腹满身重，难以转侧，口不仁，面垢，谵语，遗尿。发汗则谵语，下之则额上生汗，手足逆冷。若自汗出者，白虎汤主之。"太阳、阳明、少阳三阳合病，以阳明热盛为主。阳明内热积聚，多见小便短赤，热上蒸于口，则口不仁，纳谷不馨，郁于面部，则面垢。此腹满并非燥屎内结，而是阳明邪热壅滞气机所致，因此并无腹痛、大便秘结，未形成阳明腑实之证，而伴有身重，不可用泻下，否则误下伤阴，表邪内陷，阳无所依附而脱于上，则额上汗出、手足逆冷。汗法尤为禁用，本已三阳邪热壅盛，又用辛温之药发汗，汗为心之液，汗法助热而伤心阴，内扰心神而出现昏聩谵语。阳明之热尚未成实，治以辛寒清热，用白虎汤清热泻火。若出现大便燥结、腹痛，则热已成实，有燥屎内结，故用大黄攻下泻热。遗尿可见于邪热内盛，正气大衰的脱证，伴目合口开、汗出淋漓、脉散大等表现。

【医案举隅】

一、遗尿案一

有市人李九妻，患腹痛，身体重，不能转侧，小便遗失。

或作中湿治。予曰：非是也，三阳合病证。仲景云见阳明篇第十证：三阳

142

合病，腹满身重，难转侧，口不仁，面垢，谵语，遗尿。不可汗，汗则谵语；下则额上汗出，手足逆冷。乃三投白虎汤而愈。

许叔微. 许叔微伤寒论著三种［M］. 北京：中国中医药出版社，2015：165-166.

按语：此病例与戴氏所论相契合，正是三阳合病邪盛正衰所致遗尿。腹痛身重，常作湿邪壅滞看待，但热邪炽盛于内亦可身重，必须结合兼证加以鉴别。热邪炽盛且未成实，故汗、下皆不适宜，当用白虎汤辛寒清透热邪。方证相合，效如桴鼓。

二、遗尿案二

城南妇人，腹满身重，遗尿，言语失常。脉浮大而长。

他医曰：不可治也，肾绝矣。其家惊忧无措，密召予至，则医尚在座。乃诊之曰：何谓肾绝？医家曰：仲景谓溲便遗失，狂言反目直视，此谓肾绝也。予曰：今脉浮大而长，此三阳合病也，胡为肾绝？

仲景云：腹满身重，难于转侧，口不仁，谵语，遗尿，发汗则谵语，下之则额上生汗，手足厥冷，白虎证也。今病人谵语者，以不当汗而汗之，非狂言反目直视。须是肾绝脉，方可言此证。乃投以白虎加人参汤，数服而病悉除。

许叔微. 许叔微伤寒论著三种［M］. 北京：中国中医药出版社，2015：183.

按语：此例为白虎汤证遗尿误治医案。患者腹满身重、遗尿，为三阳合病，阳明热盛之证。然前医误用汗法，辛温药性温热助其热邪，火上浇油，使得热势更盛，火邪扰心，故神志迷乱、言语失常，热邪煎熬阴液，双目失于濡养而直视。似乎为肾绝之虚证，实为里实热证，故许叔微用白虎汤，因热邪耗气伤阴，加人参益气养阴，药证相合，药到病除。

囊缩

【原文】时疫囊缩，乃热入于厥阴也。有结有热则下，有热无结则清，热退而囊自纵矣。阴证囊缩与时疫颇相类，以阴证囊缩必身冷、厥逆、脉沉，时疫囊缩亦身冷、厥逆、脉沉也。然一寒、一热，自有不同。阴证囊缩阴茎萎缩，或全缩入腹有如妇人；时疫热厥囊缩，阴茎如常。再以兼证辨之，阴证囊缩小便清，少腹牵引作痛而不满，喜温按，多自利，神清不烦；时疫囊缩小便赤，少腹满而硬痛拒按，大便秘，烦而神昏。

【提要】本节论述囊缩的证治。

【精解】《素问·热论》载："伤寒……六日厥阴受之，厥阴脉循阴器而络于肝，故烦满而囊缩。"囊缩常与舌卷并见，出现在时疫热证危重症中，为阳明热盛，邪传厥阴之象。厥阴为肝脉，肝主筋，热邪煎熬津液，筋脉不荣，则筋脉挛急，牵引舌与阴囊，出现舌卷、囊缩，故治疗当祛其热邪。若有燥屎内结，则应泻下泄热存阴，若热未成实，则清热祛邪。热邪炽盛，伤及阴液，可配伍养阴清热之品。薛生白《湿热病篇》载："湿热证，口渴，苔黄起刺，脉弦缓，囊缩，舌硬，谵语，昏不知人，两手搐搦，津枯邪滞。宜鲜生地、芦根、生首乌、鲜稻根等味。若脉有力，大便不通，大黄亦可加入。"此可以作为用药参考。热未成实者，可用鲜生地、芦根等甘寒清热养阴之品祛邪滋阴；若热已成实，则加入大黄攻下燥屎以去除邪热。囊缩可见于厥阴热证，也可见于厥阴寒证，阴证寒邪凝聚不能温煦，阳证热盛于内格阴于外，皆可有身冷、厥逆、脉沉等表现。但阴证阳证有不同之处，阴证寒凝经络，阴囊、阴茎皆萎缩，小便清长，少腹引痛不满，喜温喜按，无心烦；阳证则只有阴囊萎缩，阴茎如常，伴小便短赤，少腹满痛，心烦。阳证治疗如前文所述用清热法；阴证治疗当温煦厥阴肝脉，可选用当归四逆加吴茱萸生姜汤之类。

【医案举隅】

囊缩案

陈芝田仲夏患感，诸医投以温散。延至旬日，神昏谵妄，肢搐耳聋，舌黑唇焦，囊缩溺滴，胸口隐隐微斑，一望而知其危矣。孟英诊之，脉细数而促，曰：阴亏热炽，液将涸矣。遂用西洋参、玄参、生地、二冬、知柏、楝实、石斛、白芍、甘草梢、银花、木通、犀角、石菖蒲，大剂投之。孟英能善用大剂，故能起不治之症，亦古人所未有也。次日复诊，其家人云：七八日来小溲不过涓滴，昨服药后，约六七个时辰解得小溲半杯。孟英曰：此即转机也。然阴气枯竭，甘凉濡润，不厌其多。于前方再加龟板、鳖甲、百合、花粉，大锅煎之，频灌勿歇。如是者八日，神气始清，诸恙悉退。纯用滋阴之药，调理匝月而瘳。

周燕萍，吕文亮. 王孟英经典医案赏析［M］. 北京：中国医药科技出版社，2019：30.

按语：此例为热证囊缩病案。患者先感温热之邪，又被误投温散，邪热伤阴，致使阴气枯竭，故孟英初诊即提出是"阴亏热炽，液将涸矣"。阴亏液竭，肝脉失于阴液濡养，故见囊缩。故大剂使用西洋参、玄参、生地黄、天冬、麦冬等清热养阴之品，合金银花、犀角、木通、知母、黄柏等清热之品，使阴液得复，救患者于危重之中。正如前文所言，囊缩阳证有热无结，治疗用清热之法。

多言

【原文】时疫多言者，谵语之渐[1]也，疫热蒸心之所致，治同谵语。

【注释】

[1] 渐：征兆，苗头。

【提要】本节论述里证时疫多言的证治。

【精解】温病多言与谵语病机相似，往往是谵语的先兆，都是由于邪热扰动心神所致。治疗与谵语相同，应采用清热之法加以治疗，根据邪热来源的不同使用不同的方剂。

【医案举隅】

躁郁症案

黄某，女，37岁，1987年4月诊治。

[病史]患者自1985年4月出现睡眠差，不爱言语，不愿见人，无故哭泣，呕吐，腹泻，思维迟钝，不想上班工作。某院给以阿米替林治疗。至同年11月，开始兴奋多语不休，睡眠少，自觉精力充沛，爱管闲事，本不会打乒乓球，见人打球却前去"指导"。爱花钱，喜欢逛商店买东西，忽哭忽笑。原经治医院诊为"躁郁症（双向型）"，轻躁狂状态。给服妥明当、碳酸锂等药物治疗，其病症转变规律为春季抑郁不语，秋季开始兴奋多话。西药使用则随病情而改变。到我处就诊时值抑郁状态，见其沉默不语，哭泣不止，想自杀。脉弦，舌红苔薄黄。

[诊断]属肝胆气郁，痰热内扰。

[治法]用疏泻肝胆气机、清热化痰之法。

[方药]予柴芩温胆汤加味。醋柴胡8克，黄芩12克，广陈皮6克，清半夏10克，青皮6克，云茯苓15克，炒枳实10克，杏仁10克，浙贝母10克，炙甘草6克。水煎服，每周6剂，连服6周，同时逐渐减少西药用量。

服中药后症状逐渐减轻。

二诊：至同年9月，停用西药，情绪平稳。

[方药]继用上方加桃仁15克，隔日1剂服之，予20剂。

三诊（11月12日）：今年未发生兴奋状态，情绪平稳，语言适当，一切表现如常人，已上班工作数月。

[方药]上方配制丸药，少量服之，2个月量，以巩固疗效。

随访半年余，未再发。

王洪图，詹海洪. 黄帝医术临证切要［M］. 北京：华夏出版社，1993：131-132.

按语：本例患者不语、多语交替出现，虽症状相反，但病机均为肝失疏泄。多言为热邪扰动心神所致，该患者热邪来源为肝气郁而化火，舌红苔黄、脉弦均为气郁化火之象，故治疗以疏泄肝胆为主。《素问·宣明五气》篇指出"肝为语"，多语虽为热邪扰心，但与肝关系密切，在临床治疗中应加以注意。

谵语

【原文】谵语者，热蒸心也。时疫一见谵语，即当清热。然有经热蒸心而谵语者，邪在三阳，表证多有之，脉浮大、头痛、发热、舌白者是，吴氏三消饮最当，六神通解散、九味羌活汤、防风通圣散、白虎汤、栀子豉汤皆可选用。有膈热蒸心而谵语者，脉洪、身热、汗出，不恶寒，反恶热，胸中无结者是，白虎汤、黄芩汤选用。有痰涎搏结其热，聚于中、上二焦而谵语者，脉弦滑，胸痛及心下痛拒按者是，小陷胸汤、大柴胡汤选用。有胃热蒸心而谵语者，脉滑实大，舌黄、及黑、及燥、及芒刺，腹满拒按者是，三承气汤选用，轻者只用平胃散加山楂、麦芽、萝卜子即效。有热入血分而蓄血，血热蒸心而谵语者，脉沉结，或涩，心下至少腹凡有痛处拒按而软者是，犀角地黄汤、桃仁承气汤、抵当汤选用。有热入小肠膀胱，蓄水之热上蒸心而谵语者，脉浮数，少腹满，小便不利者是，四苓散、猪苓汤、益元散选用。以上皆实证谵语也。

至若屡经汗、下、清理，二便已清利，胸腹无阻滞，六脉虚散、结、代、微弱而谵语者，阴阳两虚，神无所倚也。虚在上焦，必心悸、神倦，生脉散加枣仁、天王补心丹。虚在中焦，必面色萎黄，四肢倦怠，归脾汤。虚在下焦，必耳聋、目直视，六味地黄汤加远志、五味、龙骨、茯神。

【提要】本节论述里证时疫谵语证治。

【精解】时疫中出现谵语，当辨虚实。

1. 谵语实证

谵语实证多为疫热之邪扰动心神所致。故治疗应当清解热邪，热邪来源不同，相应的治法也有差异。热邪在三阳经者，多兼表证，表现为脉浮大、头痛等症状，故用吴氏三消饮。三消饮主治"温疫毒邪表里分传，膜原尚有余结"者，针对有三阳证兼有里证者。六神通解散、九味羌活汤、防风通圣散、栀子豉汤等均为既可散其表邪又可清其里热之方，故均可根据患者病情不同斟酌选用。

纯里热证，多见身热、汗出、不恶寒反恶热等壮热表现，如白虎汤证，脉象多为浮滑或洪大有力，可出现腹满、身重、口不仁、面垢等兼夹表现。此时为无形邪热充斥表里，热势虽盛但并无实邪壅滞，故用白虎汤、黄芩汤等清解热邪。

热邪也可与有形实邪如痰涎同时壅滞胸中，扰动心神而出现谵语，痰热结聚于心下，导致气血运行不畅，故脉弦滑、心下痛且拒按，可兼见苔黄腻等，治疗当在清热同时化痰开结，用小陷胸汤之类。阳明热盛而谵语，热未成实者，可以用白虎汤等清热。若病情进一步发展，热邪更盛而与实邪结聚，出现舌黄甚而变黑，或见舌燥而有芒刺，肠中有燥屎，腹满而拒按，治法当用泻下，使热邪随燥屎而出，用三承气汤。热邪重者用调胃承气汤，燥屎初结者用小承气汤，腑实已成者用大承气汤。若病情不重，可用平胃散燥湿行气，配伍山楂、麦芽、莱菔子等消积除满之品，亦可奏效。

蓄血者，血瘀与热邪搏结于下焦，热邪蒸心而谵语、脉沉涩、少腹痛而拒按，同时可伴见唇甲紫暗、舌暗有瘀斑等，病情轻者烦躁多言，稍重则谵语，病邪深重者可发狂。治当化瘀清热，使瘀血得下，热随瘀血而去。某些患者经前烦躁，月经结束后病情缓解，即为此理。热邪重者，可用犀角地黄汤；瘀血重者，抵当汤更为适用。

膀胱蓄水，水热互结，轻者心烦，重者谵语，兼见舌红、苔白、脉细数、发热、小便不利等。热邪伤阴，只利水而不滋阴则阴伤更重，故应利水育阴，使小便得下，则热随水出，猪苓汤、益元散之类均可斟酌选用。若热入心包，闭阻心窍，致使神昏谵语或昏聩不语，凉开三宝之类清心开窍之品可斟酌选用。

2. 谵语虚证

屡经汗下，体内已无实邪、热邪，脉虚散微弱而谵语者，为屡经攻伐损伤正气，心神失养而神志异常。治当以补益为主，根据虚损部位不同选用不同的方剂。兼见心悸神疲者，为心阴阳两亏，用生脉散、天王补心丹之类补心气、养心阴；以中焦脾胃虚损为主者，见面色萎黄无华、四肢倦怠乏力，故治以归脾汤补益心脾；虚在下焦肝肾，肾开窍于耳，肝开窍于目，故耳聋而目直视，治当用六味地黄丸补益肝肾，配伍远志、龙骨等宁心安神。

【医案举隅】

一、张锡纯谵语案

有脉象确有实热，其人神昏谵语，似可用白虎汤矣，而其脉或兼弦、兼数，或重按仍不甚实者，宜治以白虎加人参汤。曾治一农家童子，劳力过度，因得温病。脉象弦而有力，数近六至。谵语不休，所言皆劳力之事。本拟治以白虎加人参汤，因时当仲夏，且又童年少阳之体，遂先与以白虎汤。服后脉搏力减，而谵语益甚。幸其大便犹未通下，急改用白虎加人参汤，将方中人参加倍，煎汤三茶杯，分三次温饮下，尽剂而愈。盖脉象弦数，真阴必然亏损，白虎加人参汤能于邪热炽盛之中滋其真阴，即以退其邪热。盖当邪热正炽时，但用玄参、沙参、生地诸药不能滋阴，因其不能胜邪热，阴分即无由滋长也；惟治以白虎加人参汤，则滋阴退热一举两得，且能起下焦真阴与上焦亢甚之阳相济，是以投之有捷效也。

张锡纯.医学衷中参西录［M］.石家庄：河北科学技术出版社，2017：614.

按语：张锡纯自注："有脉象确有实热，其人神昏谵语，似可用白虎汤矣，而其脉或兼弦、兼数，或重按仍不甚实者，宜治以白虎加人参汤。"实热神昏谵语，患者确为阳明热盛且只有无形之热而无有形之邪，应给予白虎汤以清透热邪，但患者平素劳力过度，素体气虚阴亏，且脉象弦数，为阴液已伤之象，故应选用白虎加人参汤，以人参益气滋阴。此时尤其不可通下，本已有气阴亏虚，泻下更伤气阴，使病情更危重。

二、郑重光谵语案

瓜镇侯公遴，深秋伤寒，始自以为疟，饮食如常，寒热渐甚。至七日，方迎至，则阳明证矣。服药五日，渐变神昏谵语，胸腹满痛，舌干不饮水，小便清长，转为蓄血证。遂用桃核承气汤，下黑血碗许，即热退神清。次日，忽小便不通，犹有点滴可出，用五苓不效，乃太阳药也。病者素清瘦，年近六十，脉细而涩，此蓄血暴下，阴气必虚。经曰：无阴则阳无以化。原病阳明蓄血，仍用阳明之猪苓汤，汤用阿胶，是滋阴血者也。以本方猪苓、茯苓、泽泻、滑石、阿胶，而加桂枝、芍药，以和营血，甫一剂，小便如涌泉矣。

郑重光.素圃医案［M］.北京：人民军医出版社，2012：16.

按语：此为郑重光医案。此例患者为阳明实热证传变为下焦蓄血证，瘀血与热邪胶结，热邪扰心而神志异常、神昏谵语，确当如此例用桃核承气汤之类泻下逐瘀之品，但须注意不可用药过当，患者素体衰弱更应兼顾扶正，否则便会如此例一般，虽瘀血得去，神志得清，但阴液被伤，出现癃闭之证。

狂

【原文】时疫发狂[1]者，谵语之甚者也，亦疫热蒸心之所致，治同谵语。

【注释】

[1] 狂：病名，指精神躁狂失常的病证。多因七情过度，五志化火，痰蒙心窍，或热盛邪入心包所致。症见发作刚暴，骂詈不避亲疏，甚者持刀持杖，登高而歌，弃衣而走，逾垣上屋，力大倍常，或多食，或卧不知饥，妄见妄闻，妄自尊大，妄走不止，日夜无休等。

【提要】本节论述里证时疫发狂的证治。

【精解】多言、谵语、狂三条内容可以联合来看，都是由于时疫邪热内盛，扰动心神而出现的神志异常，治法都应以清热宁心为主。狂证患者治疗时可以在清热之外适当选用金石重镇之品以宁神，如安宫牛黄丸中使用金箔即为此理。

【医案举隅】

下焦蓄血发狂案

杜某，女，18岁。

[病史] 因遭受惊吓而精神失常，或哭或笑，惊狂不安。伴见少腹疼痛，月经衍期不至。舌质紫暗，脉弦滑。

[诊断] 此乃情志所伤，气机逆行，血瘀神乱。

[方药] 桃核承气汤主之。桃仁12克，桂枝9克，大黄9克，炙甘草6克，柴胡12克，陈皮9克，赤芍9克，水蛭9克，2剂。

药后经水下行，少腹痛止，精神随之而安。

赵晋元，王福林.伤寒杂病论临证解读释疑[M].兰州：甘肃科学技术出版社，2014：103.

按语： 此为刘渡舟病案。刘老指出，本方的病机关键在于下焦蓄血，腑血与邪热相结。从临床实际情况来看，多与妇女经血瘀阻有关，如瘀热闭经、少腹硬痛而心情烦躁或如狂者，服用桃核承气汤多有疗效。另外，产后恶露不下，瘀血内阻而见喘胀欲死，或精神狂妄者，亦可使用本方。本方还可与桂枝茯苓丸交替使用，治疗妇女癥瘕瘤结。若与大柴胡汤合用，则应用范围更广，凡是胸腹胁肋疼痛，以两侧为主，每遇阴雨寒冷而痛势加剧，或有跌扑损伤病史者，是为腑血久停于内，无论其部位在上在下，皆能获效。

善忘

【原文】时疫善忘者，蓄血之所致也。蓄血在上焦，其脉芤，胸前及心下必痛，必拒按而软，犀角地黄汤主之。蓄血在中焦，其脉或芤、或弦、或涩，两胁及脐上必有痛处拒按而软，桃仁承气汤主之。蓄血在下焦，其脉多沉结，脐下必有痛处拒按而软，抵当汤主之。

善忘虽为蓄血主证，然必验之大小便。屎虽硬，大便反易，其色必黑，小便自利，方为蓄血之的证。否则，仍当参之多言、谵狂诸法治之。

【提要】本节论述里证时疫善忘的证治。

【精解】温疫患者善忘，多为蓄血瘀热互结所致。《伤寒论》237条云："阳明证，其人喜忘者，必有蓄血，所以然者，本有久瘀血，故令喜忘。"血为神志活动的物质基础，瘀血内停，血脉不畅，不能养神，神失所养，故善忘。根据蓄血位置不同选用方剂各异，蓄血在上焦，病位在心下，兼见但欲漱水不欲咽、胸中烦痛，败血与热相结，用犀角地黄汤，可重用牡丹皮、赤芍，配伍丹参、郁金等治疗。蓄血在中焦，则用桃仁承气汤消散化积，清利瘀血。下焦蓄血，少腹拘急，用抵当汤破瘀泻热。蓄血证还可见少腹急结、至夜发热、疼痛夜间加重等症状，可作为诊断参考。

邪热致大便硬，得瘀血之润而易于排出且便色黑，相对蓄水证而言，蓄血证不影响膀胱气化功能，故小便自利。《伤寒论》237条云："屎虽硬，大便反易，其色必黑者，宜抵当汤下之。"临床中，善忘除瘀血外尚有肝肾亏虚等其他病机，不可一见善忘即从瘀血论治，当参考兼夹症状，结合舌脉诊断治疗。

现代临床中，从瘀血认识善忘，对于阿尔茨海默症等疾病的治疗有一定的指导意义。

【医案举隅】

狂证案

李某，年二十余，先患外感，诸医杂治，证屡变，医者却走。其父不远数十里踵门求诊。审视面色微黄，少腹满胀，身无寒热，坐片刻即怒目注人，手拳紧握伸张，如欲击人状，有顷即止，嗣复如初，脉沉涩，舌苔黄暗，底面露鲜红色。诊毕，主人促疏方，并询病因。答曰：病已入血分，前医但知用气分药，宜其不效。《内经》云"血在上善忘，血在下如狂"，此症即《伤寒论》"热结膀胱，其人如狂"也，当用桃核承气汤。即疏方授之，一剂知，二剂已。嗣以逍遥散加丹、栀、生地调理而安。

萧琢如. 遯园医案［M］. 北京：中国中医药出版社，2017：19.

按语：此为萧琢如病案。患者外感后神志如狂、脉沉涩、舌红苔黄、少腹胀满，为热入血室，与瘀血搏结而成下焦蓄血证，以桃核承气汤治之。此例蓄血在下，"血在上善忘，血在下如狂"，此论在现今阿尔茨海默症等记忆力减退疾病的治疗中可以作为参考。

昏沉

【原文】时疫昏沉，热入至深极险证也。盖热初蒸及心之经，则心神不安，多梦呓，醒时自清。蒸心之经渐深，则心神渐烦，多言，所言皆日用当行之事，无糊涂语。蒸及心包，则精神间有昏处，多言间有糊涂语，犹清白语居多。迨[1]蒸心包渐深，则心神昏处居多，言多妄见妄闻，甚至疑鬼疑神，非人所见闻者，犹省人语也。至热直入心脏，则昏沉全不省人事矣。此热入浅深之次第，见证轻重之辨也。所以多言谵语，热之浮浅者，栀、芩、知、膏可解；发狂，热之深结者，硝、黄可解；至昏沉，热之至深者，非犀角、黄连、羚羊角、牛黄，莫能解也。昏沉虽系热深，更有夹痰气，夹胃结，夹血结之分。胸满、舌白，系夹痰气，当加川贝、瓜蒌、半夏、莱菔子于犀、连诸药中；舌黄及燥黑，腹满硬痛者，当加犀、连于三承气汤中；痛而软者，蓄血，加桃仁、丹皮、赤芍于犀、连药中。治昏沉之大法备矣。

以上皆实证，更有虚证，亦所当知。屡经汗、下、清利之后，表里无热，胸腹无阻，二便自利，而神情由倦而渐昏，由昏而渐沉，乃大虚之危证。大剂生脉散加桂、附、芪、术、苓、芍，急救其阴阳，亦不逮[2]矣。

【注释】

［1］迨：到，等到。

［2］逮：及，达到。

【提要】本节论述里证时疫昏沉的鉴别及证治。

【精解】温疫热邪扰动心神可出现一系列的神志异常，按其轻重程度可分为：①梦呓（醒时清醒）、心烦、多言（无胡言乱语），为热扰心经。②时有神昏、时有胡言乱语（清醒时多），幻听、幻视、如见鬼神，妄语，但对于他人言语仍有反应，为热邪蒸及心包。③昏沉与现今所言昏聩不语大致相似，指意识完全丧失，昏迷不语，呼之不应，甚至对外界各种刺激均无反应，为神志异常中程度最重者，且证至凶险，为热直入心脏。

治疗时疫神志异常，当辨症状轻重、病位深浅、兼夹邪气等。如多言、谵语，热邪较轻浅者，用栀子、黄芩、石膏、知母等大清气分无形邪热；及热邪较重与有形之邪相结而致发狂，则须用芒硝、大黄等药性峻猛之品泄其热结；至热入心脏，神志丧失，则应用凉血解毒并开窍醒神之品，用犀角、羚羊角、牛黄等，临床上可以用犀角地黄汤、黄连解毒汤、安宫牛黄丸配合治疗。昏沉者可夹痰、瘀血、燥屎等实邪，夹痰者，症见胸满、舌白，可用贝母、瓜蒌、胆南星、竹茹、菖蒲、莱菔子等清热涤痰之品；舌黄、腹满痛，为肠中有燥屎，故加用承气汤等泻下以使热邪随燥屎而出；瘀血与热互结而成蓄血证，多见腹痛而软，则加用桃仁、赤芍、牡丹皮、紫草等活血化瘀、清热凉血之品，以达到治疗目的。

虽然时疫昏沉以实证为多，但也有虚证。临床中，患者可以由邪闭转变为正脱，即热邪实邪已去，正气衰微，阴阳俱虚，症状表现由两手握固、牙关紧闭转变为目合口开、手撒遗尿、冷汗自出、手足厥冷等，此为极其危急的证候，须用大剂量生脉饮加黄芪，或附子，或芍药，或山萸肉等急救。然而因病势急迫，有时仍不能挽救。故在热证治疗中当注意中病即止，不可妄用攻伐，以免过分损伤正气而出现危象。

【医案举隅】

昏沉案

曾治一壮年得温病，延医服药二十余日，外感之热尽退，精神转益昏沉。及愚视之，周身皆凉，奄奄一息，呼之不应，舌干如错，毫无舌苔，其脉象微弱而迟，不足四至，五六呼吸之顷必长出气一次。此必因服开降之药太过，伤其胸中大气也。盖胸中大气因受伤下陷，不能达于脑中则神昏；不能上潮于舌本则舌干；其周身皆凉者，大气因受伤不能宣布于营卫也；其五六呼吸之顷必长出气一次者，因大气伤后不能畅舒，故太息以舒其气也。遂用野台参一两，柴胡一钱，煎汤灌之，连服两剂痊愈。

张锡纯. 医学衷中参西录［M］. 石家庄：河北科学技术出版社，2017：615-616.

按语：此为张锡纯病案。此例即为温病屡经攻伐，实邪热邪已清；而胸中宗气被伤。气虚清阳不能上升充养脑窍而昏沉；气虚不能升津故舌干；气虚不能温煦故身冷；气虚无力运行故气滞。张锡纯用野台参大补元气，益气生津；用柴胡升提清阳，有升陷汤之方意，益气升提。因救治及时，本例患者得以痊愈，若贻误病情，则可能病重不治。

循衣摸床撮空

【原文】时疫循衣、摸床、撮空者，热盛神昏而四肢实也。当察其舌。舌苔白，或无苔，有热无结也，犀角、黄连、石膏为主；舌有燥苔，或黄黑、燥裂、芒刺，有热有结也，大黄、芒硝为主。屡经汗、下后，胸胁仍有拒痛者，邪未尽也，仍宜清利。无拒痛者，阴虚而阳亢也，生地、麦冬、枣仁、茯神安神为主。

【提要】本节论述里证时疫神志异常之循衣、摸床、撮空的证治。

【精解】温疫中见循衣摸床、撮空理线表现者，有虚实之分，肢体动作有力与否及伴见症可助鉴别。伴见热势高、谵语狂乱、肢体动作有力者，为热邪炽盛，闭阻心包的实证；伴见低热不退、心中悸动、肢体动作发生于末端而无力者，为阴虚动风的虚证。

伴见舌苔白或无苔，此为有无形之热而无有形之邪，故用犀角、黄连、石膏之类清解热邪，可选用犀角地黄汤、黄连解毒汤之类。及热已成实，燥屎内结，邪热与燥屎煎熬阴液，故苔燥有裂纹、芒刺，则使用大黄、芒硝等峻猛泻下之药，承气汤之类可以选用，以攻下燥屎，祛除热邪。又可根据是否疼痛拒按判断有无余邪，即使屡经发汗、泻下，仍有胸胁疼痛拒按，即为有形实邪阻滞于内，可继续清热泻下；若无疼痛拒按，则为已无实热，乃汗下损伤阴液，阴亏而阳无所依附，阳亢扰动心神，故治疗当用生地黄、麦冬甘寒养阴，用枣仁、茯神宁心安神，或用吴鞠通三甲复脉汤、大定风珠等。

临床中，循衣摸床、撮空理线多为失神表现，临终患者常见，为邪盛正虚，元气将脱表现，应当及时治疗。除阳明热极之外，《伤寒括要》中言："循衣摸床，必兼见撮空及怵惕。肝主筋，肝热甚，故动惕也……"许多医家也从肝热认识循衣、摸床、撮空，可以作为对病机的补充认识。许叔微《伤寒九十论》载一案：妇人伤寒八九日，"发热，昏闷不识人，手循衣缝，摸床，谵语，不识人事。他医不识，或汗或利，旬日增甚。予诊之曰，此脉涩而小便不利，不可治也，翌日死"。"华佗云：病患循衣摸床谵语，不可治。仲景云：伤寒，吐下后不解，不大便五六日，发潮热不识人，循衣，撮空，微喘，直视，脉弦者生，脉涩者死。又云：小便利者，可治。"此亦为阴竭虚证。

【医案举隅】

时疫食复案

何明吾，时疫食复，大便不通，呕恶内热，昏愦不省人事，或作梦语，循衣摸床，此热在心包络经。以竹茹、麦冬、知母、山栀各一钱，陈皮、半夏曲、酸枣仁、枳实各八分，甘草三分服之。至夜半，人事稍清，余热未散，用石膏三钱，知母二钱，竹茹、麦冬、生酸枣仁各一钱，天花粉、陈皮各七分，枳实、麦芽、半夏曲各六分，水煎饮之。下午，大便行而热退，诸症悉愈。

孙一奎. 孙文垣医案［M］. 北京：中国医药科技出版社，2019：156.

按语：此为孙文垣病案。此例为食复之后，热邪炽盛，扰动心神，故出现昏愦、不省人事、梦语、循衣摸床等神志异常表现。故先急用清心化痰、消食化积之药，使患者神志恢复。神志清楚后，一方面清解余热，另一方面因阴液受伤，配伍麦冬、枣仁等滋阴宁心安神。本例所述，与戴氏所论基本相符。

多睡

【原文】时疫初起多睡，兼身重者，热邪阻滞其经脉也，有汗白虎汤，无汗或加麻黄。屡经汗、下后，表里热愈甚，二便俱利而身痛、多睡者，阴伤也，四物、六味、生脉三方合用，大剂养阴方效，失治即危。服此数剂，身痛已和，表里热退，而仍多睡者，于三方中加生枣仁即愈。若夫平素脾虚多睡，多痰嗜睡者，一受疫证，必更嗜睡，当于时疫药中，参之以理脾消痰之品。

【提要】本节论述里证时疫多睡的证治。

【精解】李东垣曰："火与元气不两立，一胜则一负。"壮火食气，热邪炽盛，伤津耗气，热邪壅滞经脉则身重，耗气则气短、疲乏无力、困倦欲眠。

若有汗，则热邪已由表入里，用白虎汤辛寒清热；若无汗，则仍有表邪郁闭未解，故配伍麻黄解表，但须注意麻黄用量应轻，否则会火上浇油，失治误治，用意如同晚清何廉臣对《通俗伤寒论·冬温伤寒》的校勘，云："冬温兼寒，即客寒包火，首先犯肺之证，轻则桑菊饮（霜桑叶、苇茎各二钱，滁菊花、光杏仁、青连翘各钱半，苏薄荷、桔梗、生甘草各八分），加麻黄三分至七分蜜炙、瓜蒌皮二钱至三钱，或桑杏清肺汤（霜桑叶、瓜蒌皮、蜜炙枇杷叶各三钱，光杏仁、川贝、炒牛蒡各二钱，桂兜铃、桔梗各一钱）加鲜葱白三枚、淡香豉三钱。"

屡经汗下，表里热不解反而更加严重，症见二便通利而身痛多睡者，为屡经汗下之法，营阴大量丢失，阴不能制阳，阳亢而发热。若肌肤筋脉失于荣养，则疼痛，此与桂枝新加汤所治产后疼痛机理相同。某些癌症晚期疼痛也为气阴不足所致，可采用益气养阴之法缓解疼痛。若阴液丢失，不能荣养心神，则多睡，故应用四物汤、六味地黄丸、生脉饮急救其阴，以是否仍身痛判断阴液是否补足。表里热解，仍多睡，则加用生枣仁养心安神，《药性赋》曰："酸枣味酸，敛汗驱烦，多眠用生，不眠用炒。"盖古人认为虚性多眠可以用生枣仁治之。素体脾虚者，脾虚不能升提阳气，运化不利，水液运化失常而聚湿生痰，痰涎阻滞使得清阳不升更重，清窍失养，故日常昏蒙、困倦嗜睡，感染时疫则嗜睡更重，故治疗应在清热之余加以理脾消痰之药，调理患者平素体质偏颇。

【医案举隅】

神昏多睡案

许叔微医案：治艾道先，染伤寒近旬日，热而自汗，大便不通，小便如常，神昏多睡。诊其脉长大而虚，曰阳明证也。乃兄曰：舍弟全似李大夫，证又属阳明，可用承气否？许曰：虽为阳明，此证不可下，仲景明言阳明自汗，小便自利者，为津液内竭，虽坚不可攻，宜蜜煎导。作三剂，三易之，先下燥矢，后泻塘，已而汗解。

熊寥笙注：本案为津亏便秘证。患者热而自汗，大便不通，小便如常，神昏多睡，近似承气汤证，但脉不实，长大而虚，津液内竭，是内燥而非内热，虽坚不可下，故以蜜煎外导而愈。如不辨虚实，贸然以承气投之，必然偾事。蜂蜜为百花之英，甘润助太阴之开，能导大肠之气下行，为滑可去着，因势外导之之方也。蜜煎导做法及用法：食蜜七合，于铜器内，微火煎，凝如饴状，搅之勿令焦着，欲可丸，并手捻作挺，令头锐，大如指，长二寸许，当热时作，冷则硬，纳谷道中，以手急抱，欲大便乃去之。

熊寥笙. 熊寥笙历代伤寒名案新注［M］. 北京：中国中医药出版社，2016：132.

按语：从此例可见，身重多眠睡须清阳明热邪，但不必拘泥于白虎汤，当大便不通，有形实邪阻滞于内，则可用泻下以清阳明热邪。此案虽为阳明证，但患者有自汗、小便如常等表现，为津液内竭之证，不可用峻下猛攻之承气辈，而是用蜜煎导法以泻阳明有形实邪，实邪去则腑气通，阳明热邪亦去。可见泻下亦不必拘泥承气辈，年高或体虚等气阴不足，津亏便秘者，用蜜煎导法更为适宜。

身冷

【原文】诸病身冷皆属阴证，在时疫多属热证，须从气、色、神、脉、舌苔中辨其端倪。果系时疫，则当分初、中、末以治之，不可紊[1]也。

时疫初起，往往有身冷、自利，腹痛、作呕，全似阴证者。若舌有厚白苔，身有秽气，心烦、多汗，面色油垢，小便黄、短、数，有一二证现，便是疫邪直入太阴，先里后表，非真阴寒证。兼呕利，藿香正气散、四苓散；无呕利，达原饮。服一二剂后，即发热矣。时疫传变发热之后，谵妄、昏沉、舌燥、腹满、便秘而身冷者，先表后里证，三承气、大柴胡选用；无结证者，白虎汤。时疫末路，屡经汗、下，表里无邪，胸腹无滞，二便自和而身冷者，当以脉为主。脉虚细不振者，用药太过而成脱证也，急宜温补，少缓即死，生脉散加芪、术、苓、芍，平补阴阳。冷甚者加熟附子。

时疫身冷一证，最难下手。初起时，若寒热不辨，且勿妄投汤剂，当少待之，多则一二日，少则半日，多有自行传变，即发热、烦渴者，此时则易于用药。若已经发热传变之后，变为身冷，则自有口燥、舌干、不得卧诸证在，此时药不可缓，缓则热深厥深，虽下后厥回，往往亡阴而死。身冷与恶寒不同，而病机颇同，当与恶寒条参看。

【注释】

［1］紊：乱。

【提要】本节论述里证时疫身冷的分期与证治。

【精解】身冷以寒证、阴证为多，但时疫中出现身冷症状多为热证。身冷为客观上可感知的肢体冷，而恶寒为患者主观上所感知的，但二者病机相同，可临证互参。辨时疫身冷需要结合四诊辨别寒热虚实，身冷与发热之先后及初起、中期、末期之分期。

1. 温疫初起

温疫初起常见身冷伴自利、腹痛、恶心呕吐等表现，类似太阴寒证，但同时患者可伴有舌苔色白而厚浊黏腻、身体有秽浊气味、心烦多汗、面色油垢、小便短赤等，若见其中一二个热证者，即为疫邪直中太阴，病邪由表传里，而非真正的阴证寒证。此阳气不衰，湿浊阻滞，阳气被遏而不伸，不能温煦肌表，故身冷。与《金匮要略》中"心下有留饮，其人背寒冷如掌大"同理。如果患者呕吐、下利严重，说明湿邪偏盛于胃肠，可用藿香正气散芳香化湿，行气和中，或用四苓散健脾止泻，利水除湿。若患者并无呕吐、下利，则为邪伏膜原，可用达原饮开达膜原，辟秽化浊。服用一二剂之后，湿邪得祛，热邪不被壅遏阻滞，而见发热。

2. 温疫中期

温疫中期者，发热、谵妄、昏沉、舌燥、腹满、便秘等热盛之象已彰显，但同时见四肢厥冷或周身冷者，为温疫入里，闭郁至深。若仅为无形之热盛者，用白虎汤清透热邪，配合升降散更佳；邪热成实，燥屎积滞于内，用三承气、大柴胡汤泄下热邪，荡涤肠腑。治疗原则为泻其火，则通其郁。

3. 温疫后期

温疫后期需辨虚实。已经屡经汗、下治疗，表里皆无邪气，胸腹也没有有形实邪积滞，二便调和而身冷者，脉象即可作为主要诊断依据。脉象细而虚弱不能振奋，是过度使用药物攻伐，损伤人体正气，气阴两伤而出现了脱证，需要立即使用温补，反之仍按祛邪法治之。治疗虚脱证稍微迟疑患者就可能有生命危险，可急用生脉散加黄芪、白术、茯苓、芍药益气养阴，平补阴阳。若患者身冷严重，虚寒表象明显，则可加入熟附子。

治疗温疫起病身冷即发热前身冷时，若不能明辨寒热则不可贸然施药，待半日至一二日后，温疫多会出现发热、烦渴等明确里热征象，易于用药。但如果患者发热后身冷，且口干舌燥、烦躁不能安卧，此为邪热内闭，阻滞气机，阳热不达四末而见四肢厥冷，"热深厥亦深"。此时治疗急不可待，需及时用药清其里热，否则热邪可能会煎熬阴液，甚则成亡阴证。

【医案举隅】

一、热厥案

吕某，男，48岁。

［病史］患者初秋患外感，发热不止，体温高达39.8℃。到医务室注射氨基比林等退热剂，旋退旋升。四五日后，发热增至40℃，大渴引饮，时有汗出，而手足反厥冷，舌绛苔黄，脉滑而大。

［诊断］此乃阳明热盛于内，格阴于外，阴阳不相顺接的"热厥"之证。

［治法］当以辛寒清热，生津止渴，以使阴阳之气互相顺接而不发生格拒。

［方药］白虎汤。生石膏30克，知母9克，炙甘草6克，粳米一大撮。

仅服2剂，即热退厥回而病愈。

金梅，吕旭升. 经方百案研读［M］. 北京：中国中医药出版社，2016. 14-15.

按语：此为刘渡舟病案。此例为热厥证。患者阳明无形邪热炽盛，格阴于外，气机阻滞，阴阳不相顺接，阳气不达四末而现高热伴随手足厥冷。热邪越盛，阻滞越重，因而厥逆益甚。故治当清解邪热。患者出现阳明四大证典型症状，且并无腹满胀痛拒按，无大便不通，故有热而无有形之邪，方用白虎汤，2剂而愈。

二、痰饮闭郁致身冷案

张某，男，36 岁，1999 年 3 月 6 日就诊。

[病史] 患者自诉身冷畏寒月余。患者 1 个月前感冒后即出现身冷、畏寒、怕风，两下肢常冷如冰，虽春日融融，却全身有冷风游窜感，身困倦重滞，纳少脘痞，呕恶嗳气，前医以体虚外感治之不效，曾作胃镜检查为浅表性胃炎。舌苔白腻满布，脉弦滑。言病后常喜唾涎不已。

[诊断] 证属痰饮闭郁，阳郁不伸。

[方药] 用柴胡姜桂汤合达原饮出入。柴胡、桂枝、半夏、陈皮、白芍、藿香、焦山楂、神曲、佩兰各 10 克，黄芩、厚朴各 6 克，槟榔 12 克，茯苓 15 克，白豆蔻 4 克，生姜 5 片，3 剂，每日 1 剂。

药后苔腻渐化，畏寒顿减。原方加党参、白术 10 克，再进 3 剂，苔腻全化，呕止纳香，畏寒消失。

沈开金. 身冷畏寒验案 4 则 [J]. 中医杂志，2000（05）：279.

按语： 此例患者身冷畏寒与戴氏所论相似，身重、脘痞、呕恶，全似太阴寒湿之证。然患者脉弦滑，阳气不虚，乃是痰饮有形实邪阻滞于中焦，困遏阳气不能外达，阳气不能温煦肌表而身冷畏寒。与《金匮要略》中"心下有留饮，其人背冷如掌大"病机相似。只是与戴氏所论不同，本例患者虽也有痰湿等阻滞阳气，但只是阳气不衰而无邪热存内，故用柴胡姜桂汤合达原饮行气化饮，透达痰饮，不重清热，阳郁得伸而身冷自除。

呃逆

【原文】时疫呃逆与伤寒不同：伤寒呃逆，虚、实、寒、热俱有；时疫呃逆，惟热结下焦而已。凡见呃逆，即当下之，下之不止，按其脐腹有硬痛拒按处，仍当下之，有下至十数次方止者。总之逐尽结热，肠胃通达，其呃自止。慎不可用丁香柿蒂汤，治呃而遗[1]结热，致成危证也。

【注释】

[1] 遗：遗留。

【提要】本节论述里证时疫呃逆的证治。

【精解】与伤寒呃逆可见于虚实寒热多种证型不同，温疫呃逆大多为无形热邪与有形实邪相互搏结于下焦肠腑，胃肠积滞实热，腑气不通，胃气上逆而导致呃逆。此种呃逆声高而连续，同时可兼见胃脘胀闷不舒、脘腹胀满疼痛拒按、大便不通、口渴心烦、舌黄厚、脉滑数等。《金匮要略·呕吐哕下利病脉证治》载："哕而腹满，视其前后，知何部不利，利之即愈。"此类患者即为燥屎内结，肠腑不利，故用泻下之法，直至脐腹全无按痛，结热随燥屎而去，腑气得通，胃气得降，不必用止呃药物而呃逆自止。本已有结热壅滞于内，若再用丁香柿蒂汤之类温燥之品，更助其热，使病邪壅滞益甚而呃逆更重，如此失治误治可导致危重证候。

但是，戴氏所论并不全面，在临床上温病呃逆并不全为热结肠腑所致。若湿热疫毒阻遏膜原，脾胃气机不运，亦可见纳呆、脘痞、呃逆；热邪与痰搏结困阻中焦，亦可见呕逆，兼见胸膈满闷、纳差口苦、不欲饮水、舌红苔黄厚腻、脉弦滑数，胃失和降；温病后期气阴两伤，胃失濡润，气失和降，亦可出现呃逆，兼见低热心烦、气短乏力、面唇红、舌红少苔裂纹，治当以竹叶石膏汤加味。由此可见，虽然热结下焦肠腑为温疫呃逆常见病机，但不可一见呃逆即投峻剂泻下，当参其兼症、舌脉斟酌用药。

【医案举隅】

呃逆案

严某，男，50岁，1986年10月25日就诊。

［病史］患者3天前饮酒饱食后，胃脘胀闷不舒，继之呃呃连声，不能自制。自用多种单方治疗未愈，服西药颠茄类及镇静药不见好转。到医院诊治，医生给予丁香柿蒂汤加半夏、旋覆花等2剂，服后呃逆愈频而求余诊治。闻其呃声接连不断，甚是痛苦。询问知其3日来未大便，脘腹胀满，口渴心烦。查舌苔黄厚，脉象滑数。

［方药］大黄、芒硝各15克，甘草6克。

上3味兑入开水500ml，盖严浸泡30分钟后滤出，1次服完。服后泄下大便甚多，臭秽异常，呃逆自止，脘腹胀满等症亦消。

赵晋元，王福林.伤寒杂病论临证解读释疑［M］.兰州：甘肃科学技术出版社，2014：72.

按语：呃逆为胃气上逆动膈所致，然仍需审证求因，找出导致胃气上逆的症结所在，辨别寒热虚实。该患者因饱食饮酒而发病，呃声连连、胃脘胀满，乃是实证。此为胃肠实滞积热所引起的呃逆，患者阳明肠腑热结，腑气不通而上行，导致胃气上逆而发呃逆，应泻下荡涤肠腑，腑气得通而呃逆自止。前医用丁香、半夏等温燥之药，更助其热，故壅滞益甚而病情加重。本例医者使用调胃承气汤泻热通便，服后食滞积热随之而下，故未用止呃药物而呃逆亦止。

吐蛔

【原文】伤寒吐蛔，多寒热错杂；时疫吐蛔，则有热无寒。治此证之当汗、当清、当下，一以传变之大势为主，惟加乌梅、黄连以安之，慎勿用乌梅丸中诸辛热药，致成危笃[1]也。

【注释】

[1] 笃：甚，特指病重。

【提要】本节论述里证时疫吐蛔的证治。

【精解】伤寒吐蛔，多为寒热错杂导致；时疫吐蛔，则为热邪扰动，胃气上逆，从而吐蛔，并无寒邪。故时疫吐蛔治疗当以治疗温疫为主，当用汗法、清法、下法等清解疫热邪气，以阻断温疫病情传变势头为要。"蛔得酸则静，得辛则伏，得苦则下。"故应在治疗温疫的方剂中加入乌梅、黄连安蛔，而不可使用乌梅丸中细辛、川椒、附子等味辛性热之品。当今食品卫生较古人有很大改善，吐蛔少见。

【医案举隅】

发热吐蛔案

沈（三二）发热吐蛔，口燥而渴，舌心红亮，脉右弱、左弦，全不纳食。此外受风寒，内伤暑热，不是轻证，用双解法。

柴胡　葛根　知母　黄芩　白芍　花粉　楂肉　橘皮　甘草

一服热退渴止，脉和能纳；惟合眼汗即大泄。此胃家有虚热，津液不得下输，宜和营法。

生地　归身　白芍　黄芪　麦冬　北沙参　枣仁　茯神　炙草　浮小麦

如此双感重症，两服痊愈，可见药贵对症。虽临危之疾，大气未绝，亦可应手取效也。

仲景云："一剂知，二剂已。"信不我欺。所以感症投剂，至三帖后不见效验，错路无疑。

黄凯钧.友渔斋医话［M］.上海：上海中医药大学出版社，2011：111.

按语：此为黄凯钧病案，患者发热、口燥渴、舌红亮，故辨其吐蛔为热邪壅盛导致而非寒热错杂，用表里双解、清解里热之法，好转后滋阴和营。辨证明晰，药证相合，虽病情危重，亦可速效。暑邪性同火热，易致里热炽盛证，可见暑致吐蛔案。如《也是山人医案》曾载："顾（廿五）暑温伏邪，头痛脘闷，身热吐蛔。"治以"香薷八分，制半夏一钱五分，枳实一钱，淡黄芩一钱，杏仁三钱，小川连六分，厚朴一钱五分。"此为暑邪与湿邪交织所致之病，虽有吐蛔，但并未针对治疗，处方以清暑热、行气燥湿为主，方中川连、黄芩可以安蛔。另《临证指南医案·吐蛔》载："暑湿热内蒸，吐蛔，口渴耳聋。"治以"川连（水炒，四分）、半夏（一钱半）、枳实（一钱）、广皮白（三钱）、菖蒲（一钱半）、杏仁（三钱）。又，身热，三候不解，胸痞，入暮谵语，耳聋吐蛔"。此热结厥阴，病势最险。治以川黄连、黄芩、干姜、枳实、半夏、姜汁、茯苓、菖蒲等药清暑开窍，行气燥湿，以治其本因。

汗法

【原文】时疫贵解其邪热，而邪热必有着落。方着落在肌表时，非汗则邪无出路，故汗法为治时疫之一大法也。但风寒汗不厌早，时疫汗不厌迟。风寒发汗，必兼辛温、辛热以宣阳；时疫发汗，必兼辛凉、辛寒以救阴。风寒发汗，治表不犯里；时疫发汗，治表必通里。其不同有如此，故方疫邪传变出表时，轻者亦可得表药而汗散，若重者，虽大剂麻黄、羌、葛，亦无汗也，以伏邪发而未尽之故。亦有不用表药而自汗淋漓，邪终不解者。盖此汗缘里热郁蒸而出，乃邪汗，非正汗也。必待伏邪尽发，表里全彻，然后或战汗，或狂汗而解，所谓汗不厌迟者，此也。辛凉发汗则人参败毒散、荆防败毒散之类是；辛寒发汗[1]则大青龙、九味羌活、大羌活之类是；发表兼通里，则吴氏三消饮、六神通解散、防风通圣散之类是。

更有不求汗而自汗解者。如里热闭甚，用大承气以通其里，一不已而再，再不已而三，直待里邪逐尽，表里自和，多有战汗而解，此不求汗而自汗解者一。又如里热燥甚，病者思得凉水，久而不得，忽得痛饮，饮盏落枕而汗大出，汗出即解，此不求汗而自汗解者二。又如平素气虚，屡用汗药不得汗，后加人参于诸解表药中，覆杯立汗，此不求汗而自汗解者三。又如阴虚及夺血，枯竭之极，用表药全然无汗，用大滋阴、润燥、生津药数剂而汗出如水，此不求汗而自汗解者四。

总之疫邪汗法，不专在乎升表，而在乎通其郁闭，和其阴阳。郁闭在表，辛凉、辛寒以通之；郁闭在里，苦寒攻利以通之。阳亢者，饮水以济其阴；阴竭者，滋润以回其燥。气滞者开导，血凝者消瘀。必察其表里无一毫阻滞[2]，乃汗法之万全，此时疫汗法，理不同于风寒。

谨撮[3]诸汗证，详列于下：发热，恶寒，无汗，头项痛，背痛，腰痛，肩臂痛，膝胫痛，周身肢节痛。

【注释】

[1] 辛凉发汗……辛寒发汗：此处辛凉发汗非指应用辛凉药物，而是以辛温发汗药与寒凉清解药合用。后辛寒发汗同此意。

[2] 表里无一毫阻滞：指机体阴阳调和，表里通畅。

[3] 撮：摘录。

【提要】本节论述温疫汗法的运用及其与伤寒汗法运用的区别。

【精解】温疫治疗的基本原则在于祛除邪热，应依邪之所在，因势利导除之。一般而言，疫邪自口鼻而入，先入膜原，继而出表入里。疫邪出表，可借汗外解，但温疫汗法与伤寒汗法实不相同，"风寒汗不厌早，时疫汗不厌迟"。风寒之邪先犯肌表，继而入里，故风寒之邪在表，病尚属表浅，急当解表发汗祛邪，故云"风寒汗不厌早"。若不及时解表，则在表之邪入里传变化热，病必加剧。故用药上，"风寒发汗，必兼辛温、辛热以宣阳"。且风寒之邪多先犯肌表，继而入里，尚未入里时用发汗法，治表不会犯里。温疫之邪本为热性，或为疫热由内外发至表，邪热外浮于经，始可适当参入辛散之品因势透邪，并非强发其汗。用药上，"时疫发汗，必兼辛凉、辛寒以救阴"。故疫邪出表，邪轻者用辛散之品即得汗解，邪重者，虽用重剂发汗药，亦不得汗解，因伏邪虽发至表，但在里郁热之势仍在；或反之，不用发汗药而汗出淋漓者，属内热郁蒸汗出，汗为邪所致，非邪出所致。前者称为邪汗，后者为正汗。温疫之邪自口鼻而入，先入膜原，继而出表入里，温疫之表证由里热怫郁于表而成，在解表同时必须兼通其在里之郁热，故曰"时疫发汗，治表必通里"。若病程中，表里气机通畅，正气奋起祛邪外达，疫邪可由战汗、狂汗而解。战汗、狂汗的出现往往需经较长时间的酝酿，故治疗温疫汗不厌迟。

疫邪郁表，戴氏认为当用辛凉发汗、辛寒发汗法。辛凉发汗可选用人参败毒散、荆防败毒散；辛寒发汗可用大青龙汤、九味羌活汤、大羌活汤等方；若兼肠腑实热，发表通里兼施，可用吴氏三消饮、六神通解散、防风通圣散等方。此类方药，戴氏虽冠以辛凉、辛寒，实则是辛温发汗药与苦寒清凉之品合用。概温疫之邪，自膜原出表入经，邪在诸经，当以诸经发散表药治之，而诸经表药皆属辛温，故当以辛温为主，但温疫病性属热，唯用辛温必助热伤阴，必与寒凉清解合用，方合医理。戴氏所言辛凉、辛寒发汗法当与叶天士、吴鞠通所用辛凉法鉴别，叶天士、吴鞠通辛凉法用银翘散、桑杏汤之类治温邪郁肺。叶氏虽然说"在卫汗之可也"，但非是直接发汗之法。叶氏云："肺主气，其合皮毛，故云在表。"温邪郁于肺卫，辛凉清解肺卫热邪，邪去热清，卫疏三焦通畅，营卫调和，津液得布，自然微微汗出而愈，故叶吴辛凉以治肺为主。

戴氏又列举了温疫病不用发汗药物而药后得汗病解的四种情况：①阳明腑实，里热闭甚，用大承气汤等攻下以通其里，待里邪逐尽，表里自和，多可战汗而解。②里热炽盛，津液干涸的患者，思饮凉水，久而不得，忽得痛饮，往往饮后汗大出，汗出病邪即解。③平素气虚而感疫邪者，屡用汗药不能得汗，后于当用方中加人参益气生津，则覆杯立汗，邪随汗解。④素体阴虚及夺血枯竭之体，阴伤化汗乏源，用表药全然无汗，用大剂滋阴、润燥、生津药物数剂，津液来复而汗自出。

为何上述温疫病可不用发汗药而得汗解？概治风寒之汗法，在于直接解表发汗，或佐益气温阳、滋阴生津。温疫之邪则不然，温疫之邪自膜原而行表里，非完全在表之邪气，治之必审病机，畅通表里，和其阴阳，随证治之。正如戴氏所谓："总之疫邪汗法，不专在乎升表，而在乎通其郁闭，和其阴阳。"其中要法在于"必察其表里无一毫阻滞"。概疫邪自口鼻外受，自膜原而出表入里，当以逐之为要，祛逐之法无非在汗在下。倘若道路畅通无阻、正气有力抗邪，邪无所依，必然逐邪顺遂。若表路不通，则邪郁于表，当以辛通汗解；若里路不通，则邪郁于里，里不能解，则表邪有援，治以攻下，里解表无内援，则表必战汗而解；若正气有伤，或气虚，或阴虚，或津涸，则正气无力祛邪外出，纵使道路畅通无阻，亦不能祛邪外出，必补正以汗出祛邪；再若内有气滞、痰、食、瘀血，则邪热有依附之处，必攻其依附，热无所依，再与攻邪法，则邪必自表里而解。戴氏上文列举四种情况，就是在这样的原则指导下，通过攻下逐邪、痛饮凉水、补气、养阴等方法而使体内阴阳调和，表里通畅，汗液自出，邪随汗外达而使病得愈。可见温疫之汗法与风寒之汗法大不相同。

温疫见发热、恶寒、无汗、头项痛、背痛、腰痛、肩臂痛、膝胫痛、周身肢节痛等症，皆可以上述时疫汗法治之。

【医案举隅】

一、人参败毒散治新冠感染案

患者，女，63岁，2020年2月13日入院。

[病史]患者家人中有2例新型冠状病毒肺炎确诊患者，入院前10天，患者因受凉后出现阵发性咳嗽，咳少量白色黏液痰，伴咽痛、咽痒、乏力、纳差。院外口服感冒药（具体不详）后咳嗽无明显好转。遂至当地医院门诊治疗，查病毒血清学试验均阴性，呼吸道病毒5项均阴性。胸部CT示：双肺下叶散在炎症，病毒感染；双肺上叶及右肺下叶胸膜下少许增殖钙化灶。2月12日，新型冠状病毒核酸检测结果阳性。现为求进一步诊治，转入我院。血常规提示：白细胞计数 8.1×10^9/L，中性粒细胞百分比83.6%，淋巴细胞百分比11.0%。胸部计算机断层扫描（CT）提示：双肺各叶散在斑点状、斑条状及磨玻璃斑影，提示双肺感染性病变，双肺上叶钙化结节。

[诊断]西医诊断：新型冠状病毒感染。中医诊断：疫病，寒湿疫毒袭肺证。

[治法]疏风解表，扶正透邪。

[方药]人参败毒散加减。太子参20克，茯苓15克，川芎15克，羌活10克，独活10克，柴胡15克，前胡15克，枳壳10克，桔梗10克，荆芥10克，防风10克，生姜10克，炙甘草6克。水煎服，每日1剂，分3次温服。

结合西医氧疗、抗病毒、免疫调节、维持水/电解质平衡等对症治疗后。2月17日和2月23日复查CT，病灶均较前吸收；2月23日复查新型冠状病毒核酸检测阴性；2月26日复查血常规中性粒细胞比值正常，淋巴细胞百分比17.7%。呼吸道症状较前明显好转，患者出院。

王辉，孔玉琴，王猛. 人参败毒散在治疗新型冠状病毒肺炎中的运用[J]. 中国中医急症，2020，29（08）：1325-1326，1334.

按语：本例患者属于新型冠状病毒肺炎轻症病例，采用中西医结合手段积极救治，取得较好疗效。患者出现干咳、咽痛、乏力、纳差等，属于寒湿疫毒闭表证者，方用人参败毒散解表祛风、散寒除湿、扶正败毒透邪，结合西医对症治疗，能显著改善患者临床症状，防止新冠肺炎向重症发展。古籍中有诸多关于人参败毒散治疗时疫的论述，如《赤水玄珠·治瘟病活套篇》曰："败毒散，治四时疫疠，伤风有汗，风湿，身肿，体疼，恶风，口干，日晡发热。"《万病回春》云："人参败毒散治四时瘟疫通用。"《疫疹一得·疫疹诸方篇》言："败毒散《活人》，治时行疫疠，头痛，憎寒壮热……脚肿腮肿，诸疮斑疹，喉痹吐泻。"

二、大羌活汤治感冒案

赵某，女，55岁。

［病史］患者感冒发热，体温37.4℃，鼻塞，流涕，咳嗽，头身疼痛，遂去医院就诊。静点氧氟沙星、清开灵等10日余。现症见：喘促气短，喉间痰鸣有声，呼吸困难，恶寒，头痛，口干口渴。检查结果示：血常规正常，胸部正位片显示肺纹理紊乱。查体：体温37.3℃，舌质红，苔薄黄厚腻，脉弦滑。

［方药］先服葶苈大枣泻肺汤（葶苈子10克，大枣10枚）1剂，喘促消失，仅咳嗽有痰。

继服大羌活汤加减。羌活15克，独活15克，防风15克，防己15克，川芎10克，细辛3克，黄芩15克，黄连10克，苍术15克，炙甘草10克，知母15克，生地黄10克，瓜蒌10克。1日1剂。

4剂后，患者恶寒发热、头痛、口渴、咳嗽均消失。

韩德恒，宋彦荣，韩裕璧. 大羌活汤加减治疗感冒探微［J］. 中国中医药现代远程教育，2013，11（08）：93-94.

按语：患者于冬季天气寒冷之时，遇寒邪发病，寒邪入里化热，又寒邪闭肺，肺气不利，气不化水湿，水湿内停。寒邪外束，湿热内蕴不泄，肺失宣降，致患者痰鸣喘促。急则治其标，先泻肺平喘，予葶苈大枣泻肺汤1剂，伺喘促缓解，再予解表清里之大羌活汤标本兼治。方中羌活、独活祛风散寒，防风、苍术、川芎、细辛散风寒，止头痛，黄芩、黄连清里热，知母、生地黄滋阴清热，防己利水祛湿。"正气存内，邪不可干。"治疗时须祛邪扶正并举，以期药至病除之时不伤正气，故加炙甘草益气补中。患者咳嗽有痰，又加瓜蒌清热化痰。

三、防风通圣散治感冒案

王某，男，25岁，1993年9月20日初诊。

［病史］患者诉近日发热恶寒，咽痛，头痛，口渴。鼻塞，大便秘结，小便黄赤，舌苔黄腻，脉弦滑。

［诊断］系表里俱实证。

［治法］疏风解毒，清热泻下。

［方药］防风通圣散化裁。防风、荆芥、黄芩、天花粉、川芎、当归、桔梗、蔓荆子、菊花各10克，石膏15克，连翘20克，大黄、芒硝各12克，甘草3克。

服药2剂，诸证减轻，唯感咽痛，伴轻微咳嗽，痰黄黏稠，原方减大黄、芒硝，加瓜蒌、川贝母、牛蒡子、元参、桑叶各10克，再进3剂，症消病愈。

阚淑华. 防风通圣散治验四则［J］. 甘肃中医学院学报，1994（02）：30-31.

按语：本案患者表里俱实，当解表通里，故应用防风通圣散。荆芥、防风、菊花、蔓荆子，辛温与辛凉合用，发汗解毒；大黄、芒硝，可泻里热；石膏、黄芩、连翘、桔梗，清肺胃之热；当归、川芎，活血养血；甘草，防清泄太过伤正，有安内攘外之功。正如汪昂云："上下分消，表里交治，而能散泻之中犹寓温养之意，所以汗不伤表，下不伤里也。"诸药共成解表和里之法。

下法

【原文】时疫下法与伤寒不同：伤寒下不厌迟，时疫下不厌早；伤寒在下其燥结，时疫在下其郁热；伤寒里证当下，必待表证全罢；时疫不论表邪罢与不罢，但兼里证即下；伤寒上焦有邪不可下，必待结在中、下二焦，方可下；时疫上焦有邪亦可下，若必待结至中下二焦始下，则有下之不通而死者；伤寒一下即已，仲景承气诸方多不过三剂；时疫用下药至少三剂，多则有一二十剂者。

时疫下法有六：结邪在胸上，贝母下之，贝母本非下药，用至两许即解；结邪在胸及心下，小陷胸下之；结邪在胸胁连心下，大柴胡汤下之；结邪在脐上，小承气汤下之；结邪在当脐及脐下，调胃承气汤下之；痞满燥实，三焦俱结，大承气汤下之。此外又有本质素虚，或老人，久病，或屡汗、屡下后，下证虽具而不任峻攻者，则麻仁丸、蜜煎导法、猪胆导法为妙。

下法之轻、重、缓、急，总以见证为主，详列于后。

急下证：舌干，舌卷，舌短，舌生芒刺，舌黑，齿燥，鼻如烟煤，胸腹满痛，狂，昏沉，发热汗多，身冷，呃逆。

当下证：舌黄，谵语，善忘，多言，协热利，头胀痛，烦躁。

缓下证：舌淡黄苔，微渴，大便闭，小便黄赤，潮热，齿燥。

以上诸证，缓下者不下，则必渐重而为当下证。当下者缓下，则必加重而为急下证。急下者失下，则虽下之多不通，而致结热自下逆上，胀满直至心下，又逆上透过膈膜，有至胸满如石，咽喉锯响，目直视反白，或睛盲、瞳散，耳聋，九窍不通，虽有神丹，莫之能救矣。外更有蓄血、蓄水诸下法，前已散见诸条，兹再详列，以便翻阅。

蓄水证：小便不利，大便微利。

蓄血证：小便自利，大便黑。他若蓄水、蓄血在胸胁，不当下者，此不赘。

【提要】本节论述温疫下法的运用，重点论述了用下法治疗温疫与伤寒的区别，以及温疫病急下、当下、缓下适应证及代表方药。

【精解】

1. 温疫与伤寒应用下法的区别

（1）戴氏首先论述了二者下法运用时机的不同。所谓"伤寒下不厌迟，时疫下不厌早"。概风寒邪气首先犯表，继而化热入里，沿足经顺传，传至阳明，邪热与肠腑中积滞搏结，形成燥屎热结后，方可议承气汤攻下。若早用攻下，反而引邪深入，损伤正气，故伤寒治疗运用下法不可过早。温疫邪气自膜原入里，在里之郁热不去，可发生各种传变，甚至出现危症，故必须尽早攻逐在里之邪。二者应用下法的目的不同，所谓"伤寒在下其燥结，时疫在下其郁热"。伤寒里实，多为燥屎与邪搏结，腑气不通，故攻下在于下其燥屎。温疫则主要通过攻下以祛除其郁热，不必拘于是否有燥屎，正如吴又可所说："注意逐邪，勿拘结粪。"

（2）二者在实际运用上不同。①伤寒必待表证全罢，邪气入里，方可用下，如表证未罢，先用下法，则有引邪深入损伤正气之弊；温疫之邪自膜原而发，出表入于诸经，入里陷于脏腑，邪气非自表而入里，故用攻下则不论表证之有否均可投之。②伤寒传变之法，由表入里，由上及下，必随邪气所在部位而治。若邪尚在上焦，先用重剂苦寒，其一非上焦治法，正如叶天士所言："宣辛则通，微苦则降。若药气味重浊，直入中下，非宣肺方法矣。"其二有引邪入里之弊端，必待邪结于中下焦时才能使用攻下。温疫传变，自膜原入里，弥漫三焦，即叶天士所谓："疫疠秽邪，从口鼻吸受，分布三焦。"故温疫上焦有邪时即可及早攻下，用下法以泄入里之热，若延至邪气结聚中下焦，邪势鸱张，热毒痼结，往往下之不通而死。③伤寒阳明腑实证，邪热与燥屎搏结，此时宜用下法，使用承气类方往往1剂燥屎得下，腑气得通，用药不过3剂则病情即可向愈。温疫之邪则不然，温疫用下法则须反复投用，少则3剂，多则一二十剂。概温疫之邪多夹湿秽，邹滋九评《临证指南医案·疫》云"疫为秽浊之气"，叶氏亦谓"疫疠秽邪"，湿秽、疫毒、积滞胶结肠腑，治之须用通导积滞、泻下郁热之剂，反复攻下，其邪方可净。

2. 温疫下法的运用

温疫运用攻下法要根据邪结部位而选择合适的攻下方药。

（1）结邪在胸上，可用大剂量贝母解之。叶天士云："天气下降则清明，地气上升则晦塞。上焦不行，下脘不通，周身气机皆阻。肺药颇投，谓肺主一身之气化也。"肺乃上焦，上焦闭结，三焦不通。贝母擅长化痰、开散郁结，如本书卷一"夹郁"一节所述。

（2）结邪在胸及心下，症见按之胸下痛、便秘、苔黄滑、脉洪滑者，可用小陷胸汤清热化痰开结。叶天士云："脘在腹上，其位居中，按之痛，或自痛，或痞胀，当用苦泄，以其入腹近也，必验之于舌，或黄或浊，可与小陷胸汤，或泻心汤。"

（3）结邪在胸胁及心下，可用大柴胡汤和解少阳，内泻热结。《金匮要略》言："按之心下满痛者，此为实也，当下之，宜大柴胡汤。"戴氏于此用大柴胡汤，概胁属少阳部位，心下属阳明部位，大柴胡汤主治少阳阳明合病，用之最切。

（4）若结邪在脐上，症见大便不通、脘腹痞满、舌苔老黄等症者，用小承气汤轻下热结。《温热论》云："其脐以上为大腹，或满或胀或痛，此必邪已入里，表证必无，或存十之一二。亦须验之于舌，或黄甚，或如沉香色，或如灰黄色，或老黄色，或中有断纹，皆当下之，如小承气汤。"

（5）结邪在脐及脐下，可用调胃承气汤缓下热结。概脐较前证部位属下，调胃承气汤中芒硝味咸，咸性下走，较小承气汤更适合部位靠下证治，若痞满燥实，三焦俱结，症见大便不通、频转矢气、脘腹痞满、腹痛拒按、按之则硬、日晡潮热、神昏谵语、舌苔黄燥起刺或焦黑燥裂、脉沉实，可用大承气汤峻下热结。对于患者体质素虚，或老人，久病，或屡汗、屡下后，下证虽具而不任峻攻者，用麻仁丸、蜜煎导法、猪胆导法，此为滋阴润肠、增水行舟之法。临证需"随证治之"，不可拘泥一方一法。

3. 下法使用当分轻重缓急

温疫病中的可下之证有急下、当下、缓下之分。舌干、舌卷、舌短、舌生芒刺、舌黑、齿燥、鼻如烟煤、胸腹满痛、狂、昏沉、发热汗多、身冷、呃逆等为急下证。舌黄、谵语、善忘、多言、协热利、头胀痛、烦躁等为当下证。舌淡黄苔、微渴、大便闭、小便黄赤、潮热、齿燥等为缓下证。缓下诸证相对病情较轻，但若不及时攻下，亦必使证情加剧，变为当下；当下者不可缓下，缓下则病情加剧变为急下；急下证腑实急重而津液大伤，证情危急，急当用重剂下之，稍有失治则险证丛生，邪热上攻出现诸如胀满直至心下、胸满如石、咽喉锯响、目直视反白、或睛盲、瞳散、耳聋、九窍不通等危象。

【医案举隅】

一、小陷胸汤治新冠感染案

姚某，男，43岁，2020年2月19日初诊。

[病史]患者发热伴咳嗽9天。9天前开始出现畏寒，发热，体温38.5℃，伴咳嗽，咳痰，痰中带血，遂至医院查胸部CT示：两肺感染性病变。予以抗病毒及对症治疗，后病情加重，于2月5日早上转院治疗，考虑为新型冠状病毒感染，予抗病毒、增强免疫力、抑制炎症等治疗，后因氧合指数逐渐下降，氧分压66.3mmHg，2月5日晚上再次转院，经专家组会诊后拟以"新型冠状病毒感染"收住。住院期间，予以气管插管，呼吸机辅助通气，西药抗感染、抗病毒、抗炎、护胃、保肝等对症处理。刻下诊见：患者已经撤机，面罩给氧，体温36.7℃，神疲乏力，偶有咳嗽，干咳无痰，偶有胸闷气短，语声低微，大便需要开塞露辅助通便，胃纳欠佳。舌质红、舌尖有裂纹、苔根部黄腻，脉象滑数。

[诊断]西医诊断：新型冠状病毒感染。中医诊断：疫病（疫毒闭肺）。

[方药]方选麻杏石甘汤合小陷胸汤加减。生石膏（先煎）、芦根、冬瓜仁、薏苡仁、全瓜蒌、金荞麦各30克，桃仁20克，姜半夏12克，葶苈子、麦冬各15克，陈皮、竹茹各12克，杏仁、黄芩、人参片各10克，甘草、黄连、川贝母各5克。3剂，水煎服。

二诊（2月22日）：患者服上药后乏力较前明显改善，仍有咳嗽，痰白带血丝，咽喉痒，胸闷不舒，腹部胀满，偶有胸痛，大便秘结，口干，舌质红、苔黄腻、偏干、舌下脉络黯紫，脉弦数。

[方药]前方去芦根、葶苈子、黄连、川贝母，加茜草30克，柴胡12克，熟大黄6克，旋覆花、浙贝母各15克，5剂。

三诊（2月27日）：患者诉咳嗽咳痰明显改善，复查CT：感染灶较前吸收，提示好转。现感稍乏力，余症皆失，查谷丙转氨酶80U/L。舌质偏红、苔薄黄、舌根处苔腻明显、舌边有瘀斑，脉细数。

[方药]拟滋水清肝饮合清金化痰汤加减收尾。

现患者神志清，呼吸平稳，诉无不适，纳可，寐安，二便自调，择日出院。

王峰，程锦国.麻杏石甘汤合小陷胸汤加减治疗新型冠状病毒肺炎1例[J].浙江中医杂志，2020，55（05）：341.

按语：本病属于中医学疫病中期，辨证为疫毒闭肺证，病位主要在肺，涉及胃肠。温邪犯肺，肺失宣降，故见咳嗽、胸闷气喘。温毒壅于上焦肺系，郁而化火，炼液为痰，加之患者住院期间服用阳刚温燥之激素，助热化燥，劫夺阴液，故而患者出现神疲倦怠、语声低微。肺与大肠相表里，肺热郁结，热移大肠，下窍闭塞而见大便秘结。故治以清热解毒、化痰排脓，方用麻杏石甘汤合小陷胸汤加减以清热化痰、宽胸理气平喘。此患者神疲乏力明显，麻黄为辛散之品，发散耗气，且辛温与病性不符，故去之，加葶苈子泻肺，陈皮、薏苡仁、冬瓜仁健脾化痰，竹茹、川贝母、芦根化痰，黄芩、金荞麦清热解毒，佐以少量人参益气扶正祛邪，麦冬养阴润肺，诸药合用肺气得宣，痰热得清，胃气得复。二诊患者胸闷不舒，腹部胀满，大便秘结为主，舌苔变薄，痰热郁肺症状明显改善，胃肠阳明腑实证突出，故去芦根、葶苈子、黄连，加用柴胡成小柴胡汤，疏利三焦气机，里滞得疏，郁热得清，湿邪得化。"诸花皆升，旋覆独降"，合用旋覆花可使清阳得升，浊阴得降。病性属热属实，根据"其下者，引而竭之"，当苦寒峻下，制大黄可挫其热势，泻下通便，通腑泻肺。加用茜草、旋覆花可加强活血理气的作用，使用浙贝母则加强清热化痰之效。三诊患者进入病情恢复期，辨证为肝阴不足，余邪留肺，遂改用滋水清肝饮合清金化痰汤加减善后。

二、大承气汤治肺炎案

薛某，男，36岁，2005年12月7日就诊。

[病史] 患者高热，咳嗽，咳黄稠痰，胸痛、大便干2日未行，舌质红、苔黄燥，脉滑数有力。体温39℃，右肺底有细小湿啰音，血白细胞计数 14.3×10^9/L，中性粒细胞 0.87，淋巴细胞 0.13，胸正位X光片提示：右下肺炎性改变。

[治法] 在抗炎的基础上予大承气汤加减。大黄（后下）15克，芒硝（冲）10克，枳实15克，厚朴15克，金银花10克，鱼腥草15克，枇杷叶15克，杏仁10克，瓜蒌10克。

服药1剂，大便通，体温下降。继服1剂，体温正常，咳嗽减轻，调方以清热、化痰、养阴为主。7天后症状消失。

石桂珍，徐淑华. 大承气汤的临床应用 [J]. 内蒙古中医药，2010，29（03）：83-84.

按语： 本例患者痰热蕴肺，故见咳嗽、咳黄稠痰、胸痛。肺与大肠相表里，邪热顺传阳明，热结阳明，腑气不通，故大便干，2日未行。舌质红、苔黄燥、脉滑数有力，均为痰热蕴肺，热结阳明之象，故以大承气汤泻热通腑，使邪热有所出路。金银花、鱼腥草、枇杷叶、杏仁、瓜蒌清热宣肺化痰，诸药合用，使腑气通、痰热化而病愈。

清法

【原文】时疫为热证，未有不当清者也。其在表宜汗，使热从汗泄，汗法亦清法也；在里宜下，使热从下泄，下法亦清法也。若在表已得汗而热不退，在里已下而热不解，或本来有热无结，则惟以寒凉直折以清其热而已，故清法可济汗、下之不逮，三者之用，可合而亦可分。时疫当清者十之六七，则清法不可不细讲也。

凡清热之要，在视热邪之浅、深。热之浅者在营卫[1]，以石膏、黄芩为主，柴胡、葛根为辅；热之深者在胸膈，花粉、知母、蒌仁、栀子、豆豉为主。热在肠胃者，当用下法，不用清法，或下而兼清亦可。热入心包者，黄连、犀角、羚羊角为主。热直入心脏，则难救矣，用牛黄犹可十中救一，须用至钱许，少则无济，非若小儿惊风诸方，每用分许即可有效。

当清诸证，详列于下。

热在营卫证：身热汗自出，不恶寒反恶热，身重，头面项红肿，周身红肿，斑疹，鼻孔干，唇燥，烦躁，遗尿，舌苔白。

热在胸膈证：身热反减，渴，呕，咳，咽干，谵语，多言，胸前红肿，舌苔厚白。

热在肠胃证：便血，便脓血，余悉见下证条中。

热在心包及心证：狂，昏沉，多睡，舌黑。

【注释】

[1] 热之浅者在营卫：参考《伤寒论》理解，指表热证，即三阳经表证，非卫气营血辨证的"卫分证"与"营分证"。

【提要】本节论述温疫清法的运用，重点论述清法的概念、作用、适应证及治疗药物。

【精解】温疫病性属热，当遵《至真要大论》"热者寒之"之理，戴氏云："时疫为热证，未有不当清者也。"戴氏于此所列之清法，实有广义、狭义之别。①广义清法：戴氏先言汗、下二法为清法，似有不妥，实则戴氏之意凡能祛除邪热，治疗热证的治法均可视为清法，此属广义之清法。概邪热出表，投以汗法方药，发汗解表，热可从汗而解；邪热入里，与积滞搏结，投以下法方药，攻下热结，热可随下泄而解。故戴氏云汗法、下法皆是清法也。②狭义清法：戴氏又言，邪热在表而发汗不解，在里下之不解，或邪热尚未结成里实，此皆属里热炽盛，当投寒凉清热之剂，寒凉直折在里之无形邪热，此属狭义之清法。温疫属热，热者当清，故狭义清法在治疗温疫中十分重要，可补汗下二法之不足。

在清法的运用上，戴氏认为"凡清热之要，在视热邪之浅深"，即温疫运用清法的关键在于辨别邪热之浅深而选用不同的清热方法。戴氏认为，邪热在营卫为浅，"身热汗自出，不恶寒反恶热，身重，头面项红肿，周身红肿，斑疹，鼻孔干，唇燥，烦躁，遗尿，舌苔白"为热在营卫证。从戴氏列举的症状来看，此处的"热在营卫证"中的"营卫证"非是今人理解的卫气营血辨证中的"卫分证"与"营分证"，结合戴氏前文，戴氏认为"汗出更热而身重者，热壅其经脉也""时疫面肿，风热溢于上部，阳明之经脉被郁也""时疫周身红肿，风热溢于皮肤也""时疫发疹，热邪从皮毛出也""热浅在上，则见烦躁之形""唇燥者，阳明热也""鼻孔干…阳明经热则烦躁，葛根、石膏为主""盖邪入于阳则阳实而阴虚，热盛于表，里为之不守，又神昏于上，不自知其下部之出入，故遗尿也"，可见疫病"热在营卫证"是表热证，言在"营卫"者，是取营卫二气之意，伤寒之学表证多以营卫为说，故戴氏于此仍用"营卫"。戴氏治法以石膏、黄芩为主，柴胡、葛根为辅。石膏、黄芩一则可清在里之热，二则可清在外肌肉之热，佐柴胡、葛根外疏经脉皮肤毛窍，主辅相合，表里得清。

戴氏以热在胸膈、肠胃、心包为深，概此皆热邪在里之证，故为深。热在胸膈，症见身热反减、渴、呕、咳、咽干、谵语、多言、胸前红肿、舌苔厚白者，戴氏治以天花粉、知母、瓜蒌仁、栀子、豆豉等，清宣胸膈郁热。要理解此处戴氏用栀子豉汤加减法，可以参考叶天士对于栀子豉汤的理解。叶天士认为，栀子豉汤轻辛微苦，最能开散上焦闭结，叶氏云"微苦微辛之属，能开上痹"，又云"栀豉汤，一升一降，以开其结"。戴氏又加天花粉、知母，清中有滋，与栀子豉汤相合，开闭清滋，共成疫病热在胸膈治法。热在肠胃者，戴氏认为当用攻下之法祛其有形之邪，若兼无形邪热炽盛者，亦可清下并施。热在心包及心者，则可出现狂、昏沉、多睡等一系列神志症状。热在心包，心包为心主之宫城，此时尚可宗"逆传心包"治法，用黄连、犀角、羚羊角清心凉血；若热直入心脏，古以"心不受邪"，入心则死，故戴氏用大剂量牛黄清心开窍，然而仍然只可十救其一。

戴氏列举的清法四证并不完善，概戴氏只是言其要者。温疫自膜原入里，弥漫三焦，当随证治之，不可拘泥于戴氏一方一法。

【医案举隅】

栀子豉汤合凉膈法治风温案

叶　风温入肺，肺气不通，热渐内郁，如舌苔、头胀、咳嗽、发疹、心中懊侬、脘中痞满，犹是气不舒展，邪欲结痹。宿有痰饮，不欲饮水。议栀豉合凉膈方法。

山栀皮　豆豉　杏仁　黄芩　瓜蒌皮　枳实汁

叶天士. 临证指南医案［M］. 北京：人民卫生出版社，2006：206-207.

按语：此案体现了热郁上焦的治法。风温入肺，热郁胸膈，上焦不通，中脘气机不行，周身气机皆阻。方用栀子豉汤加杏仁、瓜蒌皮，宣展肺气，透郁热外出；另合凉膈散法加黄芩，以芩、栀配伍，清泄气分膈中郁热；再加枳实汁合瓜蒌皮，有小陷胸加枳实汤意，可以化痰饮以开中焦痞结。栀子豉汤为叶天士用于治疗上焦气机郁痹的常用方剂，本案中之病机为"气不舒展，邪欲结痹"，即戴氏"热之深者在胸膈"，选用栀子、豆豉清胸膈之郁热。

和法

【原文】寒热并用之谓和，补泻合剂之谓和，表里双解之谓和，平其亢厉[1]之谓和。所谓寒热并用者，因时疫之热夹有他邪之寒，故用此法以和之也。凡方中有黄连与生姜同用，黄芩与半夏同用，石膏与苍术同用，知母与草果同用者皆是。所谓补泻合用者，因时疫之邪气实，人之正气虚，故用此法以和之。凡方中有参、芪、归、芍与硝、黄、枳、朴同用者是。所谓表里双解者，因疫邪既有表证，复有里证，故用此法以和之。凡方中有麻、葛、羌、防、柴、前与硝、黄、栀、芩、苓、泽、枳、朴合用者是。所谓平其亢厉者，因时疫之大势已去，而余邪未解，故用此法以和之，或用下法而小其剂料，缓其时日，或用清法而变其汤剂，易为丸散者皆是。凡此和法，虽名为和，实寓有汗、下、清、补之意，疫邪尤有宜和者。

凡热不清，用清凉药不效，即当察其热之所附丽[2]。盖无所附丽之热，为虚而无形之气。如盛夏炎蒸，遇风雨即解，故人身之热，气清即退。有所附丽之热，为实而有物。如洪炉柴炭，虽沃以水，尤有沸腾之忧，必撤去柴炭而热始退。凡热之所附丽，非痰即滞，非滞即血，径清其热，不去其物，未能有效。必视其附丽何物，于清热诸方加入何药，效始能捷。此和法之精微神变者也。

宜和之证，详列于下：寒热往来，盗汗，口苦，咽干，头眩，舌强，渴，胸胁满，耳聋，小便黄，呕吐下利而心下痛，口干舌强而恶寒，大小便闭而寒热，痞满而悸，二便自利而舌胎，形体瘦损而舌胎。凡此表里、虚实、寒热相兼者不可枚举，引此数端，可以类推。其有似和而实非和证者，详后辨似条。

【注释】

［1］亢厉：亢，极度。厉，祸患。亢厉，指邪盛为患，此处是指余邪为患。

［2］附丽：附着，依附。

【提要】本节论述温疫和法的概念、作用及其运用。

【精解】和法包括寒热并用、补泻并用、表里两解、平抑偏盛等治法。和法本为伤寒少阳证治法，以小柴胡汤为代表方。少阳病的发病部位在半表半里，治疗此证，既要疏半表之邪，又要泄半里之邪，使邪气自表里分消。戴氏拓展和法之用，将寒热并用、补泻并用、表里两解、平抑偏盛皆归于和法，意指"和其不和"的治法都可归于和法。现传承以上认识，在《方剂学》教科书中阐释和法概念。

若温疫兼有阴寒之性的他邪，如寒邪、湿邪等，治当寒热并用。如黄连与生姜同用、黄芩与半夏同用，辛开苦降，共治寒热互结中焦之证，合仲景半夏泻心汤之意；又如阳明热盛与太阴湿浊相兼为病者，治以石膏与苍术同用、知母与草果同用，一清阳明，一燥太阴，方如白虎加苍术汤、达原饮之类。对于温疫邪盛里实而正气已伤者，治当补泻合用，攻其实热而补其不足。攻邪如大黄、芒硝、枳实、厚朴之类，补虚如人参、黄芪、当归、白芍之类，随证治之，补泻合用，共成补正攻邪之法，方如黄龙汤、新加黄龙汤等。对于温疫表里同病者，治当表里双解，使表解里和。解表如麻黄、葛根、羌活、防风、柴胡、前胡之类；和里如枳实、厚朴、芒硝、大黄攻下之类，山栀、黄芩苦寒清热之类，茯苓、泽泻淡渗利湿之类。解表与和里同用，共成表里双解之法，方如防风通圣散、大柴胡汤等。对于温疫后期，邪势大衰而余邪未净者，以小剂缓投之法攻下或变清热汤剂为丸剂清解余邪，为平其亢厉之法。从戴氏列举的方法可见，和法实则是为达到和其不和的目的，汗、下、清、补诸法合用的临证变通之法，故戴氏云："凡此和法，虽名为和，实寓有汗、下、清、补之意。"

热邪清之不解，当察是否有邪热附丽之有形实邪，如痰浊、积滞、瘀血等。邪热本属无形之气，若邪热与有形实邪相结，那么清热只是扬汤止沸，祛其有形实邪方为釜底抽薪。此治法可看作是清解邪热的治法技巧，叶氏《温热论》载"或透风于热外，或渗湿于热下，不与热相抟，势必孤矣"强调分解相兼邪气，二者有类似之处。

和法适用的症状包括寒热往来、盗汗、口苦、头眩、舌强、渴、胸胁满、耳聋、小便黄、呕吐下利而心下痛、口干舌强而恶寒、大小便闭而寒热、痞满而悸、二便自利、形体瘦损等症状。然究其根本，和法在于"和其不和"，凡表里、虚实、寒热相兼之证皆可用之，明其病机根本，症状亦可类推，故戴氏云："凡此表里、虚实、寒热相兼者不可枚举，引此数端，可以类推。"

【医案举隅】

新加黄龙汤治持续高热病案

患者，女，73岁。

[病史] 患者主因"左侧肢体无力1年，发热1个月余"于2014年7月17日住院。患者1年前无明显诱因出现右上肢及左下肢活动不利，言语不利，诊断为脑栓塞。2014年5月30日，患者出现发热，体温最高39.2℃。查血常规：白细胞计数 14.93×10^9/L，中性粒细胞百分数 87.8%。血气分析：二氧化碳分压（PCO_2）27.5mmHg，氧分压（PO_2）72.1mmHg。CT示右肺肺炎。诊断为肺部感染，予头孢哌酮舒巴坦、莫西沙星抗感染等治疗，但体温仍居高不下，最高达40.0℃，后将抗生素升级为美罗培南、去甲万古霉素及氟康唑加强抗感染，体温降至正常，6月30日出院。

7月17日，患者再次出现发热，体温最高达40.3℃，伴咳嗽咳痰，遂住院治疗。入院症见：发热汗出，体温39.9℃，嗜睡，呼之可睁眼，四肢活动不利，言语不能，小便失禁，大便无。患者患2型糖尿病20年，使用胰岛素降糖；心源性脑栓塞病史1年，遗留左侧肢体活动不利、言语不利；阵发性房颤病史4年；高血压病史2年；高脂血症病史1年。查体：两肺可闻及少量湿啰音；心率84次/分，心律绝对不齐，第一心音强弱不等。神经系统查体：四肢自主活动不能，四肢肌力不可测，右侧病理征（±）。查全血细胞分析：白细胞计数 15.68×10^9/L，中性粒细胞百分数 89.5%，血小板计数 81×10^9/L。生化全项：总蛋白31.6g/L，白蛋白19.5g/L，尿素氮26.86mmol/L，血清肌酐117.6μmol/L。胸部CT：两肺下叶炎症或胸腔积液，右肺门下方结节不除外。心脏超声：主动脉硬化，左房大，左室功能减低。腹部超声：脂肪肝，肝大。西医予头孢哌酮舒巴坦、莫西沙星、氟康唑抗感染等治疗，疗效不佳，使用各种降温方法均无明显缓解。

[诊断] 西医诊断：陈旧性脑梗死；肺部感染。中医诊断：发热，气血亏

虚、热结肠腑证；中风，中脏腑，气虚血瘀、痰浊瘀阻证。

〔治法〕补气养阴，通腑泄热。

〔方药〕新加黄龙汤加减。党参15克，白术12克，黄芪15克，当归15克，地黄20克，玄参15克，麦冬10克，天门冬12克，全瓜蒌25克，生大黄9克，芒硝12克，枳实9克，炙甘草9克，1剂。

当晚体温最高达40.5℃，中药浓煎后21：30经鼻饲管灌入，凌晨4：00左右大便1次，体温随之降至36.8℃，后体温降至正常。

二诊：后患者再次发热，但在38.0℃以下。

〔治法〕以益气养阴为主。

〔方药〕太子参20克，白术12克，黄芪15克，当归15克，地黄20克，玄参15克，麦冬10克，天门冬12克，石斛12克，炙甘草9克。7剂，水煎服。

3天后体温正常，随访1个月未再反复。

曹云松，李楠楠，王敏，等. 新加黄龙汤治疗持续高热医案1则〔J〕. 北京中医药，2016，35（07）：702-703.

按语： 本例患者反复高热1个月余，接诊时病情危急，家属代诉多日未大便，两手脉沉细而弱，但尺脉坚大搏指，舌淡苔似积粉。考虑为气阴两虚，燥屎内结，气虚无以推动运行，阴虚不能滋润濡养，正如古人云："无风舟停，无水舟亦停。"患者肠道津液不足，燥屎凝结滞涩，肺与大肠相表里，肠道燥屎内结，壅滞上迫肺气，肺金受煎灼而津液亏虚，治节无权而输布失司。肠腑失于传导，肺气失于宣降，故高热持续不下。戴氏云："凡热不清，用清凉药不效，即当察其热之所附丽……热之所附丽，非痰即滞，非滞即血，径清其热，不去其物，未能有效。"此患者之高热不退即与腹中燥屎实邪有关，燥屎去则热无所附而自除，治疗应"釜底抽薪"，使燥屎去而高热退。考虑患者高龄而素体本虚，脉象已见沉弱之象，故选择新加黄龙汤以补气养阴、通腑泄热，以防出现便下而厥脱的危象，且在肠腑通畅后及时撤去泻下之药，以补气养阴法善后，顾护正气恢复，因而痊愈。

补法

【原文】时疫本不当补，而有屡经汗、下、清解不退者，必待补而愈。此为病药所伤，当消息其所伤在阴、在阳，以施补阴、补阳之法。疫邪为热证，伤阴者多，然亦有用药太过而伤阳者，则补阴、补阳又当酌其轻重，不可偏废。凡屡经汗、下、清、和而烦热加甚者，当补阴以济阳。所谓寒之不寒，责其无水者[1]是，六味、四物、生脉、养荣诸方酌用。屡经汗、下、清、和，热退而昏倦痞利不止者，当补阳。所谓养正以却邪者是，四君、异功、生脉、六君、理中、建中、附子等方酌用。诸证详后。

当补阴证：舌干无苔，舌黑无苔，耳聋，目直视，目不明，服清凉药渴不止，服清凉药烦热加甚，服攻下药舌苔愈长，服攻下药舌苔芒刺燥裂愈甚，服清凉药身热愈甚，身体枯瘦，用利水药小便愈不通，腰膝萎软，周身骨节痛不可移动，多睡。

当补阳证：多冷汗，汗出身冷经日不回，小便清而多，大便利清谷，呕吐用清热开导药愈甚，自利用清下药愈甚，痞满。

外此，更有四损、四不足、三复证当补，详见后。

【注释】

[1]寒之不寒，责其无水者：指服清凉、攻下等泄热之剂而热愈甚，即王冰所谓"壮水之主以制阳光"之理。

【提要】本节论述温疫补法的运用。

【精解】疫病是疫邪为患，以邪实为主，本不应用补法，滥用补法恐有助邪恋邪之弊。但在疫病过程中，有些患者屡经发汗、攻下、清解而病情不见好转者，此类患者或邪盛而伤正，或攻邪药重而伤正，导致机体正气受伤，正不敌邪，治疗必须运用补法方能奏效。运用补法，要辨清其阴虚或阳虚，而采用相应的补阴、补阳之法。因疫邪属热，热易伤阴，故伤阴者在疫病中较多，但也有伤阳的证候，如过用寒凉或过用汗下可致阳气损伤，故临证一定要辨明阴虚阳虚，不可一味执"热必伤阴"之理而忽视阳气，正如戴氏所谓："补阴、补阳又当酌其轻重，不可偏废。"

凡见"舌干无苔，舌黑无苔，耳聋，目直视，目不明，服清凉药渴不止，服清凉药烦热加甚，服攻下药舌苔愈长，服攻下药舌苔芒刺燥裂愈甚，服清凉药身热愈甚，身体枯瘦，用利水药小便愈不通，腰膝萎软，周身骨节痛不可移动，多睡"等症状者，皆属补阴证，当"补阴以济阳"。概此类患者阴液大伤，阴虚阳亢，非是单纯热证，故服清凉、攻下等泄热之剂而热愈甚，戴氏指出当遵"寒之不寒，责其无水者"之理，即王冰所谓"壮水之主以制阳光"，选用六味地黄汤、四物汤、生脉散和养荣汤等方滋补阴血，阴复则阳有所附，阳附则热减，阴虚得补则正气渐强，正气强则抗邪有力。戴氏列举四方，六味地黄丸滋补肾阴，主治肾阴虚证；四物汤养血活血，主治阴血虚滞证；生脉散益气生津，主治疫邪耗伤气阴之证；人参养荣汤益气补血、养心安神，主治心脾气血两虚兼内热证。临证当辨证施治选方。

然而戴氏所列举的补阴法，于现在看来，似显不足。其一，戴氏之补阴法于此处仅仅局限于单纯虚证，少有祛邪药物，当与前后文互参，吴氏清燥养荣汤亦可参考使用；其二，在补阴药物的选择方面，戴氏所用皆属滋阴补血之品，所补部位过于笼统，不如叶天士甘寒养阴、酸甘化阴、咸寒养阴之法具体且分明。叶氏治热邪渐解，肺胃阴液受伤之证，药取甘寒甘凉之味，如麦冬、沙参、玉竹、百合等味，或加酸味收涩，补中寓收，成酸甘化阴法，正如吴鞠通曰："复胃阴者莫若甘寒，复酸味者酸甘化阴也"；若热邪深入下焦，伤及肝肾，灼伤阴精，真阴亏耗，叶氏用药必以咸寒滋润，其中又有咸寒凉滋、介类潜滋、血肉有情之别。咸寒凉滋如玄参、墨旱莲等味。玄参色黑味咸，可滋清下焦，即叶氏所谓"滋肾之液以祛热"。介类潜滋如龟板、鳖甲、牡蛎等，既可以补益真阴，又可潜镇阳气，制约肝风，乃是叶天士自喻嘉言"蓄鱼置介"法所悟出。血肉有情如阿胶、鲍鱼、鸡子黄、淡菜、海参等，《素问·阴阳应象大论》载："精不足，补之以味。"血肉有情之品，大补气血而生髓填精。此三法临证斟酌选用，能滋养阴液、平息肝风、填补精血，对于温病下焦真阴耗竭之证，十分相宜。

凡见"多冷汗，汗出身冷经日不回，小便清而多，大便利清谷，呕吐用清热开导药愈甚，自利用清下药愈甚，痞满"等症状者，皆属当补阳者。温疫病中，过用寒凉或过用汗下可致阳气损伤，久病不愈，气损及阳，阴损及阳亦可导致阳气损伤。阳气受损者，四君子汤、异功散、生脉散、六君子汤、理中汤、附子汤、小建中汤等益气温阳方剂均可根据病情斟酌选用。其中四君子汤益气健脾，主治脾胃气虚证，症见面色萎白、气短乏力、食少便溏、舌淡苔白者可以选用；若兼气滞，见胸脘痞闷之症，复入陈皮理气，则为异功散，主治脾虚气滞之证；若兼痰浊、胃气不降，前证再见恶心、呕吐、痰多之症，再加入半夏一味化痰和胃，为六君子汤，主治脾胃气虚兼痰湿证；理中汤温中祛寒，补气健脾，主治脾胃虚寒证，症见呕吐下利、脘腹冷痛、不欲饮食、畏寒肢冷者可以选用；附子汤温经散寒，主治肾阳虚兼寒湿证，症见身体痛、手足寒、骨节痛等症者可以选用；小建中汤温中补虚，和里缓急，主治虚寒里急证，症见腹痛喜按、心悸、面色无华等症者可以选用。阳虚得补，则正气旺盛，有助于祛邪外出，正如戴氏"养正以却邪者是"。但是温疫病投用补阳方药应当十分慎重，非认证的确不可轻用，且见效即应停用，不能盲目连续使用。乃因补阳方药药性温热，用之不当有助热伤阴之弊。

【医案举隅】

一、清燥养荣汤治新型冠状病毒感染恢复期案

张某，男，43岁。

[病史] 患者发热、咳嗽、气喘3天，核酸病毒检测阳性，确诊为新型冠状病毒感染住院治疗。就诊前患者曾自行服用连花清瘟胶囊、蒲地蓝口服液、清热解毒口服液等中成药，入院后予以抗病毒、营养支持治疗。中医辨证：湿热闭肺，肺失宣降。期间予以麻杏石甘汤、竹叶石膏汤等方加减。经住院治疗16天后患者未再发热，咳嗽等症状减轻，复查核酸检测阴性，患者自觉少许乏力，阵发性心悸，伴皮肤瘙痒、干燥，挠之脱屑。2020年2月25日，患者出现稍干咳，阵发性心慌，咽干、目涩，夜间尤甚，吞咽无津，伴皮肤瘙痒、干燥，挠之脱屑，舌暗红、少苔，脉弦细。查血常规、胸片、心电图未见明显异常。

[方药] 清燥养荣汤加减。生地黄30克，知母15克，天花粉30克，当归15克，赤芍30克，陈皮20克，甘草10克，牡丹皮15克，蛇床子30克，黄精30克。1天2剂，共3剂。

服药第二天，患者诉吞咽无津症状稍有减轻，继服。

二诊： 3剂药后患者诉咽干、目涩、皮肤瘙痒等症状明显减轻，偶有阵发性心慌。

[方药] 原方减牡丹皮、蛇床子、黄精，加麦冬15克、五味子15克、太子参30克合生脉散以益气滋阴养心。

服药5天后，患者症状明显缓解，出院。出院后继续前方巩固疗效。

文利红，万坤镇，帅垠琦，等. 清燥养荣汤在新型冠状病毒肺炎恢复期的应用 [J]. 中药药理与临床，2020，36（02）：61-63.

按语： 该患者属于温病后期邪气去、正气衰，且前期过用苦寒清热剂，损伤津血正气，导致出现皮肤干燥、心悸、咽干目涩等一派阴虚之象，以"清燥养荣汤"运用于临床达"滋阴养血"之效，取自"皮肤甲错者，乃热伤其阴，阴液不能滋润皮肤也。治法以养阴为主……清燥养荣汤，均可酌用……又有热毒为病，气血被其煎熬，瘥后饮食渐进，气血滋生，润皮肤而滋筋骸，或痛或痒，宛如虫行，最是佳境。不过数日，气血通畅而自愈矣"（《重订通俗伤寒论》）"以邪未尽，不得已而数下之，间有两目加涩、舌反枯干、津不到咽、唇口燥裂……今重亡津液，宜清燥养荣汤"（《温疫论》）"于屡经汗下之余……心或悸动，神或萎倦，形或羸弱过甚，当养阴益气，助正却邪为主……清燥养荣汤"（《广瘟疫论》）之意。方中重用生地黄以滋营养血、润燥宁心为君，赤芍、牡丹皮清热凉血，活血化瘀，知母、天花粉清余热兼生津液，黄精补肾阴以助阴液之根本为臣，陈皮健脾和胃以助生化有源、蛇床子祛风止痒为佐，甘草和诸药为使。服药后，患者症状逐渐缓解，调整处方合生脉散益气养阴敛心，服后病瘥。

二、六君子汤合达原饮治新型冠状病毒感染案

王某，男，46岁，2020年2月20日就诊。

［病史］患者自述"发热、咳嗽、气促30天"，外院多次核酸阳性，肺部CT：双肺多发异常密度影，考虑病毒感染可能。故明确诊断新型冠状病毒感染。患者起病时寒热往来，体温最高达40℃，予莫西沙星、阿比多尔、莲花清瘟胶囊等治疗后仍时有低热，体温波动在37.1～37.5℃。胸闷气促缓解，咳嗽不甚，但感咽部疼痛不适，咯白黏痰，口无味，纳差乏力，小便可，大便稀溏，3～4次/日，舌质淡红，苔白厚腻，脉弦滑。2月16日核酸阳性，2月19日核酸阴性，2月22日再次复查核酸阳性。

［诊断］西医诊断：新型冠状病毒感染。中医诊断：考虑肺瘟病，湿热疫毒蕴肺证。

患者形体壮实，喜食肥甘厚味，上焦肺失肃降，中焦湿浊阻滞，湿重于热，此次病程绵长，现邪毒未尽，正气已虚。

［方药］以达原饮合六君子汤化裁。厚朴10克，草果仁10克，槟榔10克，黄芩10克，白芍10克，白术10克，党参20克，茯苓10克，陈皮10克，半夏10克，甘草6克，马勃10克。4剂，每日1剂，分3次服。

二诊（2月28日）：患者述服药2剂后，体温正常，未再发热，目前咳嗽、咽痛消失，偶有咯痰，胸闷缓解，纳可，二便可，舌红苔薄白腻，脉滑。

［诊断］治疗有效，中医辨治同前。

［方药］上方去马勃继予4剂。

三诊（3月3日）：患者症状消失，体温正常6天，连续复查核酸2次均阴性，复查肺部CT：双肺少许纤维条索影。达到出院指征。

王巍，陈云凤，卿雯琪．达原饮合六君子汤治疗新型冠状病毒肺炎验案［C］//全国科研理论学术研究成果汇编（三）．香港：中国环球文化出版社，2020：133-135.

按语： 该患者形体壮实，喜食肥甘厚味，为痰湿体质，又外感疫毒，肺经受邪，正气亏虚，邪伏膜原。方中厚朴散满化痰下气，破戾气之所结；草果仁辛烈辟秽，宣透伏邪；槟榔行气之所结，三药相伍，直达膜原，瘟疫湿毒盘结之处速溃，逐邪外出；芍药调和脾胃，顾护正气；黄芩清泄邪热。诸药合用，能开达膜原，辟秽化浊，有芳化、宣通、利下、解郁、化结等作用。湿热之邪有蒙上流下、黏腻重浊的特性，如油裹面，病势延缠，往往余毒未尽，而正气已伤。故合六君子汤益气健脾化痰，扶正祛邪，即戴氏所谓"养正以却邪"。方中党参甘温益气，健脾和胃；苦温之白术，健脾燥湿，加强助运之力；甘淡之茯苓，健脾渗湿；陈皮理气健脾，则可使补气而不壅滞；半夏燥湿化痰散结；炙甘草益气和中，调和诸药。故达原饮和六君子汤合用，可开达膜原，辟秽化浊，健脾燥湿，扶正祛邪，屡有良效。

四损

【原文】大劳、大欲[1]、大病、久病后为四损。气血两虚，阴阳并竭，复受疫邪，正虚则邪入愈深，邪深则传化难出，汗、下伤正而正脱，补助郁邪而邪锢，多不可治。然补泻兼施，间有愈者。有补泻合用之法，有先补后泻之法，有先泻后补之法。凡人参败毒散、人参白虎汤、黄龙汤、竹叶石膏汤，皆补泻合用之法也。先用补剂，后施汗、下，先补后泻之法也。先用汗、下，后施补剂，先泻后补之法也。当询病之来路，斟酌施治，尤当审现在之证。若纯见实证，亦不可以疑似之见误人。大凡周身俱见大实、大热之证，而一二处微见虚象，则吃紧照顾其虚。周身俱见虚象，而一二处独见实证，则吃紧斡旋其实。此治病之权衡也。若夫汗之而表证愈增，如头痛、身痛更甚之类。清、下而里证愈增，如烦渴、痞满更甚之类，则大虚有盛候也，急宜补之毋疑。既辨其证，尤当细辨其脉。凡遇脉之浮候盛大者，须谨察其沉候有无力处。六部脉皆盛者，须谨察其一部有独无力处。果得其一部一候之真无力，便可略其诸部诸候之假有余，从而施治，有独见若神之妙。夫既询得其来路之大概，又察得其轻重之确凭，再加之脉理精详，则烛照无遗矣。其损证之状甚多，当参后四不足条看。

【注释】

[1] 大欲：指房事过度导致的房劳。

【提要】本节论述四损的定义，以及治疗四损感受疫病后运用补泻的方法。

【精解】虚劳、房劳、大病、久病后，多见气血两虚、阴阳并竭之象，戴氏称之为四损。此类患者，正气大虚，若复感瘟疫之邪，正虚无力抗邪，邪势鸱张，治疗颇难。此时用药纯用攻邪则愈伤其正，正气虚极则有脱证之患；纯用补益则邪郁更甚，难以祛除，故多见危象，多不可治。此类患者当补泻兼施，具体则有补泻合用之法、先补后泻之法、先泻后补之法。人参败毒散、人参白虎汤、黄龙汤、竹叶石膏汤为补泻合用之法，可酌情使用。其中人参败毒散补法与汗法同用，治疗气虚邪郁于表者；人参白虎汤补法与清法同用，治疗气虚兼里热者；黄龙汤补法与下法合用，治疗气血两虚、邪热内结者；竹叶石膏汤补法与清法同用，治疗邪热势衰、气阴两虚者。戴氏此处虽只列举四方，但前文戴氏有云"补泻合剂之谓和"，故学者当与前文"和法"互参，不可专执戴氏所列举的一方一法。

"询病之来路""审现下之证"是正确把握补泻应用的时机的关键，即询问病原、审患者现在虚实之势而治。若患者纯见实证，则不可拘泥"四损"必虚之理，急以攻邪诸法，不必犹豫。若患者周身俱实，唯见一两处虚象，则必先照顾其虚。其中道理犹如敌我攻守之战，我方有一两处空虚，若不顾及此处之虚，则恐敌趁虚而入，直取中军，正如韩非子所谓"千丈之堤，以蝼蚁之穴溃"，故不可不先顾其虚。若周身俱见虚象，唯见一两处实象，则必先攻其实。其中道理犹如敌我攻守，大营空虚，敌以一奇兵攻入，若不速速消灭敌军，一则敌军有速取我方中军本阵之忧虑，二来若敌人日渐强势我方则更不能敌，故治此必急当顾其实。用药如用兵，治病如战场，当从细节处入手，心细胆大，方可克敌制胜。若发汗而头痛、身痛更甚，清之烦渴更甚，下之痞满更甚，则不可再攻，此属"大虚有盛候"，急需补之。脉诊为戴氏"五辨"之一，戴氏颇为重视，此时可于脉诊中体察细微之处的差别。若脉浮取盛大者，则察其沉取是否有无力之处；诊得六部脉皆盛者，则须察其是否有一部无力之处。若察得沉取确有无力或六部有一部确属无力，则当遵前文所言，周身俱实证见一两处虚，先补其虚。以上可谓中医识证治法中的"精微神变"之举。

【医案举隅】

竹叶石膏汤医案

患者，女，49岁。

［病史］患者因"直肠恶性肿瘤术后"住院治疗。患者前因直肠癌于当地某医院行直肠肿瘤切除术，术后因肠道粘连，活动后继发肠穿孔并腹腔感染、脓毒血症。后转入郑州某院ICU，经抗感染药物治疗后，感染控制，遗留双下肢麻木沉重、不能站立、间断便脓血，遂入我院求治，经放化疗后病情得到有效控制。刻下症：极度消瘦乏力，肢体倦怠，少气懒言，心烦心悸，口干口渴，汗出湿衣，眠浅易惊，夜寐不安，小便可，大便溏，间断便脓血，舌红少

苔，脉虚数。

［诊断］西医诊断：直肠恶性肿瘤术后。中医诊断：岩；病后余热不清，气阴两伤。

［方药］先方曾以益气健脾、养阴安神、活血化瘀为治，均未见效。后经详辨脉证，给予竹叶石膏汤合桂枝甘草龙骨牡蛎汤加减。

人参片6克，甘草片6克，石膏（后下）30克，姜半夏9克，麦冬20克，淡竹叶9克，麸炒山药10克，桂枝15克，生姜10克，大枣10枚，煅龙骨（先煎）20克，煅牡蛎（先煎）20克，3剂。水煎服，每日1剂。

服药后，精神大振，汗止，不呕，口干口渴除，纳增，夜寐安然，小便可，大便时溏。

王诗卉，姬中现，李君依. 竹叶石膏汤方证分析及临床运用举隅［J］. 中国民间疗法，2018，26（12）：47-49.

按语：该患者前期病情复杂，经西医全力抢救后挽回生命，但因数次剖腹，长期禁食水，导致气液脱竭，正气虚极以致无力下床，加之该患者肿瘤病程较长，癌毒化热，邪热留恋不去，伤津耗气。虚羸呕逆、发热、汗出不止、心烦、口渴、少寐、舌红少苔、脉弱虚数，皆为气液两伤，余热未清之见症。故给予竹叶石膏汤清未尽之余热，生乏源之阴津，即戴氏所谓"补泻合用之法"。方中竹叶配石膏清透气分余热，除烦止渴为君；人参配麦冬养阴生津为臣；半夏降逆合胃止呕为佐；甘草和中养胃为使。诸药合用，共奏清热生津、益气和胃之功。本案中患者兼见心悸不宁、眠浅易惊之症，故合桂枝甘草龙骨牡蛎汤，温阳镇惊，其效速显。临床运用时为使用方便，常以山药易粳米，益气养阴，健脾和胃。本方为病后调理之方，为治余热之缓剂，其功能专于滋养胃肺之阴，并任复津液之责。本案辨证准确，方证对应，用法妥当，效如桴鼓。

四不足

【原文】四损由人事，四不足由天禀；四损在暂时，四不足在平素。然四不足亦有由四损而来者，不可以四损之外，便无不足。四不足者，气、血、阴、阳也。气不足者，少气不足以息，语言难出也，感邪虽重，反不成胀满、痞塞，凡遇此证，纵宜宣伐，必以养气为主。血不足者，面色萎黄，唇口刮白也，感邪虽重，面目反无阳色，纵宜攻利，必以养血为主。阳不足者，或四肢厥逆，或肌体恶寒，恒多泄泻，至夜益甚，或口、鼻冷气，受邪虽重，反无发热、苔刺、燥渴，凡遇此等证，纵欲攻利清热，必先之以温补，待其虚回，实证全见，然后以治实之法治之。阴不足者，自然五液枯干，肌肤甲错[1]，感邪虽重，应汗无汗，应厥不厥，遇此等证，纵宜攻利，必先之以养阴，待其气化津回，邪多不治自退。设有未退，酌用清利，攻利若早，其病益甚。

以上四不足，合前条四损，总不可正治其邪。必以养正为要，先服养正药，待其实证悉见，方可攻邪。若服攻邪药，虚证复见，仍当调补其虚，养正以和邪，去邪以安正，互相加减，迭为进退，直待邪尽去而正不伤，方为善治。

【注释】

[1]肌肤甲错：指皮肤枯燥如鳞甲交错之状。因瘀血内结，肠痈脓滞，或温邪久留，阴液耗伤，津血不能荣润皮肤所致。

【提要】本节论述四不足者感受疫病的临床表现和治疗方法。

【精解】

1. 四不足与四损的异同

四不足与四损虽同属气血阴阳之虚损，但四损往往因劳伤、房劳、大病后而来，为一时的虚损状态，通过补益可以达到正常水平。四不足则不然，其多因为禀赋不足，平素即表现为虚弱不足，虽用补益却很难恢复正常状态。二者虽不同，但四损严重损伤气血阴阳，也可以发展为四不足。

2. 气血阴阳不足者外感疫邪的表现

气不足者，气短不足以息，语言难出，感受邪气虽重，但却无胀满、痞塞。概气不足，则无力抗邪，邪正并无剧烈交争，邪气即占据上风，故无痞胀之症。

血不足者，血不能上荣颜面，故见面色无华、唇口俱白之症，邪气虽重，血不足无以上荣，则仍见黄白之面色，少有阳色，故当养血。

阳不足者，阳气无以外达温煦四肢，或见四肢厥逆、肌体恶寒；肾乃真阳之本，火不生土，土湿泛滥，则见泄泻，又夜晚阴气用事，阳气不足，故多夜晚加重；阳气不足，无以上荣诸窍，则见口鼻冷气。阳不足的患者属虚寒，瘟疫之邪属实热，两者相合，诸症不显。如正气无力与邪气抗争，则少见发热；机体素寒，热势多不显，故少有苔刺、燥渴之症。故此类患者，必先温补之。

阴不足者，素体津液不足，无以濡润，故见肌肤甲错。此类患者感邪虽重，但津液亏虚，化汗无源，常见发汗而无汗、热盛而无汗。阴虚必阳亢，故见应厥不厥。此类患者，当先养阴。

四不足与四损皆属虚损，两条可以互参。这类患者感受瘟疫之邪后，要重视其本身的虚弱状态，不可一味攻邪。多需先补其虚，待实证皆见，方可攻利。若攻邪后虚证复见，必又继补其虚。总之，当临证视其具体状态，随证治之。

三复

【原文】三复者，劳复[1]、食复[2]、自复[3]也。劳复者，大病后因劳碌而复也。不必大费气力，即梳洗、沐浴亦能致复。复则复热，诸证复起，惟脉不沉实为辨。轻者静养自愈；重者必大补，以调其营卫，和其脏腑，待其表里融和方愈。误用攻下、清凉，必致不救，安神养血汤主之。若因饮食过多而复者，舌苔必复黄，轻者损谷自愈，重则消导始愈。

若无故自复者，乃伏邪未尽也，当问从前所见何证，服何药而解，今仍用前药，以涤其余邪则愈。时疫复证有复至再三者，屡复之后，必兼四损、四不足证，宜参前条加减进退之法治之。

【注释】

[1] 劳复：指疾病初愈，正气尚虚，因过度劳累而致疾病复发者。"劳复"一词最早见于张仲景《伤寒论·辨阴阳易瘥后劳复病脉证并治》393条："大病瘥后，劳复者，枳实栀子豉汤主之。"

[2] 食复：指在疾病初愈时，患者机体未达平衡，脾胃虚弱，骤然进食、饮食不当引起了纳差、腹胀、烦热、舌苔黄等一系列不适症状。"食复"最早见于《素问·热论篇》："病热当何禁之？岐伯曰：病热少愈，食肉则复，多食则遗，此其禁也。"强调在外感热病后期，进食肉类易致疾病反复，暴饮暴食易致疾病迁延不愈，并认为"若此者，皆病已衰而热有所藏"。

[3] 自复：指疾病初愈后，无饮食、劳累、情志、外感等明显诱因而自行复发者。多由余邪未尽，正气尚虚，无力抑邪，致使邪气暗长，而导致旧病复发。

【提要】本节论述了疫病初愈，因劳累、饮食不当、伏邪未尽而导致病情反复的三种情况，以及具体治疗方法。

【精解】疫病初愈，正气尚虚、伏邪留恋，常因劳累过度、饮食不当或者无明显诱因而使诸症复发。

1. 劳复

劳复有劳力致复、劳神致复、房劳致复之别。《诸病源候论》云："谓病新瘥，津液未复，血气尚虚，因劳动早，更生于热，热气还入经络，复成病也。"此"谓病劳复"即劳力致复。《伤寒九十论》载："神之所舍，未复其初，而又劳伤其神，营卫失度。"此乃劳神致复。《伤寒论》云："伤寒阴阳易之为病，其人身体重，少气，少腹里急……烧裈散主之。"此"阴阳易"乃病愈之后，因触犯房事，男女之病发生相互染易，且房事不适，致病愈后机体尚未恢复的精气进一步受损，亦影响其他脏腑功能，从而引起旧疾复发。疫病初愈，人体处于气血两虚，阴精耗损的状态之下，身体逐渐恢复，稍有劳力则会耗伤阴精气血，复生内热，病情轻浅的可休息后使气血调和，热退自愈，严重者则需补益阴精气血。在此情况之下，切忌使用攻下、清凉之法，使本就羸弱之躯更加亏损不止。临床一定要谨慎，切勿犯虚虚实实之错。戴氏认为，对于劳复的患者可用安神养血汤治疗，心主血，藏神，疫病初愈，心血不足则神不安，故用当归、白芍、地黄滋阴养血，茯神、远志、酸枣仁安神定志，桔梗引诸药上达，陈皮、甘草和中。

2. 食复

食复是指疾病初愈后，因饮食不节导致旧病复发者。传统中医学对于疾病食复的防治具有丰富的经验。早在《黄帝内经》便记载："病热少愈，食肉则复，多食则遗。"东汉《伤寒论》中记载："病新瘥，人强与谷，脾胃气尚弱，不能消谷，故令微烦，损谷则愈。"隋代《诸病源候论》曰："夫病新瘥者，脾胃尚虚，谷气未复，若即食肥肉、鱼鲙、饼饵、枣、栗之属，则未能消化，停积于肠胃，使胀满结实，因更发热，复为病者，名曰食复也。"明代《景岳全书》亦强调："新愈之后，胃气初醒，尤不可纵食。"由此可见，古人对病后饮食进补研究颇深，皆提出了病后调摄饮食的重要性。《伤寒溯源集》云："凡病新瘥，自宜先用陈仓米少许，煎汤少饮，俟其无恙，渐次增浓，胃气渐旺，谷食渐增，至胃气复旧，然后少进肉味，樽节爱养，自无复证。"提示疾病初愈当增进营养以培正气，但切不可恣意进食，应该根据患者在疾病过程中脾胃损伤的程度，选择营养丰富且易消化之品，并掌握进食量。因此，戴氏指出对于疫病初愈而因饮食不当的患者，轻浅者克制饮食则可自愈，严重者则需要消食导滞。

3. 自复

自复是指疾病初愈后，不因饮食、劳累、情志以及感邪诱发，而是无明确诱因复发者。若伏邪清除不彻底，则病情易于反复。当出现这种情况，应询问患者以前是什么症状，服用什么药物治疗，可以遵循以前的治疗方式，并根据病情对治疗方案进行相应调整。但倘若反复如此，必对患者身体造成损伤，出现前面所言四损、四不足之症状，可参考前条辨证施治。

【医案举隅】

新冠感染食复案

患者，女，27岁。

［病史］2020年2月21日，患者无明显诱因出现咽部不适，无发热，无畏寒寒战，无阵发性干咳，无全身肌肉疼痛不适，无恶心、呕吐、咯血等不适，自服连花清瘟颗粒对症治疗，上述症状略缓解。2020年3月4日，由英国乘飞机返国。2020年3月6日，新型冠状病毒核酸检测阳性，胸部计算机断层扫描（CT）发现双肺多发微小结节，住院治疗。入院症见：咽部时有不适14天，无发热畏寒，无明显咳嗽咳痰，纳可，眠可，大便黏腻不爽，小便正常，舌淡红苔厚腻，脉沉细。查体：神清，精神可，双肺呼吸音清。辅助检查：血清新型冠状病毒特异性免疫球蛋白 M（IgM）抗体测定：阴性。血清新型冠状病毒特异性免疫球蛋白 G（IgG）抗体测定：阴性。全血细胞计数：C 反应蛋白 0.32mg/L，白细胞计数 5.6×10^9/L，淋巴细胞计数 2.95×10^9/L。胸部 CT（平扫）：两肺多发微小结节。新型冠状病毒核酸检测阳性。

［诊断］西医诊断：新型冠状病毒感染（轻型）。中医诊断：天行病，湿邪郁肺证。

［治法］以中药治疗为主，注重支持治疗，保证能量充足。中药治以除湿清热。

［方药］麻黄 10 克，山豆根 6 克，牛蒡子 6 克，射干 10 克，锦灯笼 10 克，甘草 10 克，芦根 15 克，藿香 15 克，苍术 10 克。

二诊（2020年3月8日）：患者服用中药后咽部不适症状缓解明显，舌苔由厚变薄，自汗较多，二便调。

［方药］上方加入柴胡 10 克、焦神曲 15 克。

嘱患者进食宜清淡，以稀粥调养为主，可适度补充橙汁等品。

三诊（2020年3月12日）：患者无咳嗽，无咽部不适，复查咽拭子新型冠状病毒核酸检测为可疑阳性，复查胸部 CT 与 2020年3月6日胸部 CT 比略有好转。

［方药］考虑治疗有效，继予前方治疗。

四诊（2020年3月15日）：患者时有腹胀，食欲较差，时有咽痒，无发热，无咳嗽咳痰，眠尚可，小便调，大便黏腻不爽，舌红嫩，苔黄厚，脉细。复查咽拭子新型冠状病毒核酸检测为阴性。追问患者，患者诉近日进食肉类较多。

［方药］调整方药为：麻黄 10 克，山豆根 6 克，牛蒡子 6 克，连翘 10 克，锦灯笼 10 克，甘草 10 克，芦根 15 克，藿香 15 克，炒苍术 10 克，生薏苡仁 20 克，山楂 10 克，木香 10 克，枳实 10 克，砂仁 6 克。

嘱患者清淡饮食，避免食用过多肉类，待食欲好转，可适当进食鸭肉等品。

2020 年 3 月 18 日，患者食欲好转，无腹胀，无发热，无咳嗽咳痰，无咽部不适，眠可，二便调，舌淡红苔薄白，脉细。复查咽拭子新型冠状病毒核酸检测为阴性。

2020 年 3 月 20 日，患者未诉特殊不适，复查新型冠状病毒核酸检测阴性，连续两次检测阴性，于 2020 年 3 月 21 日好转出院。

嘱其清淡饮食为主，避免过多肉食摄入，逐渐增加食物种类。

1 周后电话随访，患者无咽部不适，无发热，食欲可，二便调，家人一切正常。

刘子彰，张声生，李高见. 从"食复"理论探讨新型冠状病毒肺炎的病后调护［J］. 天津中医药，2021，38（02）：160-165.

按语：案中患者咽部不适、舌苔厚腻，考虑为湿邪郁肺，治以清热利咽、除湿解毒为主。方用麻黄解毒汤加减，方中麻黄宣畅肺气，牛蒡子润肺解毒化痰，射干、山豆根、锦灯笼解毒清热利咽喉，藿香芳香辟秽化浊，与苍术相配，除湿以利中焦气机，佐用芦根，养阴清热而不助湿邪，甘草益气养阴兼有清热利咽喉之功。服用 2 剂后，患者咽喉不适感减轻，舌苔由厚变薄，自汗较多，说明湿邪渐去。此时加用柴胡以疏肝理气，兼清余热；神曲助脾健运，避免食欲渐佳，饮食增多而阻滞中焦气机。后患者因骤然进食肉类过多，出现腹胀、纳差、咽痒等表现，"食肉则复"。戴氏云"轻者损谷自愈，重则消导始愈"，故采用消导之法，于前方中以山楂换神曲，增加健脾消肉食之功，加用木香、枳实行气导滞，除脾胃气滞，配伍砂仁、薏苡仁健脾除湿，以使湿邪去而腑气通。

辨似

【原文】凡病皆以虚、实、寒、热四字为大纲，时疫何独不然，但虚、实、寒、热之真者易辨，似者难辨。前所列时疫表、里诸证，皆实邪、热邪，而实热中亦有虚寒。四损、四不足皆虚邪、寒邪，而虚寒中亦有实热，余于逐条下已细辨之矣。然有实证似虚，虚证似实，热证似寒，寒证似热，尤不可不细辨，故复通论而详述之。

所谓实证似虚者，即以表证论之：头痛、发热，邪在表也，其脉当浮，证当无汗而反自汗，脉无力，用发表药而身反疼痛，则似虚矣。故人惑于多自汗，而误用桂枝汤者有之；惑于脉无力，而引仲景太阳篇：发热恶寒，脉微弱，为无阳，而误用建中汤者有之；惑于身疼痛，而引仲景若不瘥，身体疼痛，当温其里，误用四逆汤者有之。不知此等证在时疫中，皆在表，实证之似虚者也。其自汗者，疫热自里蒸出于表，非表虚也。其脉无力者，热主散漫，散漫则脉软，非比寒主收敛而脉紧也。身体反疼者，伏邪自里而渐出于表，非比阳虚不任发表也。此表证之实证似虚者也。又以半表半里论之：寒热往来，胸胁满，邪在半表半里也，其脉当弦，其口当渴，而有脉反沉，口不渴者，则似寒矣。故人惑于脉沉，而以胸胁满为太阴，口不渴为内寒，而误用理中者有之，不知此证在时疫中，皆半表半里，热证之似寒者也。其脉沉者，邪伏在募原而未出表，故脉不浮，非阳虚也。其不渴者，邪未传变，未入胃腑，故不能消水，非内寒也。此半表半里之似寒者也。又以里证论之：口燥咽干不得卧，邪在里也，其脉当滑，其身当热，其便当结（按：滑当作洪。经云：滑者阴气有余也。主痰饮、宿食、吐逆诸证。洪为气血燔灼之候，主烦、主咽干，表里俱热，二便涩，伤寒阳明经病），而脉反沉微涩弱，身反四逆厥冷，大便自利，则全似虚冷矣。人惑于脉之沉微弱涩而用参、芪者有之；惑于厥逆，而用桂、附者有之；惑于自利，而用参、术、干姜者有之。不知此等证，在时疫皆里热之似寒也，里实之似虚也。其脉沉微弱涩者，乃邪热结于肠胃，气不达于营卫也。其身反厥冷者，邪热结于里，结于下，气不达于外，通于上也。其自利者，乃热结旁流也。此里证之实证似虚，热证似寒者也。总之时疫为热因，与风寒之寒因大异，故脉证虽有似虚、似寒之时，而一辨其为时疫，则属邪自外至，邪气盛则实，大都反见虚寒假象，明眼人不当为所惑也。

所谓虚证似实者，即以表证论之：头痛发热身疼痛，自汗脉浮大，邪在表也，而屡用表散清凉药，不惟不减，其证转甚者，非药力之不到，乃正气不能传药力达表，阴液不能随阳气作汗也，此邪在表时，虚证之似实者也。气虚者，加参、芪于表药即汗；阴虚者，加润剂于表药即汗。若不知其气血之两亏，而宣表不已，势必暴厥[1]而成脱证矣。更以半表半里论之：胸胁痛，耳聋，呕吐，如疟状，脉弦，邪在半表半里也，而屡用和解消导药，不惟不减，其证更加者，非药力之不到，乃中焦胆胃伤而气不运，肝木伤而火燥逆也。此疫邪在半表半里时，虚证之似实者也。必合四君、六君于和解药中，合四物于清解药中始能战汗而解。若更消导清解不已，必至胃气绝而死。更以里证论之，舌苔黄黑、裂燥、芒刺，胸、腹、胁、脐硬痛，大小便闭，六脉数大，邪在里也。而屡用攻利药，或总不得利，或利后更甚，非药力之不峻，乃正气不能传送肠胃，血液不能滋润肠胃也。气虚者，助气以资传送；血枯者，养阴以藉濡滑，气行津化，方得通利，此疫邪传里时，虚证之似实者也。若不知其亏竭而恣意攻利，必昏沉萎顿而死。总之药不中病，则伤正气。伤其下，则正气浮越而上逆；伤其中，则正气解散而外张。脉证虽有似实、似热之时，而一询其来路，若治之太过，则属气从内夺，正气夺则虚，明眼人不当为所惑也。

夫一证而虚实互异，用药稍讹而生死攸分，将以何者为辨证之把柄乎？曰：以开卷所列气、色、神、脉、舌苔，辨其是疫与非疫；以曾经误治与未经误治，辨其时疫之为实、为虚，则得其大纲。更细玩前所列各证，条分缕析之详，则得其细目，则似是而非之证，断不能惑矣。余于前各条下，每证已细辨其虚实，而此复重言以通论之者，正以前散见于诸条，恐读者略过，故复总论以提撕其为吃紧处也。至若寒证似热，则伤寒诸证有之，时疫绝无，故不论及云。

【注释】

[1] 暴厥：出自《素问·大奇论》，因气逆于上，而致猝然昏厥。

【提要】 本节论述了疫病虚实寒热辨证，提示要注意辨别实证似虚、虚证似实的情况。

【精解】 八纲辨证中包含虚、实、寒、热，要求医者在辨证之时以虚实寒热为纲领，先辨其虚实寒热性质，再对证论治。虚实即《素问·通评虚实论》云："邪气盛则实，精气夺则虚。"寒热也分虚实，是实寒还是虚寒？是实热还是虚热？这就要求医生在临证之时，"谨守病机，各司其属，有者求之，无者求之，胜者责之，虚者责之"。戴师也详细指出了在疫病辨证之时要辨清的两种情况：实证似虚和虚证似实。

1. 实证似虚

因时疫之病是邪自外至，而多为热因，所以多见实证、热证，又因热邪和伏邪的特殊性，会出现真实假虚和真热假寒的症状而误导医者，可结合戴氏所述病邪的进程进行辨析。如病邪在表的，常出现三种误治的情况，因自汗出而用桂枝汤的、因脉无力而用建中汤、因身疼痛而用四逆汤的，都是因为不分伤寒与时疫的区别。寒邪与疫毒性质的不同，故易出现虚虚实实之误。

时疫热邪自里发散，熏蒸皮肤腠理，使津液汗出于外，似自汗出，易辨为桂枝汤证，即《伤寒论》所云："病常自汗出者，此为荣气和。荣气和者，外不谐，以卫气不共荣气谐和故尔。以荣行脉中，卫行脉外。复发其汗，荣卫和则愈。宜桂枝汤。"

用解表药后身体疼痛的则易辨为四逆汤证，《伤寒论》第 92 条云："病发热头痛，脉反沉，若不瘥，身体疼痛，当救其里，四逆汤方。"也就是说刚开始辨证之时发现患者是发热头痛，看似为太阳病的症状，但脉不浮，反而沉，说明不是太阳病，则不宜按照太阳病治疗。"不瘥"既用发表药物后没痊愈，这时候"身体疼痛"，是阴阳两伤，筋脉失养所致，所以不能再用汗法，而应该用温法，温其里阳，"救其里"，用四逆汤。但是温疫伏邪是自里而发的，渐发于表，所以不是阳虚不能发表，而是伏邪作祟而引发身体疼痛。

此外，又有因脉象而误治的，太阳病其脉当浮，若脉无力，则易辨为中阳不足的建中汤证。因疫毒邪气属热，热主散漫，则脉象表现为软弱散漫，并非中阳不足之症状。

戴师指出病邪在半表半里也有误治，例如邪在半表半里，脉当弦反沉、口当渴而不渴，误用理中汤治疗。因邪在半表半里且胸胁胀满，故以为是《伤寒论》太阴为病，应用理中之法。但在时疫病中，伏邪亦发自半表半里。"邪伏膜原"的膜原出自《素问·举痛论》："寒气客于肠胃之间，膜原之下。"后世温病学家认为膜原为阳明之半表半里，如清代医家薛生白根据湿热阻遏膜原的病理特征，提出"膜原为阳明之半表半里"之说。他在《湿热病篇》自注中讲："膜原者，外通肌肉，内近胃腑，即三焦之门户，实一身之半表半里也。"湿热伏于膜原证，既非阳明里证，又与伤寒之邪传里化热，足少阳之半表半里证有所区别。根据湿遏热伏的病理特征和湿热移浊之邪阻膜原的症状，多近于中焦阳明部位。寒热如疟的症状与伤寒少阳证之寒热往来症状相似，但不疟之寒热发有定期，所以认为邪伏膜原的症状与其更为相似。邪伏于膜原为进一步传变，未及脾胃，所以热邪无法消散水液，故不渴。按照《伤寒论》的说法，病邪入里的里证应该出现口燥咽干不得卧、脉滑、身热、便结的症状，而临证之时往往出现脉沉微涩弱、四逆厥冷、大便自利的情况，故医者易误判为脉微欲绝而用参、芪之类，四逆厥冷为阳气欲脱而用桂、附一类，大便自利为脾肾阳虚而用参、术、干姜之类。但其实疫病之里证，是邪热郁结于内，气不达营卫而出现的脉微弱、四肢厥逆以及热结旁流的自利，均是里热似寒，里实似虚之征象。

2. 虚证似实

在表，出现头痛、发热、身疼痛、自汗、脉浮大等实热证表现，若医者用解表清凉类药物，则会导致病情加重。疫病之邪由外而感，"邪之所凑，其气必虚"，正气亏虚，热邪耗散阴精，又用清凉解表之药，恐加重正气阴精的耗伤，出现暴厥等脱证。当此之时，应辨证论治，气虚加参、芪之类补气之药，阴虚加养阴濡润之药。在半表半里，出现胸胁痛、耳聋、呕吐、如疟状、脉弦等症状，用和解少阳、消食导滞法无效，应该考虑是中焦脾胃之气不足，肝木化火燥逆所致，应该用四君、六君、四物汤于和解、清解药之中，使脾胃阳气振奋，化源有道，拖邪外出。反之，一味消导清解必至胃气消亡，人无胃气则死。在里证之时，出现舌苔黄黑、裂燥、芒刺，胸、腹、胁、脐硬痛，大小便闭，六脉数大等热结于内的症状，此时用攻下法会出现不得利或利后更甚的表现。这是由于气血亏虚，不能帮助药力攻伐病邪，应助气养血以除病邪。

无论实证似虚还是虚证似实，都应结合患者的气、色、神、脉、舌苔，以此来判断虚实寒热，是伤寒还是瘟疫之病，切勿经验主义，犯虚虚实实之误。

遗证[1]属病后不表里证

发肿

【原文】时疫大势已平，寒热已解，而面目肢体浮肿，有食滞中宫、水停心下、气复未归三种，当分别以施治。

食滞中宫者，乃病后脾胃大虚，不能消谷。病者胃中枯燥，偏欲多食，食停心下脐上，则水不得上输于肺，肺亦不能通调水道，下输膀胱，故溢于肢体而为浮肿。其证以心下、脐上有硬处，按之则痛为异，小便或利或不利，当用平胃散加枳实、山楂、麦芽、莱菔子、青皮、神曲为主，硬处消则肿自愈，或加苓、泽兼利水亦可。

水停心下者，乃脾虚不能消水也，与食滞异者，心腹无硬痛，小便不利也。用苓、泽、车前、木通之类，利其小便而愈。

气复未归者，吴又可所谓病后气复血未复，气无所归，故作肿也，不可治肿，调其饮食，节其劳役，静养自愈。其异于停水、食滞者，水停身重，小便不利；气肿身轻，小便自利；食滞腹中有结；气肿腹中自和也。

【注释】

[1] 遗证：疫病后遗留的病证。遗，余、留之意也，如《素问·热论》中载："热病已愈，时有所遗者……病热少愈，食肉则复，多食则遗。"其中，"遗"即为此意。

【提要】本节介绍了疫病遗证之发肿的三种情况及辨证特点。

【精解】疫病恢复期肢体肿胀的辨治包含以下三种情况。

食滞中宫：大病后脾胃虚弱，无法正常运化水谷精微，水谷停留在中焦，出现心下痞硬，五脏六腑失于濡养，肺的功能出现障碍，故通调水道失常，发为水肿。可用平胃散加枳实、山楂、麦芽、莱菔子、青皮、神曲之类，共奏燥湿健脾、行气和胃、消食导滞之效。可加茯苓、泽泻等利水药，消除水肿。

水停心下：因脾虚不能化气行水所致，可加猪苓、泽泻、车前子、木通等利水渗湿，利尿通淋。

气复未归：指吴又可所说的气复血未复。血为气之母，血能载气，疫病后气血尚未平复，故气无所归，发而为肿。在治疗上，戴师指出不可单治气肿，应该调理脾胃饮食，减少劳作以免耗伤精气血，使其气血平复，气归于血，阴阳平和。

食滞中宫、水停心下、气复未归三者的鉴别要点：气肿身轻，小便自利，停水、食滞者，水停身重，小便不利；食滞腹中有结，气肿腹中自和。究其根本，实为有形邪气和无形邪气的区别。

发颐

【原文】时疫愈后有发颐者，乃余热留于营血也，速以解毒、清热、活血、疏散为主，误则成脓不出，而牙关不开，咽喉不利，多不能食而死，毒内陷而复舌燥、神昏亦死，出脓后气虚血脱亦死，故宜早治也。古方以普济消毒饮为主：发在耳后，以柴胡、川芎为君；在项下，以葛根为君；在项后或颠顶，加羌、防。此证不可轻补于未溃之先，补早必成脓，尤不可纯用寒凉于将发之际，恐闭遏而毒不得发，故必兼疏散为要。外治，以葱水时时浴之。

【提要】本节介绍了疫病遗证发颐的辨证要点及治疗方法。

【精解】时疫愈后症见发颐者，为余热留于营血所致，当用清热解毒、活血疏散的方药，急治之。误治则脓不能出，张口受限加重，甚则牙关不开，咽喉不利，不能食而死。若病势严重，毒邪内陷，则可见舌燥神昏，治之多难。

或脓出气虚血脱，多有死者。故发颐一病，必早治之。古人多以普济消毒饮为主方治疗。此病补不宜早，于未溃之先不可补之，补早必成脓。将发之际又不可过于寒凉，否则会使得寒遏冰伏，毒邪内闭。此病外治，可用葱水时时洗之，以助邪毒外发。

发疮

【原文】时疫愈后，发疮者极多，余热淫于肌肉也，多服清凉养气血药自愈。

发痿

【原文】时疫愈后，四肢不能动移者，热伤筋脉也，吴氏诸养荣汤[1]酌用，轻者粥食调理自愈。

索泽

【原文】时疫愈后，身体枯瘦，皮肤甲错者。热伤其阴也，养阴为主，吴氏诸养荣汤酌用，亦有粥食调理自回者。

【注释】

[1] 吴氏诸养荣汤：指吴又可所创养荣汤方剂，包含吴氏承气养荣汤、吴氏蒌贝养荣汤、吴氏柴胡养荣汤、吴氏清燥养荣汤、吴氏人参养荣汤、吴氏参附养荣汤等。

【提要】本节介绍了疫病遗证中发疮、发痿、泽索的治疗。

【精解】时疫后，可见余热，或津液受损，或阴血不足而导致的皮肤、肌肉、筋脉受累，或失于濡养等见证。热邪淫于肌肉则为发疮，热伤筋脉则为发痿，热伤阴精，身体羸瘦则为泽索。发疮宜清凉养气血；发痿和泽索可用吴氏诸养荣汤，以养阴清热为宜。

发蒸

【原文】时疫愈后，有发骨蒸如劳瘵[1]者，乃余热留于阴分也，不可以其羸瘦而遽用虚损门治法。必察其六腑，有结邪，则仍攻其邪为主，次察其经络；有壅瘀，则仍通其壅瘀为主，次察其气道；有痰涎，则仍利其痰涎为主。数者俱无，然后以清热为主，或无邪而阴伤，方可纯用养阴之药，或分其余邪之轻重，亏损之多少，而兼用养阴清热药，进退加减以和之更妙。

【注释】

[1] 劳瘵：指由于瘵虫侵袭肺叶而引起的一种具有传染性的慢性虚弱疾患，又称肺痨、尸注、转注、劳注、劳疰、虫疰、急痨、劳瘵骨蒸等，以咳嗽、咯血、潮热、盗汗、胸痛、身体逐渐消瘦为主要临床特征。

【提要】本节介绍了疫病遗证发蒸的辨证要点及治疗方法。

【精解】戴师认为，时疫后骨蒸痨热的患者，是由于余热病邪留在阴分，治疗上不能因为其是虚劳疾病而妄用补益之法，而是要分清主次。应先查六腑是否存在热结余邪，有则以攻邪消导为宜；其次查经络是否有瘀阻，因热邪煎灼血液，使其形成瘀血阻滞脉络，以活血化瘀为宜；再者查气道是否有痰涎，以化痰排痰为宜。三者俱无，余热甚者，仍然以清热为主。无邪而阴伤者，用养阴之法；余热不甚已见阴伤者，则清热养阴并用。

妇人

【原文】妇人时疫悉与男子同，惟当经期则治法略异，以其关乎血室也。凡遇感疫值经期者，治法必兼少阳，以少阳与厥阴为表里，厥阴为血室，血室一动，邪必乘虚而犯之，须分适来因受病而止、适来受病而自行、适断而受病三种，则虚实自见。

凡经水适来而受疫气遽止者，必有瘀血，要再察其胁、腰、少腹，有牵引作痛拒按者，必以清热、消瘀为主，小柴胡加赤芍、延胡、桃仁、归尾、丹皮。

凡经水适来而受疫气，疫病虽发而经水照常自行者，不必治其经血，但治其疫邪而病自愈。盖病本未犯血室，故经血自行如常也。仲景所谓：勿犯胃气及上二焦，必自愈者。正指此，非谓总不用药也。

凡经水适断而受邪者，经行已尽则血海空虚，邪必乘虚而陷入血海，若见腰、胁及少腹满痛者，大柴胡汤加桃仁、赤芍，逐其血室之邪始愈。

凡妇人受疫，但见昼日明了，至夜谵语，即当询其经期，以防热入血室之渐。

【提要】本节主要论述了妇人感受时疫邪气需注意的三种情况。

【精解】戴师认为，妇女感受时疫邪气与男子无大异，临证主要需考虑妇女月经问题。因女子以肝为先天，肝主血，主疏泄，女子月经与其息息相关，而肝胆互为表里，故应考虑少阳之证，先安未受邪之地。同时，戴师也指出女子感受时疫的三种情况：①经行感受疫毒邪气而经断者。②经行感受时疫之邪而行经正常者。③经止又感受疫毒者。对于第一种情况，用小柴胡汤加赤芍、延胡索、桃仁、当归尾、牡丹皮，以和解少阳，活血化瘀。其辨证要点在胁肋、腰、少腹的疼痛拒按。第二种情况经水未受疫毒影响，故单治疫毒病邪即可。第三种情况疫毒邪气进入血室，以胁肋、少腹满痛为特点，因月经已止，故重在清解疫毒之邪，病位在血分，用大柴胡汤加桃仁、赤芍。

妊娠

【原文】妊娠感时疫，须治之于早，则热不深入而伤胎。当汗、当清之证，当速治不待言，当下之证尤不可迟。若因妊娠忌下伤胎之说，因循略迟，则胎受热蒸而反易坠。一见里证，速下其热，其胎反安然无事。盖有病则病受之，《内经》所谓"有故无殒者"，于此见之，此历验不诬[1]者。妊娠受疫，当下失下，至于舌黑腰痛，少腹下坠至急，则其胎多死腹中，自欲坠矣。此时下亦坠，不下亦坠，然下之胎坠，母犹可救十中二三，不下则母无生理，胎亦不能独存。同一坠胎，而此善于彼，当明言于病家，而后施治下药，虽三承气皆可用，惟芒硝当慎，以其专主伤胎，非大实、大热、大燥，不可试也。

【注释】

[1]诬：欺骗。

【提要】本节论述了妊娠感受时疫的治法与注意事项。

【精解】妊娠妇女感受时疫为危证，戴师开篇指出治疗需早，否则时疫之邪可能会深入胞胎。治疗方面，早期宜用清法和下法，此时不可拘泥于妊娠妇人不可用下法之说，当下则下，热去则母子平安，否则邪入胞胎，胎死腹中。若发展于此，只能用下法堕胎且清除时疫邪气，否则母命亦受威胁。在治疗时，三承气汤都可使用，但因注意芒硝的用法，恐伤及胎儿。

小儿

【原文】小儿受时疫悉与大人同，而时见惊搐类于惊风，误治多死，用大人治疫清解诸法，减小剂料以治之则愈。小儿不能言，遇当下证，既不知其谵妄，复难验其舌苔，则当验其唇，唇赤而燥即是下证，此幼科之要诀也。

【**提要**】本节论述了小儿感受时疫的治疗方法及注意事项。

【**精解**】戴师认为，小儿感受疫毒与大人并无太大差异，但因小儿稚阴稚阳之体，脏腑尚未发育成熟，感受疫毒，时见惊搐，此时不应按照惊风之证治疗，否则属于误治，预后不良，如《温疫论》中所载："多误认为慢惊风，遂投抱龙丸、安神丸，竭尽惊风之剂，转治转剧，因见不啼不语，又将神门眉心乱灸，艾火虽微，内攻甚急，两阳相拂，如火加油，红炉添炭，死者不可胜记，深为痛悯。"此时应同大人疫病之治法，减量使用即可痊愈。此外，古称儿科为"哑科"，小儿不能言其苦楚，又难观其舌苔，故小儿诊病之时应注意其唇，若唇红而燥，可用下法治疗。

大青龙汤

麻黄　桂枝　杏仁　石膏　甘草炙

加姜、枣煎。

【主治】时疫表证发热，恶寒重者，或隆冬寒甚，汗难出者。

【精解】本方出自汉代张仲景《伤寒论》，辛寒发汗，由麻黄汤重用麻黄，再加石膏、生姜、大枣组成。

六神通解散（槌法，有川芎、羌活、细辛）

麻黄一钱　甘草一钱　黄芩二钱　苍术二钱　石膏一钱半　滑石一钱半
豆豉十粒

加葱、姜煎。

【主治】时疫初起憎寒发热而烦躁，邪在半表半里者；或疫证兼寒，疫重寒轻者。

【精解】本方出自明代陶华《伤寒六书》，主发表通里。《伤寒六书》载："治时行，三月后谓之晚发，头痛，身热恶寒，脉洪数，先用冲和汤，不愈，后服此。"

九味羌活汤

羌活一钱半　防风一钱半　细辛五分　苍术二钱半　白芷一钱　川芎一钱　黄
芩一钱　生地一钱　甘草一钱

加生姜、葱白煎。

【主治】时疫表证发热，疫重寒轻，烦躁证多者；或时疫头肿，表重于里者。

【精解】本方出自元代王好古《此事难知》，主辛寒发汗，祛湿，兼清里热。方中羌活治太阳风寒湿邪在表，为君药，苍术祛太阴寒湿，细辛善治少阴头痛，白芷擅解阳明头痛，川芎长于止少阳厥阴头痛，为本方"分经论治"的基本结构。

葳蕤汤（一方有干葛，无菊花）

葳蕤二钱半　麻黄五分　白薇五分　青木香五分　羌活五分　杏仁五分　川芎五分　甘草五分　石膏一钱半　菊花一钱半

白水煎。

【主治】时疫表证发热，恶寒重者；或隆冬寒甚，汗难出者。

【精解】本方出自宋代朱肱《伤寒类证活人书》，主滋阴清热，宣肺解表。方中葳蕤滋阴生津为君；白薇、石膏清热凉血为臣；麻黄、杏仁宣降肺气，透邪平喘，独活、川芎、青木香舒经活络，理气行血，均为佐；甘草清热解毒，调和诸药为使。故可用于外感而兼津液不足者。

大羌活汤

羌活　防风　细辛　苍术　白术　川芎　黄芩　生地　甘草　防己　知母　独活　黄连

白水煎。

【主治】时疫初起在表，周身骨节酸痛者。

【精解】本方出自元代王好古《此事难知》，主辛寒发汗。大羌活汤较九味羌活汤少白芷，多黄连、知母、防己、独活、白术，故其清热祛湿之功较强，宜于外感风寒湿邪而兼见里热较甚者。

人参败毒散

人参　茯苓　甘草　枳壳　桔梗　柴胡　前胡　羌活　独活　川芎　薄荷

加生姜煎。

【主治】时疫表证发热者；或时疫夹脾虚者；或时疫头肿，表重于里者；或四损复受疫邪者。

【精解】本方出自宋代钱乙《小儿药证直诀》，主益气解表，散风祛湿。方中羌活、独活辛温发散，通治一身上下之风寒湿邪，通络止痛，并为君药；佐人参益气生津，扶正助汗，使散中有补，内外并调。

吴氏达原饮

槟榔二钱　厚朴一钱　草果仁五分　知母一钱　黄芩一钱　芍药一钱　甘草五分

白水煎。

【主治】时疫初起，在半表半里者；或时疫募原之邪未经传变者；或时疫似疟者。

【精解】本方出自明代吴又可《温疫论》，主疏利透达膜原湿浊。吴氏原书用此方治温疫初起："初得之二三日，其脉不浮不沉而数，昼夜发热，日晡益甚，头疼身痛。"并论此方："槟榔能消能磨，除伏邪，为疏利之药，又除岭南瘴气；厚朴破戾气所结；草果辛烈气雄，除伏邪盘踞，三味协力，直达其巢穴，使邪气溃败，速离膜原，是以为达原也。热伤津液，加知母以滋阴；热伤营气，加白芍以和血；黄芩清燥热之余；甘草为和中之用。以后四品，不过调和之剂，如渴与饮，非拔病之药也。"

小柴胡汤

柴胡　黄芩　人参　半夏　甘草

加生姜、大枣煎。

【主治】时疫半表半里发热者；或时疫邪分布于少阳之经者；或时疫转疟者。

【精解】本方出自汉代张仲景《伤寒论》，主和解少阳。方中柴胡苦平，入肝胆经，透泄少阳之邪，并能疏泄气机之郁滞，使少阳半表之邪得以疏散，为君药。黄芩苦寒，清泄少阳半里之热，为臣药。柴胡之升散，得黄芩之降泄，两者配伍是和解少阳的基本结构。

炙甘草汤

人参　甘草炙　桂枝　阿胶蛤粉炒　麦冬　生地　大麻仁

加生姜、大枣、水酒各半煎。

【主治】时疫转疟者；或屡经汗下后，元气不足者。

【精解】本方出自汉代张仲景《伤寒论》，主滋阴养血，益气温阳，复脉定悸。此方气血阴阳并补，重用生地黄为君药，滋阴养血，臣以炙甘草益气养心，又加酒煎服，清酒辛热，可温通血脉，以行药势。

柴胡四物汤

柴胡　半夏　人参　黄芩　甘草　当归　川芎　白芍　生地

加姜、枣煎。

【主治】时疫转疟者。

【精解】本方出自金代刘完素《素问病机气宜保命集》，主和解少阳，补气养血。本方由小柴胡汤与四物汤合方而成。方中用四物汤养血和血，调补冲任；小柴胡汤和阴阳，除寒热。两方合用，共奏和解少阳、补气养血之功。

参胡三白汤

人参一钱半　白术一钱半　柴胡二钱　白芍一钱半　白茯苓一钱半

白水煎。若脉微弱，口渴心烦，加麦冬、五味子。若烦，口苦，心下痞，加黄连、枳实。若不眠，加竹茹。

【主治】时疫转疟者；或屡经汗下后，元气不足者。

【精解】本方出自明代陶华《伤寒全生集》，主养阴益气，助正却邪。《古今名医方论》载："此热是少阳之虚，不得仍作火治，故于柴胡方中去黄芩；口燥而不呕，故去半夏；少气而仅去甘草者，欲其下达少阴也。于真武汤中不取附子，欲其上通少阳也；所借惟人参，故用为君；佐白术，以培太阴之母；白芍滋厥阴之血，茯苓清少阴之水，生姜助柴胡散表邪，大枣助人参补元气。信为大病后调理之圣剂，至当而可法者也。"

清脾饮

青皮　柴胡　厚朴　黄芩　半夏　甘草　茯苓　白术　草果

加生姜煎。

【主治】本方为治疟之主方。

【精解】本方出自宋代严用和《济生方》，主疏肝行气健脾，燥湿化痰截疟。《济生方》载："治瘅疟，脉来弦数，但热不寒，或热多寒少，膈满能食，口苦舌干，心烦渴水，小便黄赤，大腑不利。"《汤头歌诀》载："此方乃加减小柴胡汤从温脾诸方而一变也。青、柴平肝破滞，朴、夏平胃祛痰，芩、苓清热利湿，术、草补脾调中，草果散太阴积寒，除痰截疟。"

大承气汤

大黄四钱，酒洗　芒硝二钱　厚朴二钱　枳实一钱

白水煎。

【主治】疫邪入胃至深，伤及下焦者；或燥实在血，大实大热之证；或痞满燥实，三焦俱结者。

【精解】本方出自汉代张仲景《伤寒论》，主峻下热结。本方大黄、厚朴均为君药，泻下与行气并重，《伤寒来苏集》载："厚朴倍大黄，是气药为君，名大承气。"

小承气汤

大黄四钱　厚朴一钱　枳实一钱

白水煎。

【主治】时疫头痛，阳明里证；或结邪在脐上者。

【精解】本方出自汉代张仲景《伤寒论》，主轻下热结。本方只用大黄，未用芒硝，则攻下之力不强，佐以厚朴、枳实，要在宣通气机，气行则邪滞得泄，胀满、潮热、谵语自除。

调胃承气汤

大黄三钱，酒浸　芒硝二钱　甘草一钱

白水煎。

【主治】时疫头肿，里重于表者；或疫邪入胃，深及中下二焦者；或结邪在脐及脐下者。

【精解】本方出自汉代张仲景《伤寒论》，主缓下热结。本方以甘草甘缓养胃，缓硝、黄之性而留中泄热，所以方名调胃。

人参白虎汤

石膏　知母　甘草　人参

加粳米煎。

【主治】时疫夹肾虚，入里当清者；或四损复受疫邪者。

【精解】本方出自汉代张仲景《伤寒论》，主清热、益气、生津，为白虎汤加人参益气生津。

黄龙汤

大黄三钱　芒硝二钱　厚朴一钱半　枳实一钱　甘草一钱　人参一钱半　当归二钱

加生姜五片，大枣一枚煎。

【主治】时疫夹脾虚或肾虚，入里当下者；或气虚而屡下不通者；或四损复受疫邪者。

【精解】本方出自明代陶华《伤寒六书》，主攻下热结，益气养血。本方系大承气汤加人参、当归、甘草、桔梗、生姜、大枣而成。人参、当归益气养血，扶正祛邪；桔梗开宣肺气而通肠腑，与承气性降相伍，使气机升降复常，寓"欲降先升"之妙。

六味地黄汤

熟地　山药　山萸肉　茯苓　丹皮　泽泻

新汲井水煎。

【主治】时疫发热兼阴虚者；或时疫谵语，虚在下焦者；或屡经汗、下、清凉，表里俱无阻滞而烦躁，阴液伤者。

【精解】本方出自宋代钱乙《小儿药证直诀》，主填精滋阴补肾。本方为钱乙据《金匮要略》所载崔氏八味丸（肾气丸）减去桂枝、附子而成。本方"三补"与"三泻"相伍，以补为主，肾肝脾三脏兼顾，以滋肾精为主。程曦注："用井水煎，以其守而不走，俾得血海安怡，再无滔滔之涌耳。"

生脉散

人参　麦冬　五味子

白水煎。

【主治】时疫发热兼气虚者；或时疫夹肾虚者；或时疫谵语，虚在上焦者；或屡经汗、下、清凉，表里俱无阻滞而烦躁，阴液伤者；或大虚危症。

【精解】本方出自金代张元素《医学启源》，主益气生津，敛阴止汗。方中人参甘温，益元气，补肺气，生津液，故为君药；麦冬甘寒养阴清热，润肺生津，故为臣药，与人参合用，则益气养阴之功益彰：五味子酸温，敛肺止汗，生津止渴，为佐药。三药合用，一补一润一敛，益气养阴，生津止渴，敛阴止汗。

四物汤

川芎　当归　白芍　熟地

新汲井水煎。

【主治】时疫夹肾虚者。

【精解】本方出自唐代蔺道人《仙授理伤续断秘方》，主补血调血。是方以熟地黄厚润滋腻之性为生营血之"基"，伍当归和血入心，则"变化而赤是血"，又取白芍酸敛入肝，使所生之血藏于肝，更借川芎辛行之长，使营血畅于周身。程曦注："用井水煎，以其守而不走，俾得血海安怡，再无滔滔之涌耳。"

越婢汤

麻黄　石膏　甘草

加生姜、大枣煎。

【主治】时疫发热恶寒甚者。

【精解】本方出自汉代张仲景《金匮要略》，主发汗行水。《医方集解》载："此足太阳药也，风水在肌肤之间，用麻黄之辛热以泻肺；石膏之甘寒以清胃；甘草佐之，使风水从毛孔中出；又以姜枣为使，调和荣卫，不使其太发散耗津液也。"

阳旦汤

桂枝　芍药　甘草　黄芩

加生姜、大枣煎。

【主治】时疫发热恶寒甚者。

【精解】本方出自《外台秘要》卷二引《古今录验》，主辛温清热解表。本方为桂枝汤加黄芩，以清热燥湿、泻火解毒。

黄芩汤

黄芩　芍药　甘草

加大枣煎。

【主治】时疫发热传变入里不恶寒者；或时疫便血鲜红者。

【精解】本方出自汉代张仲景《伤寒论》，主清热止痢，和中止痛。方中黄芩苦寒，清热止利；芍药味酸，敛阴和营止痛；甘草、大枣和中缓急。诸药合用，共奏清热止利、和中止痛之功。

栀子豉汤

栀子　香豉

先煮栀子，后入香豉，白水煎。

【主治】用于时疫里证见发热、谵语者。

【精解】本方出自汉代张仲景《伤寒论》，功能清宣郁热，除烦止躁，主治汗、吐、下后，余热未尽，热扰胸膈之证。方中栀子苦寒，长于清泄郁热，解郁除烦，又可导火下行，降而不升，《本草备要·卷二》云其"泻心肺之邪热，使之屈曲下行，从小便出之而三焦之郁火以解"。豆豉辛甘，气味轻薄，善于解表宣热，又能和胃气。豆豉后下，是取其轻清香透，宣散郁热。

黄连解毒汤

黄连　黄柏　黄芩　栀子等分

白水煎。

【主治】用于时疫里证见发热、烦躁者。

【精解】本方出自晋代葛洪《肘后备急方》，名见唐代王焘《外台秘要》。功能泻火解毒，苦寒直折亢热，主治三焦实热火毒证。方中君以黄连泻心火，因心主神明，泻火必先泻心，心火宁则诸经之火自降，并且兼泻中焦之火。臣以黄芩清上焦之火。佐以黄柏清下焦之火；栀子通泻三焦，导热下行，使火热从下而去。四药合用，共成泻火解毒之功。

小陷胸汤

黄连　半夏　栝楼实

先煎栝楼实，后内二味，白水煎。

【主治】用于时疫里证见发热、口渴、胸满痛、心下痛、盗汗等症。

【精解】本方出自汉代张仲景《伤寒论》，功能清热化痰，宽胸散结，主治痰热互结证。方中以瓜蒌实为君，清热化痰，理气宽胸，通胸膈之痹；黄连、半夏合用，一苦一辛，苦降辛开。三药相合，使痰去热除，结开痛止，为治胸脘痞痛之良剂。临证不仅用治伤寒之小结胸病，而且内科杂症属痰热互结者，亦甚有效。

导赤泻心汤

黄连酒洗　黄芩酒洗　山栀姜汁炒黑　滑石飞　知母盐酒拌　犀角锉　甘草生　人参　麦冬去心　茯苓各一钱

加灯心、生姜、大枣煎。

【主治】时疫里证发热。

【精解】本方出自清代张璐《张氏医通》，功能清心泻肺，养阴利水，主治心火逆肺，心肺热盛，咳嗽出血之证。方中黄连、黄芩、栀子苦寒，清心肺之火，共为君药；犀角清热凉血，定惊解毒，知母清热泻火，生津润燥，麦冬养阴生津，润肺清心，助君药清心肺之火，共为臣药；滑石、灯芯草利尿清热，使热从膀胱出，人参、茯神补心神不足，甘草能清热解毒，调和诸药，共为佐使药。全方清心与养阴、利水并行，并利水道而导热下行，使邪热从小便而解，共收清心泻肺、养阴利水之功。

猪苓汤

猪苓　茯苓　泽泻　阿胶　滑石各一两

白水煎。

【主治】时疫里证见发热、烦躁、小便不利、少腹略有满痛者；时疫渴而小便不利、少腹不可按者；时疫自利而小便不利、腹满而无硬块、时作肠鸣者；谵语、脉浮数、少腹满、小便不利者；或用于时疫初起在表，头痛、发热、小便不利者。

【精解】本方出自汉代张仲景《伤寒论》，功能利水清热养阴，主治水热互结证。方中猪苓为君，臣以泽泻、茯苓之甘淡，以助猪苓利水渗湿之功，滑石甘淡寒，能清膀胱热结，通利水道，然以上诸药仅有祛邪之力，无复阴之功，且渗利之品易耗其阴，故又以阿胶滋阴润燥，其不但益肾阴，且能防止渗利之药伤阴耗液之弊，与滑石共为佐药。

天水散（加朱砂，名益元散）

滑石六钱　甘草一钱

研细末，井水或灯心汤调。

【主治】时疫里证发热。

206

【精解】本方出自金代刘完素《黄帝素问宣明论方》，功能清暑利湿。方中滑石为君药，甘草为佐使药，两药配合，清热解暑，利水通淋，使内蕴之湿从下而泻，则热可退，渴可解，淋可通，利可止，正合《明医杂著》"治暑之法，清心利小便最好"之意。

柴葛解肌汤（槌法，加石膏一钱）

柴胡　葛根　甘草　黄芩　芍药　羌活　白芷　桔梗

加姜、枣煎。

【主治】时疫里证见发热、便脓血者。

【精解】本方出自明代陶华《伤寒六书》，功能解肌清热，主治外感风寒，郁而化热证。方以葛根、柴胡为君；羌活、白芷助君药解肌发表，石膏、黄芩兼清里热，俱为臣药；桔梗宣利肺气以助疏泄外邪；白芍敛阴和营防止疏散太过而伤阴；生姜、大枣调和营卫，均为佐药；甘草能调药性而为使药。诸药相配，共成辛凉解肌，兼清里热之剂。

吴氏三消饮

槟榔　厚朴　草果　知母　葛根　芍药　甘草　羌活　黄芩　柴胡　大黄

加姜、枣煎。

【主治】时疫里证见发热、头痛、头胀、头肿等症。

【精解】本方出自清代吴又可《温疫论》，《温疫论》云其功在"消内、消外、消不内外也"，为达原饮加减而成，主治邪在膜原，兼有三阳见症及里热燥结之证。达原饮透达膜原，开膜避秽化浊；加葛根以除阳明之邪，羌活以除太阳之邪，柴胡以疏解少阳，大黄泻热通腑以通在里之结热。

六君子汤

人参　白术　茯苓　炙草　陈皮　半夏

加姜、枣煎。

【主治】戴氏列属补法。

【精解】本方出自明代虞抟《医学正传》，功能益气健脾，燥湿化痰，主治脾胃气虚兼痰湿证。方中用四君子益气补虚，健脾助运以复脾虚之本，杜生痰之源，且重用白术，较之原方四药等量则健脾助运、燥湿化痰之力益胜；半夏、陈皮燥湿化痰，和胃降逆以除痰阻之标。纵观本方药物，实乃四君子汤与二陈汤（陈皮、半夏、茯苓、甘草）相合而成，两方并施，意在甘温益气而不碍邪，行气化滞而不伤正，使脾气充而运化复健，湿浊去而痰滞渐消。

归脾汤（一方无白芍）

人参　白术　黄芪　茯神　枣仁　远志　木香　当归　白芍　炙甘草

加桂圆肉、姜、枣煎。

【主治】戴氏列属补法。

【精解】本方出自宋代严用和《济生方》，功能益气补血，健脾养心，主治心脾气血两虚证，脾不统血证。方中人参甘温补气，故既为补益脾胃之要药，又能补心益智，助精养神，龙眼肉补益心脾，养血安神，与人参共为君药；黄芪、白术补气健脾，当归滋养营血，助龙眼肉养血补心之功，俱为臣药；茯神、远志、酸枣仁宁心安神，木香理气醒脾，与补气养血药配伍，使之补不碍胃，补而不滞，俱为佐药；使以炙甘草补气和中，调和诸药。

清燥汤

苍术一钱，炒　白术五分，炒　黄芪一钱半　人参三分　茯苓三分　黄连一分，炒　黄柏二分，酒炒　甘草二分　陈皮五分　猪苓二分　泽泻五分　升麻二分　柴胡一分　五味子九粒　神曲二分，炒　麦冬二分　当归二分，酒洗　生地黄二分

白水煎。

【主治】戴氏列属补法。

【精解】本方出自金元时期李东垣《脾胃论》，功能清热利湿，养阴润燥，主治燥金受湿热之邪。《汤头歌诀》云："参、芪、苓、术、陈、草补土以生金，麦、味保金而生水，连、柏、归、地泻火滋阴，猪、泽、升、柴升清降浊，则燥金清肃，水出高原，而诸病平矣。"

大柴胡汤

柴胡一钱　大黄二钱　枳实一钱　黄芩一钱　半夏一钱　白芍一钱

加生姜三钱，大枣一钱煎。

【主治】时疫阳郁恶寒、里热头痛、头肿等症。

【精解】本方出自汉代张仲景《伤寒论》，功能和解少阳，内泻热结，主治少阳、阳明合病。方中以柴胡、大黄为君，柴胡专入少阳，疏邪透表，大黄入阳明泻热通腑。黄芩清少阳郁热，和解少阳；枳实内泻热结，行气消痞，芍药缓急止痛，半夏、生姜和胃降逆，共为佐药。诸药合用，共奏和解少阳、内泻热结之功，使少阳阳明合病得以双解。

吴氏清燥养荣汤

知母　天花粉　当归身　白芍　甘草　生地汁　陈皮

加灯心煎。

【主治】时疫病后阴伤肺燥咳嗽者。

【精解】本方出自明代吴又可《温疫论》，功能滋阴养血润燥，主治疫病后期，阴枯血燥证。方中知母、天花粉、生地汁养阴润燥，又能清热，有"恐炉烟虽熄，灰中有火矣"之意；当归身养血润燥，活血行气，白芍酸寒养阴，二者相合增强养血润燥之功；陈皮理气健脾，使滋阴而不腻也；甘草调和诸药。

补中益气汤

人参　白术炒　黄芪蜜炙　炙草　陈皮　当归　升麻蜜炙　柴胡炒

加姜、枣煎。

【主治】戴氏列属补法。

【精解】本方出自金元时期李东垣《脾胃论》，功能补中益气，升阳举陷。方中君以黄芪，补中益气，升阳举陷，补肺实卫，固表止汗；臣以人参、甘草，补益脾胃，温补中焦；佐以当归甘温补血，柴胡、升麻轻清升散以升清阳。诸药相合，可使脾胃健运，清阳得升，则诸证可除。

三黄石膏汤

黄柏　黄芩　黄连　栀子　淡豆豉　麻黄　石膏

加生姜、大枣、细茶煎。热服。

【主治】时疫见里热头痛、舌强、便血等症。

【精解】本方出自唐代王焘的《外台秘要》，功能清热解表，主治外有表寒，内热壅盛之证。《汤头歌诀》云："黄芩泻上焦，黄连泻中焦，黄柏泻下焦，栀子通泻三焦之火以清里，麻黄、淡豆豉散寒发汗而解表，石膏体重能解肺胃之火，气轻亦能解肌也。"

防风通圣散（又名双解散）

防风　大黄　当归　芍药　芒硝　荆芥　麻黄　栀子　连翘　甘草　桔梗　石膏　滑石　薄荷　黄芩　白术　川芎

加生姜、葱白煎。

【主治】时疫见里热头痛、头胀、谵语等症。

【精解】本方出自金代刘河间《黄帝素问宣明论方》，功能疏风解表，泻热通便，主治风热壅盛，表里俱实之证。方中薄荷、防风、荆芥、麻黄疏风散表，使邪气从表而散；大黄、芒硝泻热通便，荡涤积滞，使实热从下而去；石膏、连翘、黄芩、栀子、滑石，性寒以清热解毒泻火，栀子、滑石又可导热从下而去；桔梗清热宣肺，清利头目；当归、芍药、川芎养血和血；白术、甘草、生姜和胃健脾燥湿，和中缓急，甘草又能调和诸药。诸药配伍，共奏清热泻火、疏风解表之功。

逍遥散

柴胡　当归　白芍　白术　茯苓　甘草　薄荷

加煨姜煎。

【主治】用于时疫汗、下、清解后，头痛、心悸者。

【精解】本方出自宋代《太平惠民和剂局方》，功能疏肝解郁，养血健脾，主治肝郁血虚脾弱之证。方中君以柴胡，疏肝解郁以复肝用；臣以当归、白芍，既能柔肝养阴补血，又防柴胡劫肝阴；佐以白术、茯苓、甘草，健脾益气，既能扶土以抑木，又使营血生化有源；又佐以薄荷疏肝解郁，煨生姜降逆和中，辛散达郁；柴胡为肝经引经药，甘草调和药性，又兼使药之用。诸药合用，共奏疏肝解郁、养血健脾之功。

瓜蒂散

甜瓜蒂炒黄　赤小豆

共为末，熟水或韭水调。量虚实服，或用搐鼻。

【主治】时疫头重、胸满痛。

【精解】本方出自汉代张仲景《伤寒论》，功能涌吐痰食，主治痰涎、宿食、毒物壅滞胸脘证。方中君以瓜蒂，涌吐痰涎、宿食、毒物；臣以赤小豆，祛湿除烦满；佐以淡豆豉，清宣郁热以利涌吐；又佐以赤小豆、淡豆豉之类谷物，以安中护胃，使催吐而不伤胃气。诸药相合，共奏涌吐毒物、宿食之功。

葛根葱白汤

葛根　芍药　知母　川芎

加葱白、生姜煎。

【主治】时疫兼表证目胀者。

【精解】本方出自明代陶华《伤寒全生集》，功能发表散寒，清热养阴，主治伤寒已发汗，头痛甚而热不可解者。方中葱白、葛根、生姜发表散寒；芍药、知母养阴和营，清热润燥；川芎祛风止痛。诸药合用，解表而兼顾清里，祛邪而不伤正。

平胃散

苍术　厚朴　陈皮　甘草

加姜、枣煎。

【主治】时疫食壅阳明见目胀、胸满痛、胃热蒸心而谵语、发胀等症。

【精解】本方出自宋代太平惠民和剂局《太平惠民和剂局方》，功能燥湿运脾，行气和胃，主治湿滞脾胃证。方中君以苍术，燥湿健脾；臣以厚朴，燥湿行气，消胀泻满，气化湿亦化；佐以陈皮，理气和胃，芳香醒脾；使以甘草，调和诸药，甘缓和中；加生姜、大枣以调脾和胃。诸药合用，共奏燥湿行气、健脾和胃之功。

吴氏承气养荣汤

知母　当归　芍药　生地黄　大黄　枳实　厚朴

加姜煎。

【主治】时疫汗、下后，大热已退，余邪不尽而盗汗者。

【精解】本方出自明代吴又可《温疫论》，功能润燥养阴，兼下热结，主治阳明腑实而兼见气血不足之证。方中大黄、枳实、厚朴行气消满，泻热通便；生地黄、芍药、当归、知母养血清热，滋阴润燥。诸药合用，泻热通便而不伤其阴血，养血滋阴而不碍其邪气。

凉膈散

芒硝　大黄酒浸　山栀　连翘　黄芩酒炒　甘草　薄荷

加竹叶，蜜煎。

【主治】时疫头肿、烦躁。

【精解】本方出自宋代《太平惠民和剂局方》，功能泻火解毒，清上泻下，以泻代清，主治中上二焦内郁生热。方中连翘苦寒，轻清透散，长于清热解毒，清透上焦之热，故为君药；黄芩苦寒，泻上焦之热，栀子清泻三焦之热，通利小便，引火下行，大黄、芒硝泻下通便，均为臣药；薄荷清利头目，利咽，竹叶清上焦之热，均为佐药。诸药合用，共奏清热泻火解毒之功。

四苓散（吴氏有陈皮，无白术，亦名四苓散）

茯苓　猪苓　泽泻　白术

白水煎。

【主治】治疗时疫蓄水而引起的发黄、小便不利等症。

【精解】本方出自元代朱震亨的《丹溪心法》，明代吴有性将方中的白术换为陈皮，称四苓散。此方具有健脾利水渗湿的功效，可用于治疗水湿内停，小便不利等。

桃仁承气汤

大黄　芒硝　甘草　桃仁　桂枝

白水煎。

【主治】治疗时疫蓄血引起的发黄、口渴、胸及少腹满痛、便血、谵语等症。

【精解】本方为汉代张仲景《伤寒论》中的桃核承气汤，可泻热逐瘀，用于治疗瘀热互结之蓄血证。本方为调胃承气汤减芒硝之量，加桃仁、桂枝而成。

茵陈蒿汤

茵陈　大黄　栀子

白水煎。

【主治】治疗时疫郁热发黄，热在下焦，大小便俱不利。

【精解】本方出自汉代张仲景的《伤寒论》，具有清热利湿退黄之效，可用于治疗湿热发黄。方中茵陈为主药，能清利脾、胃、肝、胆四经之湿热，栀子和大黄能更好地使湿热下行，从二便而出。

吴氏举斑汤

白芍一钱　当归一钱　升麻五分　白芷七分　柴胡七分　穿山甲二钱，炙黄

加姜煎。

【主治】治疗时疫发斑。

【精解】本方出自明代吴有性的《温疫论》，本名为托里举斑汤，具有扶正托里、和血解毒之效，可用于治疗斑疹误下，邪留血分，斑毒内陷。原文见"若复大下，中气不振，斑毒内陷则危，宜托里举斑汤"。方中白芍、当归和血，升麻、柴胡、白芷托邪，大剂穿山甲透毒。

犀角地黄汤

犀角　生地　丹皮　芍药

白水煎。

【主治】治疗时疫热入血分而引起的谵语、烦躁渐近沉昏、便血鲜红、小便黑等症。

【精解】本方出自唐代孙思邈《备急千金要方》，可清热解毒、凉血散瘀，用于治疗热入血分证。犀角大寒，解胃热而清心火；芍药酸寒，和阴血而泻肝火；牡丹皮苦寒，泻血中之伏火；生地黄大寒，凉血而滋水。诸药共平诸经之僭逆也。

三黄泻心汤（《汤液论》有黄芩，《保命集》有甘草）

大黄　川黄连

以麻沸汤渍之须臾，绞去滓，温服。

【主治】治疗疫邪入于胃而引起的舌苔黄、渴而喜饮、身热汗出而烦躁。

【精解】本方出自汉代张仲景的《金匮要略》，具有燥湿泄热、泻火解毒之功，可清三焦实火。治时疫热盛，可随症选用此方。

藿香正气散

大腹皮　紫苏　藿香　甘草　桔梗　陈皮　茯苓　苍术　厚朴　半夏

曲　白芷

加姜、枣。

【主治】治疗疫邪先犯太阴，先里后表而引起的呕利等症。

【精解】本方出自宋代《太平惠民和剂局方》，原方为白术。苍术入太阴经，为太阴之引经药，具有解表和中、理气化湿之效，可开胃气以治疫邪入太阴之呕利，此方将原方白术换为苍术即为此意。藿香辛温，理气和中，辟恶止呕，兼治表里为君；苏、芷、桔梗，散寒利膈，佐之以发表邪；厚朴、大腹，行水消满，橘皮、半夏，散逆除痰，佐之以疏里滞；茯苓、白术、甘草，益脾去湿，以辅正气，为臣使也，正气通畅，则邪逆自除矣。

橘皮半夏汤

陈皮　半夏

加生姜煎。

【主治】治疗时疫呕而舌黄、胸中满痛。

【精解】本方出自宋代《太平惠民和剂局方》，具有理气化痰之效。戴氏用橘皮半夏汤加枳实、山楂、麦芽、川贝母以舒郁散结。

竹叶石膏汤

人参　半夏　麦冬　甘草　竹叶　石膏

加粳米、生姜煎。

【主治】治疗时疫寒热已解，余热在胃。

【精解】本方出自汉代张仲景的《伤寒论》，具有清热生津、益气和胃之效。戴氏用此方治疗时疫寒热已解、二便通利、胸腹无滞而呕不止者。另外，此方亦体现补泻合用之法，可用以治疗四损。方中竹叶、石膏辛寒，以散余热；人参、甘草、麦冬、粳米甘平，以益肺安胃，补虚生津；半夏辛温，以豁痰止呕。故去热而不损其真，导逆而能益其气也。

大半夏汤

半夏　人参　白蜜

以水和药，蜜扬之二百四十遍，再煎。

【主治】治疗时疫屡经清下而中气伤。

【精解】本方出自汉代张仲景《金匮要略》，具有补中降逆之效。白豆蔻可化湿行气，温中止呕。戴氏用此方加白豆蔻治疗时疫屡经清下，中气受损引起的呕不止而舌无苔、多汗、心悸、痿倦等症。

理中汤

人参　白术　炒干姜　炙甘草

白水煎。

【主治】治疗时疫屡经清、下而中寒。

【精解】本方出自汉代张仲景的《伤寒论》，具有温中散寒、补气健脾之效，可治中焦虚寒证。戴氏用此方治疗时疫屡经清、下而中寒，甚者可加附子；屡经清、下而自利受补者少者亦可用此方。

十枣汤

芫花_熬　甘遂　大戟_{等分}

大枣十枚，煮汤。内药末，强人服一钱七。

【主治】治疗疫邪已入里，水停胸肺者。

【精解】本方出自汉代张仲景《伤寒论》，具有攻逐水饮之功效，可用于治疗水饮内停，邪气壅盛，症见"痛在右胁不可按，右关脉必弦，或滑、或迟"。

二陈汤

陈皮　半夏　茯苓　甘草

【主治】治疗时疫内有痰饮者。

【精解】本方出自宋代《太平惠民和剂局方》，具有燥湿化痰、理气和中之效，可用于治疗湿痰证。

白虎汤

石膏　知母　甘草

加粳米。

【主治】治疗时疫邪传入阳明，有热无结，邪全盛在表、在经，邪在三阳等。

【精解】本方出自汉代张仲景《伤寒论》，具有清热生津之功效，可用于治疗阳明气分热盛证。

白虎加苍术汤

即白虎汤加苍术。

【主治】治疗时疫初起胫痛酸兼软，俗名"软脚瘟"。

【精解】本方出自宋代朱肱《类证活人书》，白虎汤清热生津，苍术健脾燥湿。戴氏用此方治疗湿温时疫中出现的胫痛酸软，即"软脚瘟"。

白虎举斑汤

石膏　知母　甘草　人参

白水煎。

【主治】时疫发斑者。

【精解】本方为白虎汤加人参。

大陷胸汤

大黄二两　芒硝一升　甘遂一钱，为末

先煮大黄，去滓，内芒硝，煮一二沸，内甘遂末，温服。

【主治】治疗时疫痰结引起的胸满痛不可按，或时疫夹水引起的大便闭、屡下不通等症。

【精解】本方出自汉代张仲景《伤寒论》，具有泄热、逐水、破结之功效，可治疗水热互结之结胸证。时疫有痰结水饮，可在辨证后用此方以祛逐水饮。方中甘遂苦寒行水，直达为君；芒硝咸寒，软坚为臣；大黄苦寒，荡涤为使。

大陷胸丸

大黄八两　芒硝　葶苈炒　杏仁去皮尖，各半升

合研取弹大一丸，别捣甘遂末一钱，白蜜二合，煮服。

【主治】时疫痰结引起的胸满痛不可按。

【精解】本方出自汉代张仲景《伤寒论》，具有泻热、逐水、破结之效。其中大黄性苦寒以泄热，芒硝性咸寒以软坚，杏仁性苦甘以降气，葶苈、甘遂逐水，白蜜甘缓，用丸剂可实现峻药缓攻的作用。

抵当汤

水蛭三十，猪脂熬黑　虻虫三十，去头、足、翅　桃仁三十，去皮尖，研　大黄四两，酒浸

白水煎。

【主治】时疫蓄血引起的发黄、口渴、胸及少腹满痛、便血、谵语等症。

【精解】本方出自汉代张仲景《伤寒论》，具有破血逐瘀之效，可用于治疗下焦蓄血证。

八珍汤

人参　茯苓　当归　熟地　白术　甘草　白芍　川芎

加姜、枣煎。

【主治】时疫脾胃虚而脏腑伤。

【精解】本方出自元代萨迁《瑞竹堂经验方》，为四君子汤与四物汤合方，具有益气补血之效，主治气血两虚证。戴氏用此方加乌梅治疗时疫便血、散晦夹涎水，脾胃虚而脏腑伤等。八珍汤益气补血，乌梅收敛固涩。

葛根芩连汤

葛根　黄连　黄芩　甘草

白水煎。

【主治】时疫传变入里引起的烦、渴、谵妄、便脓血等症。

【精解】本方出自汉代张仲景《伤寒论》，具有解表清里之功，可祛疫邪。方中葛根辛甘而凉，入脾胃经，既能解表退热，又能升脾胃清阳之气而治下利，故为君药；黄连、黄芩清热燥湿，厚肠止利，故为臣药；甘草甘缓和中，调和诸药，为佐使药。

麻仁丸

麻仁二升　芍药半斤　大黄一斤，去皮　枳实一斤　厚朴一尺，去皮　杏仁一升，去皮尖，熬，别作脂

炼蜜丸。

【主治】时疫虚证便秘。

【精解】本方出自汉代张仲景《伤寒论》，具有润肠泄热、行气通便之功，可治疗虚人及老人之肠燥便秘。时疫虚证见屡下不通，亦可随证选用。方中麻子仁润肠通便为君；杏仁上肃肺气，下润大肠，白芍养血敛阴，缓急止痛，为臣；大黄、枳实、厚朴即小承气汤，轻下热结，除胃肠燥热，为佐；蜂蜜甘缓，既助麻子仁润肠通便，又可缓和小承气汤攻下之力，为佐使。

天王补心丹（一方有石菖蒲四钱，无五味子。一方有甘草）

生地四两，酒洗　人参五钱　元参五钱，炒　丹参五钱，炒　茯神五钱　桔梗五钱　远志五钱，去心，炒　枣仁一两，炒　五味子一两，炒　天冬一两，去心，炒　麦冬一两，去心，炒　当归一两，酒洗　柏子仁一两，炒去油

蜜丸，朱砂为衣，灯心汤下。

【主治】时疫屡经汗、下、清里，二便已清利，阴阳两虚，神无所倚，虚在上焦而引起的心悸、神倦等症。

【精解】本方出自宋代薛己《校注妇人良方》，具有滋阴清热、凉血安神之效，主治阴虚血少，神志不安证。时疫屡经治疗，正气受损，阴阳两虚，虚在上焦易出现心悸、神倦等，可选用天王补心丹以滋阴清热安神。

荆防败毒散

荆芥　防风　柴胡　羌活　独活　前胡　川芎　枳壳　人参　甘草　桔梗　茯苓等分

加薄荷叶煎。

【主治】戴氏列属汗法。

【精解】本方出自明代虞抟《医学正传》，功能疏风解表，败毒消肿，可用于治疗温疫初起，时毒疮疡等。其方源人参败毒散被称为"治疫第一方"。组成即人参败毒散去生姜、薄荷（或不去薄荷），加荆芥、防风。明代张时彻《摄生众妙方》亦有本方，但无人参。本方以荆芥、防风、羌活、独活、柴胡、

薄荷、川芎祛风解表，除湿止痛；前胡、桔梗、枳壳宣肺化痰，升降气机；人参、甘草、茯苓培补后天，扶正以祛邪。

仓廪汤

人参　茯苓　甘草　前胡　柴胡　羌活　独活　桔梗　枳壳　川芎

加陈仓米、生姜煎。

【主治】疫痢。

【精解】本方最早见于宋代吴彦夔《传信适用方》，用于治疗噤口痢。此方为人参败毒散加陈仓米，以和中养脾胃，喻嘉言以此方为治痢之圣药，深得逆流挽舟之法，且其逆流挽舟之功非人参不可得。《张氏医通》提出其立方之妙，在于人参一味，始则鼓舞羌、独各走其经。

四君子汤

人参　白术　茯苓　炙甘草

加姜、枣煎。

【主治】戴氏列属补法。

【精解】本方出自宋代《太平惠民和剂局方》，治疗"荣卫气虚，脏腑怯弱，心腹胀满，全不思食，肠鸣泄泻，呕哕吐逆，大宜服之……常服温和脾胃，进益饮食，辟寒邪瘴雾气"。功能益气健脾，治疗脾胃气虚证。《医方集解》载："人参甘温，大补元气，为君；白术苦温，燥脾补气，为臣；茯苓甘淡，渗湿泻热，为佐；甘草甘平，和中益土，为使也。气足脾运，饮食倍进，则余脏受荫，而色泽身强矣。"

异功散

人参　白术　茯苓　炙甘草　陈皮

加姜、枣煎。

【主治】戴氏列属补法。

【精解】本方出自宋代钱乙《小儿药证直诀》，为四君子汤加陈皮，功能补气健脾，行气化滞。

附子汤

附子　白术　白茯苓　白芍　人参

白水煎。

【主治】戴氏列属补法。

【精解】本方出自汉代张仲景《伤寒论》，具有温经助阳、散寒除湿之功效，主治"少阴病，得之一二日，口中和，其背恶寒者""少阴病，身体痛，手足寒，骨节痛，脉沉者"。《绛雪园古方选注》载："少阴固本御邪之剂，功在倍用生附，力肩少阴之重任，故以名方。"其中附子为君，臣参、苓、术以养阳，佐芍药以扶阴。

吴氏安神养血汤

茯神　枣仁　当归　远志　桔梗　芍药　地黄　陈皮　甘草

加龙眼肉煎。

【主治】疫病劳复者。

【精解】本方出自明代吴又可《温疫论》，原文见"若误用承气及寒凉剥削之剂，变证蜂起，卒至殒命，宜服安神养血汤"。本书中，原文见"误用攻下、清凉，必致不救，安神养血汤主之"。本方用四物汤去川芎加龙眼肉养营血，加茯神、枣仁、远志安神定志，甘草调和主药，桔梗、陈皮调气使诸药补而不滞。

建中汤（此小建中汤）

桂枝　芍药　甘草

生煎、大枣、饴糖煎。

【主治】戴氏列属补法。

【精解】张仲景《伤寒杂病论》中首载小建中汤，分别见于《伤寒论》第100及102条，《金匮要略》"血痹虚劳病脉证""黄疸病脉证"及"妇人产后病脉证"。小建中汤为温里剂的代表方剂，可温中补虚，和里缓急。此处之小建中汤无饴糖。

普济消毒饮

黄芩　黄连　人参　橘红　元参　甘草　桔梗　柴胡　薄荷　连翘　鼠粘子　板蓝根　马屁勃　白僵蚕　升麻

白水煎。

【主治】时疫发颐者。

【精解】本方出自金元时期李东垣《东垣试效方》，主治大头天行（大头瘟），"此系邪热客于心肺之间，上攻头目，故而肿盛"。该书记述了东垣使用本方的第一个病案，在病案中所记录的十四味药物里有薄荷无人参，病案后又单列出了本方药味组成，而其中则用人参无薄荷。此处的普济消毒饮薄荷、人参均用。全方以大队疏风清热之剂，泻上焦火热之邪；合玄参养阴增液；佐少量补中益气之人参、甘草扶正以祛邪；配伍少量风药，起火郁发之的作用。

吴氏蒌贝养荣汤

知母　花粉　贝母　瓜蒌实　橘红　白芍　当归　紫苏子

白水煎。

【主治】疫病阴伤见盗汗、烦躁、发痿、索泽等证。

【精解】本方出自明代吴又可《温疫论》，原文见"痰涎涌甚，胸膈不清者，宜蒌贝养荣汤"。方中取四物之当归、白芍养营，知母、天花粉养阴润燥，贝母、瓜蒌实、橘红、紫苏子化痰。

吴氏柴胡养荣汤

柴胡　黄芩　陈皮　甘草　花粉　当归　白芍　生地　知母

加生姜、大枣煎。

【主治】疫病阴伤见盗汗、烦躁、发痿、索泽等证。

【精解】本方出自明代吴又可《温疫论》，治疫病"暴解后，余焰尚在，阴血未复"。本方为吴氏柴胡清燥汤加四物去川芎而成。

吴氏柴胡清燥汤

柴胡　黄芩　陈皮　甘草　花粉　知母

加生姜、大枣煎。

【主治】温疫下后，膜原尚有余邪，未尽传胃，邪气与卫气并，热不能顿除者。

【精解】本方出自明代吴又可《温疫论》，原文见"下后或数下，膜原尚有余邪未尽传胃，邪热与卫气相并，故热不能顿除，当宽缓两日，俟余邪聚胃，再下之，宜柴胡清燥汤缓剂调理"。本方有解热滋阴、透达膜原之功效，方中柴胡、黄芩解表清里，透达膜原，佐以陈皮理气和中，甘草和诸药。此四味加姜枣，为吴氏柴胡汤。在此基础上加天花粉、知母清其余热，生津养胃。

吴氏人参养荣汤

人参　麦冬　辽五味　地黄　归身　白芍　知母　陈皮　甘草

白水煎。

【主治】疫病阴伤见盗汗、烦躁、发痿、索泽等证。

【精解】本方出自明代吴又可《温疫论》，原文见"或遇此证，纯用承气，下证稍减，神思稍苏，续得肢体振战，怔忡惊悸，心内如人将捕之状，四肢反厥，眩晕郁冒，项背强直，并前循衣摸床撮空等证，此皆大虚之候，将危之证也，急用人参养营汤"。方中生脉饮益气阴，合四物汤去川芎养营血，加知母滋阴泄热，兼顾疫邪之余热，陈皮使阴柔之药补而不滞，甘草益气又可调和诸药。

吴氏参附养荣汤

当归一钱　白芍一钱　生地三钱　人参一钱　附子七分,炮　炒干姜一钱

白水煎。

【主治】疫病下后反痞者。

【精解】本方吴氏参附养荣汤出自明代吴又可《温疫论》，原文见"疫邪留于心胸，令人痞满，下之痞应去，今反痞者，虚也。以其人或因他病先亏，或因新产后气血两虚，或禀赋娇怯，因下益虚，失其健运，邪气留止，故令痞满。今愈下而痞愈甚，若更用行气破气之剂，转成坏证，宜参附养营汤。"方中以四物汤去川芎养营血，加人参大补元气，附子、干姜补火助阳。

犀角大青汤

犀角上　大青中　玄参中　甘草下　升麻中　黄连中　黄芩中　黄柏下　山栀中

水二盅，煎一盅。

【主治】时疫鼻如烟煤属血分热盛者。

【精解】犀角大青汤出自明代王肯堂《证治准绳·伤寒》，主治"斑出已盛，心烦大热，错语呻吟，不得眠，或咽痛不利者"。其中犀角、青黛、大青叶凉血解毒，升麻、黄连、黄芩、黄柏、栀子清热解毒，甘草和诸药。

柴葛五苓散

柴胡　葛根　茯苓　泽泻　猪苓　白术　桂枝

【主治】时疫兼痢者。

【精解】柴葛五苓散出自本书。方为五苓散加柴胡、葛根，用于治疗时疫兼痢"太阳证不见，而微见少阳、阳明证者"。

方名索引

（按笔画排序）